精神保健福祉士シリーズ

精神保健福祉援助実習指導
精神保健福祉援助実習

11

精神保健福祉援助実習

[第2版]

福祉臨床シリーズ編集委員会編
責任編集＝河合美子

弘文堂

はじめに

　2012（平成24）年にスタートした精神保健福祉士養成課程の新しいカリキュラムでは、演習・実習の充実によって実践力の高い精神保健福祉士を養成することが重視されています。現場実習の時間が増え、医療機関での実習や個別支援の経験が定められたこと、実習指導者と実習担当教員それぞれに講習会が開かれていることなどは、いずれも実習を実り多いものにするための方策です。

　ただし、実習の成果が上がるかどうかは、210時間の現場実習のプログラムや指導だけではなく、それまでの準備やその後の学習をいかに行うかにもかかっています。カリキュラム改訂で、現場実習である「精神保健福祉援助実習」に加え「精神保健福祉援助実習指導」も科目として設定されたのは、そのことを明確に位置付けたものといえます。本書は、この二つの科目を学ぶためにつくられました。

　精神保健福祉士を目指して学ぶコースは多様です。大学では3年目、4年目に履修することの多い実習も、精神保健福祉士養成施設であれば、入学後すぐ、他の多くの科目と同時に授業が始まり、準備に入ります。施設に出向いて利用者とかかわり、職員の実践を間近で見て新たな体験をする実習を思うとき、不安や緊張感も生まれてくるはずです。しかし、もし実習がなかったら、精神保健福祉士がどんな仕事かも、精神保健福祉という分野を選んで本当によいのかどうかも見定めることができません。この実習を経て初めて、この分野で仕事をしていこうという気持ちが育ってくるのではないかと思います。

　身につく学びについて、イギリスには次のような意味のことわざがあるそうです。

　「聞いたことは忘れる、見たものは憶える、体験したことは理解する、発見したことは活用できる。」（西村佳哲『かかわり方のまなび方』筑摩書房, 2011, p.203）

　210時間という現場実習は、他の専門職の実習と比べて決して長いものではありませんが、現場で見たものや体験したことは、実習生の中に残っていくでしょう。できるだけの準備をし、精神保健福祉の現場にいる利用者や援助者に学び、支えられることを体験する。そして自ら発見したことを今後に役立てる。そんな実習にしたいものです。利用者だけでなく、実習生自身の中にも力や強み（ストレングス）を見出し、活用していける実習になればと願っています。

第1章では、「精神保健福祉援助実習の概要」を把握し、第2章で「事前学習」の方法を学びます。第3章から第5章では、「医療機関」「障害福祉サービス事業所」「行政機関」それぞれの現場から精神保健福祉の現状と課題を述べ、実習で学ぶべきポイントを挙げています。法律や制度などが変わり、現場はどんどん動いています。変化する現状に合わせて今回改訂を行いました。本書を手がかりに他の図書や資料にもあたり、関連分野にも目を向けて、実習前から実習後へと学習を発展させてください。

　第6章では「実習計画」、第7章では「実習における記録」と、自分の考えをいかに文章化するかをとりあげます。文章を書くことは、思考を明確化・客観化する過程であり、伝える力を伸ばす機会でもあります。

　第8章「実習体験とスーパービジョン」では、実習指導者と教員の両方の立場を経験した執筆者が、実習スーパービジョンを論じています。実習は、実習生だけでなく、実習施設の指導者・職員、利用者、教育機関の教員の四者が協力してはじめて成立します。中でも実習指導者と教員によるスーパービジョンは、実習生が安心して新たな体験にチャレンジし、学習を深めるために不可欠です。

　そして、実習の成果を振り返り、明確に位置付ける「事後学習」（第9章）、「実習の評価と課題」（第10章）と続きます。実習が終わったところから、「精神保健福祉士への道」（第11章）が始まるのです。

　本書は、精神保健福祉の現場と教育機関で実習指導・実習教育に取り組んできた執筆者たちが、今伝えたいことを吟味し、持てる力を結集して作成しました。援助の中で大切にしたいことや、現場での悩み、実習教育での課題も各章で語られています。またコラムには、利用者の声や援助者・実習生・教員としての体験談も含めました。精神保健福祉士の援助実践と養成教育の現場から、経験知を集めて生まれたテキストといえましょう。

　初めての土地に旅する際、携えるガイドブックのように、本書が実習の前から後まで、度々活用されることを願います。学生のみなさんにとって実習が、精神保健福祉という場で多くの人と出会い、かかわり、さまざまな助力を得ながら歩む旅となりますように。

　　2018年1月

　　　　　　　　　　　　　　　　　　　　　　　責任編集　河合美子

精神保健福祉士シリーズ　第11巻　精神保健福祉援助実習［第2版］

目次

はじめに・・ iii

第1章　精神保健福祉援助実習の概要 ・・・・・・・・・・・・・・・・・・・・・・・・・ 1

1. 実習の意義と目的 ・・・ 2
A. 養成課程における実習の意味と目標 ・・・・・・・・・・・・・・・・・・・・・・・・・ 2
B. 精神保健福祉援助実習の目的 ・・・・・・・・・・・・・・・・・・・・・・・・・・・・・ 4

2. 実習施設と実習のプロセス ・・・・・・・・・・・・・・・・・・・・・・・・・・・・・・・・・・・・ 5
A. 実習施設の種類 ・・ 5
B. 実習指導者 ・・ 6
C. 実習形態 ・・・ 6
D. 実習時間 ・・・ 7
E. 実習のプロセス ・・・・・・・・・・・・・・・・・・・・・・・・・・・・・・・・・・・・・・・ 8
F. 実習指導の内容と意義 ・・・・・・・・・・・・・・・・・・・・・・・・・・・・・・・・・ 9
G. 社会福祉士との関係 ・・・・・・・・・・・・・・・・・・・・・・・・・・・・・・・・・・・ 10

3. 実習契約 ・・・ 11
A. 施設への実習依頼 ・・・・・・・・・・・・・・・・・・・・・・・・・・・・・・・・・・・・・ 11
B. 実習に関する契約内容 ・・・・・・・・・・・・・・・・・・・・・・・・・・・・・・・・・・ 12
C. 実習契約にあたっての留意点 ・・・・・・・・・・・・・・・・・・・・・・・・・・・・・ 13
（コラム）媒体としての実習生 ・・・・・・・・・・・・・・・・・・・・・・・・・・・・・・・・・ 15

第2章　事前学習 ・・ 17

1. 実習への準備 ・・・ 18
A. 実習までのプロセス ・・・・・・・・・・・・・・・・・・・・・・・・・・・・・・・・・・・・ 18
B. 自己点検 ・・・ 19
（コラム）実習で見つけたそれぞれの道 ・・・・・・・・・・・・・・・・・・・・・・・・・・ 22

2. 事前学習の方法 ・・・ 23
A. 学習方法 ・・・ 23
B. 現場体験学習と見学実習 ・・・・・・・・・・・・・・・・・・・・・・・・・・・・・・・ 26
（コラム）施設見学のポイント ・・・・・・・・・・・・・・・・・・・・・・・・・・・・・・・・・ 30

３. 実習生の行動指針 ･･･ 31

    Ａ. 基本的なコミュニケーションと円滑な人間関係の形成 ･････････ 31

    Ｂ. 実習前の準備として ･･････････････････････････････････ 32

    Ｃ. 実習生としてのマナー ････････････････････････････････ 35

    （コラム）わかるということ ････････････････････････････････ 39

４. 精神保健福祉士の価値と倫理 ･････････････････････････････････ 40

    Ａ. 実習で学ぶ価値と倫理 ････････････････････････････････ 40

    Ｂ. 精神保健福祉士としての専門職倫理と法的責務 ･･････････････ 42

    Ｃ. 実習における守秘義務と個人情報保護の実際 ･･････････････ 44

    （コラム）守秘義務について―学生と施設の契約の二重性 ･････････ 48

第3章　医療機関における実習 ････････････････････････ 49

１. 精神科医療機関の現状 ･･･････････････････････････････････････ 50

    Ａ. 精神科医療機関の種別 ････････････････････････････････ 50

    Ｂ. 精神科医療機関における精神保健福祉士の課題 ･･･････････ 50

２. 精神科病院における実習 ･････････････････････････････････････ 51

    Ａ. 精神科病院における実習とは ･･････････････････････････ 51

    Ｂ. 精神科病院の理解 ･･･････････････････････････････････ 55

    Ｃ. 精神科病院における精神保健福祉士の役割と業務 ･･･････････ 56

    Ｄ. 精神科病院実習を始めるにあたって ････････････････････ 59

    （コラム）精神科病棟で学ぶこと ･･････････････････････････ 62

    Ｅ. アルコール専門病棟実習の目的と課題 ･･････････････････ 63

    Ｆ. 認知症治療病棟における実習 ･･････････････････････････ 68

    （コラム）相談面接―「受容と共感」だけが援助か ･･･････････ 74

３. 精神科診療所における実習 ･･･････････････････････････････････ 75

    Ａ. 精神科診療所の役割 ････････････････････････････････ 75

    Ｂ. 精神科診療所における精神保健福祉士 ･･････････････････ 76

    Ｃ. 精神科診療所デイケアの概要 ････････････････････････ 77

    Ｄ. 精神科診療所デイケアの実際 ････････････････････････ 80

    Ｅ. 精神科診療所デイケアでの精神保健福祉士の役割 ･･････････ 81

    Ｆ. 精神科診療所およびデイケア実習のポイント ･･････････････ 82

    （コラム）デイケア実習で学ぶもの ････････････････････････ 84

第4章　障害福祉サービス事業所における実習 ……………………… 85

1. 障害者総合支援法と障害福祉サービス ……………………………… 86
A. 障害者自立支援法〜障害者総合支援法成立までの経過 …………… 86
B. 障害福祉サービス提供システム ……………………………………… 86
C. 障害福祉サービス事業所の現状 ……………………………………… 88
D. 改革の方向と今後の障害福祉サービス事業 ………………………… 89

2. 就労支援 ……………………………………………………………………… 92
A. 就労移行支援事業 ……………………………………………………… 92
B. 就労継続支援A型事業 ………………………………………………… 95
C. 就労継続支援B型事業 ………………………………………………… 97
D. 旧体系施設 ……………………………………………………………… 99
E. 各々のサービスを組み合わせて利用する場合 ……………………100
F. 終わりに ………………………………………………………………101

（コラム）　働く利用者から学ぶ ………………………………………101

3. 居住支援 ……………………………………………………………………102
A. 居住支援とは …………………………………………………………102
B. 居住支援施設の歴史 …………………………………………………103
C. 居住支援施設における実習のポイント ……………………………105

（コラム）　その人らしい「生き方」を守るために …………………109

4. 地域生活支援・地域活動支援 …………………………………………110
A. 地域活動支援センターとは …………………………………………110
B. 地域活動支援センターでの学習課題 ………………………………111
C. 地域活動支援センターでの実習上の留意点 ………………………112
D. 実習プログラムと内容 ………………………………………………112

（コラム）　地域活動支援センター利用者の声 ………………………117

第5章　行政機関における実習 ……………………………………………119

1. 精神保健福祉センターにおける実習 …………………………………120
A. 精神保健福祉センターの役割と機能 ………………………………120
B. 精神保健福祉センターの現状と課題 ………………………………121
C. 実習プログラム ………………………………………………………123
D. 実習にあたって ………………………………………………………124

vii

2. 保健所における実習 ···124
  - A. 保健所の役割と機能 ·····································124
  - B. 保健所の主な業務 ·······································125
  - C. 保健所の現状と課題 ·····································127
  - D. 実習プログラム ···128
  - E. 実習にあたって ···128

3. 市町村における実習 ···130
  - A. 市町村の役割と機能 ·····································130
  - B. 市町村の精神保健福祉業務 ·······························130
  - C. 実習にあたって ···131
  - コラム 精神保健福祉相談員 ·······························133

第6章　実習計画 ···135
1. 実習施設の選択と実習計画 ·······································136
  - A. 実習施設の選択 ···136
  - B. 実習計画のプロセス ·····································137
  - コラム 計画から始まった実習の成果 ·······················138
2. 実習計画書の作成 ···139
  - A. 計画書の意義と目的 ·····································139
  - B. 実習計画書の内容 ·······································139
  - C. 文章化のポイント ·······································145
  - コラム ソーシャルワーカーに求められる「伝える力」 ···········146
3. 事前訪問と実習計画の修正 ·······································147

第7章　実習における記録 ···149
1. 実習記録の目的と方法 ···150
  - A. 精神保健福祉援助実習における記録の重要性 ···············150
  - B. 実習記録の方法と内容 ···································152
2. 記録における留意点 ···158
  - A. 文章化の基本的ルール ···································158
  - B. 実践記録としての留意点 ·································158
  - コラム 実習記録についてのあれこれ ·······················160

第8章　実習体験とスーパービジョン ···················· 161

1. 実習の体験 ·· 162
A. 実習生の体験 ······································ 162
B. 自己理解と自己覚知 ································ 163
C. スーパービジョンの機能 ·························· 164
D. 実習スーパービジョンの活用 ······················ 165

（コラム）　実習施設との協働による精神保健福祉士の養成をめざして ··········· 167

2. 実習指導者によるスーパービジョン ··················· 168
A. 実習準備と計画 ···································· 168
B. スーパーバイザーとしての役割 ···················· 171

（コラム）　自分自身の実習体験より ············· 175

3. 実習担当教員によるスーパービジョン ················· 176
A. 事前指導 ·· 176
B. 現場実習期間中のスーパービジョン ················ 178

（コラム）　関係性が交差する実習巡回指導 ················· 182

第9章　事後学習 ·· 183

1. 事後学習の意義と方法 ································ 184
A. 実習体験と事後学習の意義 ························ 184
B. 事後学習の方法 ···································· 186

2. 実習報告会と実習報告書 ····························· 190
A. 実習報告会の意義と方法 ·························· 190
B. 実習報告書（実習総括レポート）の作成 ············ 192

（コラム）　あるドラマ ········· 195

第10章　実習の評価と課題 ·································· 197

1. 実習評価 ·· 198
A. 評価の種類 ·· 198
B. 実習指導者による評価 ····························· 199
C. 学生の自己評価 ···································· 201
D. 教育機関としての評価 ····························· 202

2. 学習の発展 ………………………………………………………………204

  A. 今後の学習課題の明確化 ………………………………………204

  B. 専門職としてのアイデンティティ獲得 ………………………205

 （コラム） 実践現場を活性化させる精神保健福祉援助実習 ………………208

第11章　精神保健福祉士への道 ………………………………………209

1. 精神保健福祉援助実習という体験 ………………………………………210

2. 専門職アイデンティティ ………………………………………………211

3. 精神保健福祉士の倫理綱領 ……………………………………………214

資料編 ……………………………………………………………………216

1. 精神保健福祉士法 ………………………………………………………216

2. 公益社団法人日本精神保健福祉士協会倫理綱領 ………………………222

索引 ………………………………………………………………………225

精神保健福祉援助実習指導 (90 時間)〈シラバスと本書との対応表〉

シラバスの内容　ねらい

- 精神保健福祉援助実習の意義について理解する。
- 精神障害者のおかれている現状を理解し、その生活の実態や生活上の困難について理解する。
- 精神保健福祉援助実習に係る個別指導及び集団指導を通して、精神保健福祉援助に係る知識と技術について具体的かつ実際的に理解し実践的な技術等を体得する。
- 精神保健福祉士として求められる資質、技能、倫理、自己に求められる課題把握等、総合的に対応できる能力を習得する。
- 具体的な体験や援助活動を、専門的知識及び技術として概念化し理論化し体系立てていくことができる能力を涵養する。

シラバスの内容 含まれるべき事項			本書との対応
○次に掲げる事項について個別指導及び集団指導			
	ア	精神保健福祉援助実習と精神保健福祉援助実習指導における個別指導及び集団指導の意義	第1章2F
	イ	精神保健医療福祉の現状（利用者理解を含む。）に関する基本的な理解	第3章、第4章、第5章
	ウ	実際に実習を行う施設・機関・事業者・団体・地域社会等に関する基本的な理解	第1章2、第2章2、第3章、第4章、第5章
	エ	現場体験学習及び見学実習	第2章2B
	オ	実習先で必要とされる精神保健福祉援助に係る専門的知識と技術に関する理解	第2章1、第3章、第4章、第5章
	カ	精神保健福祉士に求められる職業倫理と法的責務に関する理解	第2章4、第11章3
	キ	実習における個人のプライバシー保護と守秘義務の理解（個人情報保護法の理解を含む。）	第2章3C、第2章4C
	ク	「実習記録ノート」への記録内容及び記録方法に関する理解	第7章
	ケ	実習生、実習担当教員、実習先の実習指導者との三者協議を踏まえた実習計画の作成	第2章1、第6章、第8章
	コ	巡回指導（訪問指導、スーパービジョン。）	第8章3
	サ	実習記録や実習体験を踏まえた課題の整理と実習総括レポートの作成	第9章、第10章2
	シ	実習の評価全体総括会	第10章

(注1) 精神保健福祉援助実習を効果的にすすめるため、実習生用の「実習指導マニュアル」及び「実習記録ノート」を作成し、実習指導に活用すること。
(注2) 実習後においては、その実習内容についての達成度を評価し、必要な個別指導を行うものとする。
(注3) 実習の評価基準を明確にし、評価に際しては実習先の実習指導者の評定はもとより、実習生本人の自己評価についても考慮して行うこと。

注） この対応表は、厚生労働省が発表したシラバスの内容が、本書のどの章・節で扱われているかを示しています。
　　全体にかかわる項目については、「本書との対応」欄にはあげていません。
　　「想定される教育内容の例」で挙げられていない重要項目については、独自の視点で盛り込んであります。目次や索引でご確認ください。

精神保健福祉援助実習 （210時間）〈シラバスと本書との対応表〉

シラバスの内容　ねらい

- 精神保健福祉援助実習を通して、精神保健福祉援助並びに障害者等の相談援助に係る専門的知識と技術について具体的かつ実際的に理解し実践的な技術等を体得する。
- 精神保健福祉援助実習を通して、精神障害者のおかれている現状を理解し、その生活実態や生活上の課題について把握する。
- 精神保健福祉士として求められる資質、技能、倫理、自己に求められる課題把握等、総合的に対応できる能力を習得する。
- 総合的かつ包括的な地域生活支援と関連分野の専門職との連携のあり方及びその具体的内容を実践的に理解する。

シラバスの内容 含まれるべき事項		本書との対応
①精神科病院等の病院において実習を行う学生は、患者への個別支援を経験するとともに、次に掲げる事項を経験し、実習先の実習指導者による指導を受けること。		
ア	入院時又は急性期の患者及びその家族への相談援助	第3章2
イ	退院又は地域移行・地域支援に向けた、患者及びその家族への相談援助	第3章2
ウ	多職種や病院外の関係機関との連携を通じた援助	第3章2
②精神科診療所において実習を行う学生は、患者への個別支援を経験するとともに、次に掲げる事項を経験し、実習先の実習指導者による指導を受けること。		
ア	治療中の患者及びその家族への相談援助	第3章3
イ	日常生活や社会生活上の問題に関する、患者及びその家族への相談援助	第3章3
ウ	地域の精神科病院や関係機関との連携を通じた援助	第3章3
③学生は、地域の障害福祉サービス事業を行う施設等や精神科病院等の医療機関の実習を通して、次に掲げる事項をできる限り経験し、実習先の実習指導者による指導を受けるものとする。		
ア	利用者やその関係者、施設・機関・事業者・団体、住民やボランティア等との基本的なコミュニケーションや人との付き合い方などの円滑な人間関係の形成	第2章3、第3章、第4章、 第5章、第8章1
イ	利用者理解とその需要の把握及び支援計画の作成	第3章、第4章、第5章、 第7章1
ウ	利用者やその関係者（家族・親族・友人等）との支援関係の形成	第3章、第4章、第5章
エ	利用者やその関係者（家族・親族・友人等）への権利擁護及び支援（エンパワーメントを含む。）とその評価	第3章、第4章、第5章
オ	精神医療・保健・福祉に係る多職種連携をはじめとする支援におけるチームアプローチの実際	第3章、第4章、第5章
カ	精神保健福祉士としての職業倫理と法的義務への理解	第2章4、第11章3
キ	施設・機関・事業者・団体等の職員の就業などに関する規定への理解と組織の一員としての役割と責任への理解	第8章2、第11章2
ク	施設・機関・事業者・団体等の経営やサービスの管理運営の実際	第3章、第4章、第5章
ケ	当該実習先が地域社会の中の施設・機関・事業者・団体等であることへの理解と具体的な地域社会への働きかけとしてのアウトリーチ、ネットワーキング、社会資源の活用・調整・開発に関する理解	第3章、第4章、第5章
④精神保健福祉援助実習指導担当教員は、巡回指導等を通して、実習事項について学生及び実習指導者との連絡調整を密に行い、学生の実習状況についての把握とともに実習中の個別指導を十分に行うものとする。		第8章3

（注）精神保健福祉援助実習を実施する際には、下記の点に留意すること。
　①配属実習に際しては、健康診断等の方法により、実習生が良好な健康状態にあることを確認したうえで配属させること。
　②実習先は、巡回指導が随時可能な範囲で選定することとし、実習内容、実習指導体制、実習中のリスク管理等については実習先との間で十分に協議し、確認しあうこと。

注）この対応表は、厚生労働省が発表したシラバスの内容が、本書のどの章・節で扱われているかを示しています。
　全体にかかわる項目については、「本書との対応」欄にはあげていません。
　「想定される教育内容の例」で挙げられていない重要項目については、独自の視点で盛り込んであります。目次や索引でご確認ください。

第1章 精神保健福祉援助実習の概要

1

実習は現場の経験知（暗黙知）を学ぶ貴重な機会である。
対象理解・業務理解・自己覚知が実習の主要な目標となる。
「精神障害者」と呼ばれる方々の現状を理解し、
実践的な知識と技術を体得することが、
実習の目的である。

2

実習施設の種類・実習指導者・実習形態・実習時間を理解する。
実習指導は、事前学習・現場学習・事後学習からなる。
個別指導や集団討議により、実習体験の言語化を図る。

3

実習は、養成校と実習施設との契約により成り立つ。
利用者への不利益行為の禁止など、
実習生には充分な注意と配慮の責任が課される。
実習期間中のアクシデントやトラブルについて、
充分なリスク・マネジメントを組む必要がある。

1. 実習の意義と目的

A. 養成課程における実習の意味と目標

[1] 実習の意味

　精神保健福祉援助実習は、精神保健福祉士国家試験の受験資格を得るための指定科目の一つである。これまでの養成課程における学習の集大成であり、実際の現場で利用者に接し、援助技術を体験的に習得する重要な科目である。単に国家試験の受験資格を得るための科目というだけでなく、現場に出て実践力の高い精神保健福祉士に成長するためにも、現場実習を体験する意味は大きい。

　現場は、知恵の宝庫である。各々の実践現場は、専門職の知識としてすでに文字化されている「明示知」だけでなく、実務体験を通して技能として体得されている「経験知」、当然の前提として共有されていながら明確には言語化されていない「暗黙知」が集積されている。教科書や講義のレベルでは学び得ない豊かな拡がりをもった実践現場でのさまざまな体験は、今後専門職として資格取得を目指す実習生にとって、生涯忘れ得ぬものとなる。文字列の学習で「知る・理解する」レベルから、現実に体得して「わかる・できる」レベルに移行することに、現場実習の大きな意義がある。

　実習生にとって、実習先はきわめて非日常的な世界である。閉鎖的な環境での治療や生活を余儀なくされている精神科医療の臨床現場や、限られた財政とスタッフで多様な在宅精神障害者にかかわっている地域支援の現場など、実習生の日常生活感覚とは異なることもたくさんあるはずである。これまでに学習した講義や教科書の内容とは大きく異なる、現場の実態に愕然とし、理想と現実のギャップに深刻に悩むこともあるかも知れない。そのような場合に、精神障害者に対する施策の遅れや支援システムの不在、それぞれの施設・機関における利用者へのサービス提供の問題点を、指摘し批判し評論することはたやすい。しかし、精神科医療やその施設に対する一方的な批判を行っても、自らの内なる偏見を増強するだけで問題は何も解決しない。

　実習生が実習先で学ばなければならないのは、自分がその現場で精神保健福祉士として仕事をしていたらどうするか、考えを巡らせることである。状況を嘆き、他者を批判するのではなく、目の前の課題に対して、専門職

明示知
文字や図表によって表現され伝達・共有が可能な知識で「形式知」とも言われる。

経験知

暗黙知

として何をしなければならないか、何ができるか、自身の課題として考えることである。シビアな現場の現実を受け止めながらも、ネガティブな問題点をあら探しするのではなく、ポジティブな課題解決志向の省察を展開することが求められる。

また、対人支援専門職である精神保健福祉士は、組織の中で常にチームとして活動していることや、利用者に対していわゆる「上から目線」で援助・指導するのではなく、利用者の人生を共に歩む支援者として存在する基本姿勢を学ぶことも、現場実習の大きな意味といえる。

利用者の人生を共に歩む支援者

[2] 実習の目標

精神保健福祉援助実習の目標と達成課題は、3点に要約できる。第1に精神障害を持つ人々にかかわる「対象理解」、第2に精神保健福祉現場における「業務理解」、第3に実習生自身にかかわる「自己覚知」である。

(1) 対象理解

精神保健福祉士の仕事の対象とされているのは、精神障害者およびその家族である。しかし、これまでの講義で学んできた法律上の定義である「精神障害者」が、どのような方々であるのか、リアルなイメージを描ける学生は少ない。実際にさまざまな場で支援を受けている精神障害者に直に接することで、精神の障害にはどのようなものがあり、障害によりどのような不利益が生じているのか、生活を支えて行くためにどのような援助が求められているのか、当事者から学ぶことが求められる。

(2) 業務理解

実習先の現場（諸機関・施設）で、精神保健福祉サービスがどのような仕組みで利用者に提供されているのか、精神保健福祉士の業務はどのように機関内で位置付けられているのか、精神保健福祉士の直接・間接援助技術はどのように実践されているのか、それぞれの職種の視点はどこにあり連携はどのように展開されているのか、利用者へのサービス提供によりどのような効果や成果が得られているのか、などを理解する。それによって、精神保健福祉士のポジショニングを学ぶことができる。

ポジショニング
全体の状況や他の職種・機関との関係で自分の位置を戦略的に定め、利用者にとっての役割を明確にすること。

(3) 自己覚知

実際に利用者にかかわる中で、実習生自身の対人支援専門職としての自己理解を深めることが求められる。精神保健福祉士として現場に出るには、自身にどのような対人関係・コミュニケーション面での課題があり今後改めていく必要があるのか、専門職としての倫理と価値と、実習生自身の間に乖離が生じていないかなどについて、現場のスーパーバイザーである実習指導者と話し合う中で、実習生自身が体験を言語化して整理することが

自己覚知

求められる。

B. 精神保健福祉援助実習の目的

　精神保健福祉援助実習を通して、実習生が学ぶべき事柄は、上の目標と達成課題に沿って、次の4点に整理される（pp.xi–xii「シラバスと本書との対応表」参照）。

［1］実践的な知識と技術を体得する

　実習を通して、精神保健福祉援助ならびに障害者などの相談援助にかかわる専門的知識と技術について、具体的かつ実際的に理解し、実践的な技術などを体得することが、第1の目的である。

　精神保健福祉士の指定科目や他の講義科目で学んだことは、頭の中の字面の理解にとどまっている。知識として知っていることと、実際の利用者に対する支援場面で自らの技術として使いこなせることは、まったく異なる。具体的な業務として活用できなければ、専門職としての意味はない。支援現場の実際に触れることを通して、専門的知識や技術は初めて体験と結びつき、自ら言語化することを通して、経験知として身体化され、実践力として体得され定着していく。実習指導者をはじめとした現場スタッフの当事者へのかかわり方を目の当たりにすることで、自らが目指している精神保健福祉士のイメージがモデル化されていく。実習生自身が精神保健福祉士として仕事をする場合を想定し、どのように利用者に接し、どのように業務を展開するべきかを学ぶことが求められる。

［2］精神障害者の現状理解

　実習を通して、「精神障害者」と呼ばれる方々の置かれている現状を理解し、その生活実態や生活上の課題について把握することが、第2の目的である。

　これまでに教科書や講義を通して、わが国で精神障害者がどのような生活を送っているか、おぼろげながら理解しているであろう。しかし、同じ精神障害者といっても、その置かれた生活状況は一様ではない。わが国の精神保健医療福祉の歴史を振り返れば、利用者の年代により、受けてきた処遇やサービス内容は大きく異なる。都道府県や市町村などにより、社会資源の充実や供給サービスの偏在など、地域による格差も明確にある。そして、何よりも、一人ひとりの生きてきた生活背景は、家庭環境や生育環境によって大きく異なる。個々の利用者に接する中で、精神障害者の現状

と生活実態、生活上の支援ニーズについて把握することが求められる。

［3］精神保健福祉士としての能力の習得

　精神保健福祉士として求められる資質、技能、倫理、自己に求められる課題把握など、総合的に対応できる能力を習得することが第3の目的である。

　精神保健福祉士は、対人支援の専門職である。単に専門知識を学ぶだけでなく、実際の対人支援場面で、目の前の利用者にどのようにかかわることができるのか、自身の能力が試される職種である。実習を通して、実習生自身の対人関係のパターンやコミュニケーションスキル、専門職として学んできた価値と倫理が試されることになる。とりわけ、他者に接する際の苦手意識や好悪の感情的反応、自身に特有な認知パターンや病理的な性格傾向の理解を通して、自己覚知を深め、対人支援の専門職としての自身の課題を明らかにすることが求められる。

［4］地域生活支援と多職種連携の実務理解

　総合的かつ包括的な地域生活支援と関連分野の専門職との連携のあり方、およびその具体的な内容を実践的に理解することが第4の目的である。

　精神保健福祉士が一人で仕事をすることは少なく、多くは所属機関の組織の一員として業務を展開している。医療機関であれば、医師・看護師・作業療法士・臨床心理技術者（臨床心理士・公認心理師等）などの他職種とチームを組んで業務を行うことが前提になる。また、所属機関内にとどまらず、地域の多様な社会資源・諸機関の専門職とも連携協働して、利用者の生活支援にあたることが必要である。連携する領域は、保健・医療・福祉分野に留まらず、利用者の生活状況と課題に合わせ、司法・教育・労働などの幅広い分野にわたる。包括的な地域生活支援のために、他機関・他職種との連携のあり方を実務的に理解することが求められる。

臨床心理士
公益財団法人日本臨床心理士資格認定協会が認定する民間資格。

公認心理師
2015（平成27）年に制定された公認心理師法によって定められた、名称独占の心理職国家資格。2018（平成30）年9月に、第1回国家試験が行われる。

2. 実習施設と実習のプロセス

A. 実習施設の種類

　実習は、精神保健福祉士法施行規則などにより、厚生労働省の指定した施設の種別の範囲内で行われる。精神保健福祉士の活動領域は、従来は保

健・医療・福祉分野に限られていたが、近年は司法・教育・労働などに関する分野における従事者は増加傾向にある。活動領域の拡大や法律の改正に合わせ、指定実習施設も変化してきているが、大きくは、①医療機関（精神科病院、精神科病床を有するか精神科・心療内科を標榜する病院・診療所）、②行政機関（保健所・精神保健福祉センター、市町村〔精神障害者へのサービス提供を行うものに限る〕、保護観察所・更生保護施設〔精神保健医療または精神障害者の福祉に関する相談援助業務を行うものに限る〕）、③障害者総合支援法に基づく障害者関係施設（精神障害者へのサービス提供を行うものに限る）、④その他の法定施設、に分けられる。それ以外の施設で実習を行っても、精神保健福祉援助実習を行ったとは認められない。

B. 実習指導者

精神保健福祉士法

現場の実習指導者については、精神保健福祉士であれば誰もがなれるわけではない。精神保健福祉士法施行規則などにより、その要件が定められている。実習指導者の資格要件としては、①3年以上の実務経験を有する精神保健福祉士であること、②厚労省の定めた精神保健福祉士実習指導者講習会を修了していること、の二つが定められている。実習を行う当該年度において、養成校の実習指導者として国に届出がされ、登録されている必要がある。

C. 実習形態

集中型
分散型

実習期間の設定については、集中型と分散型がある。集中型は、一定期間集中して実習施設に通いながら、あるいは宿泊しながら、現場で実習を行い、指導を受けるものである。多くの養成校では、授業のない春休みや夏休みを利用して、この集中型実習を行っているが、実習受け入れ施設の事情により期間設定はまちまちである。

一方、分散型は、必要な実習時間数を分けて設けて、実習施設に通うものである。養成校での時間割や実習受け入れ先の事情、実習生自身の都合などにより、毎週同一曜日を実習に充てる、1週間ごとに間隔をあけて実習を行うなど、さまざまな形がある。

実習内容は配属先によって大きく異なるが、実習生が体験する実習形態と内容は、表1-2-1のようにまとめられる。現場の実習指導者に出会う事前訪問時に、実習内容をよく理解しておくとともに、実習計画に基づいて

表1-2-1　実習の形態とバリエーション

実習の形態	実習の内容
講義	PSW の業務概要についての講義 他職種による講義など
陪席・同行	相談面接の陪席 訪問活動への同行 グループワーク参加 スタッフミーティング・ケースカンファレンスへの参加 ケア会議（個別支援会議）への参加、など
参加・体験・試行	地域活動支援センター・病棟・デイケアなど 活動場面での利用者とのコミュニケーション 日中活動・作業活動などへの参加 利用者・家族との面接 支援計画の作成、など
他施設見学・他機関実習	他施設見学・地域内関係者会議への出席 関係機関等での二次的実習、など
事例研究・報告会	事例研究 機関・施設内での実習報告会、など

実習生自身が取り組んでみたい内容の希望を伝えておくことも重要である。実習期間は限られており、実習先の都合もあり、実習生の希望がかなえられる範囲は限られている。それでも、実習生の獲得目標や学習意欲を事前に伝えておくことで、実習指導者からの理解を得やすくなることもある。人生に一度限りの実習体験に欲張りすぎということはない。

D. 実習時間

精神保健福祉援助実習は、「精神保健福祉援助実習指導」（90 時間）と「精神保健福祉援助実習」（210 時間）に分けられ、現場実習を個別科目として明確に区分するとともに、合計 300 時間に及ぶ各々の教育内容を充実させることが目指されている。

また、利用者である精神障害者は、医療を要する精神科の患者でもあることから、現場実習についても、精神科医療機関と地域の支援機関などの両方で必ず行うこととされている。精神科医療と地域生活支援の両面を体験することが、精神保健福祉士の専門性の確保の観点から不可欠であると考えられているためである。このため、実習（210 時間）のうち精神科病院等の医療機関における実習を 90 時間以上行うことが必須とされている。

なお、指定施設において 1 年以上相談援助業務に従事した後に入学した者については、精神保健福祉援助実習の履修を免除することができるとされている。ただし、精神科医療機関以外の実務経験をもって実習免除対象

精神保健福祉援助実習

となる学生については、精神科病院等の実習を90時間以上行うことが望ましいとされている。

E. 実習のプロセス

　精神保健福祉実習指導は、大きく①事前学習、②実習、③事後学習に分けられる。その流れは、図1-2-1のようになる。

[1] 事前学習

　事前学習では、まず実習の意義と目的・目標をはじめとした概要をよく理解しておく必要がある。現場体験学習や見学実習を行い、実習生自身の動機・知識などについて自己点検を行う。実習生のコミュニケーション態度や社会的マナーなどの、行動の指針について確認し、精神保健福祉士としての価値と倫理についても再確認する。実習配属先が決定した後は、実

図1-2-1　実習指導の流れ

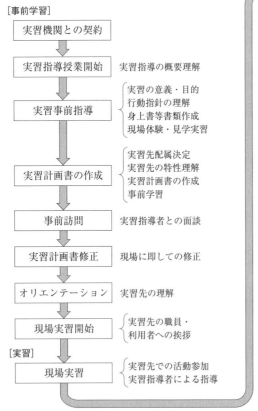
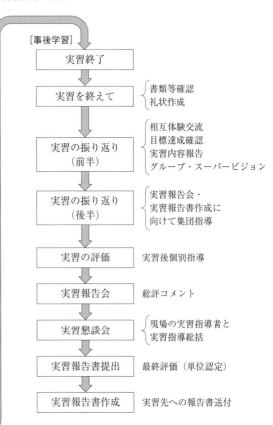

習先の特性をよく理解した上での実習計画書を作成しなければならない。実習先に事前訪問を行い、現場の実習指導者に会い、その面談内容により更に実習計画書の修正が必要になることも多い。実習先が設定したオリエンテーションに参加し、自身が通う実習先についての理解を深めておく（第2・6章参照）。

［2］実習

配属実習先での実習を行う。定められた期間、実習先に通いながら、実習施設・機関の対象としている利用者への理解を深め、提供されているサービスの内容と精神保健福祉士の業務を理解し、併せて実習生自身の自己覚知を深めていく。実習先の種類により、サービス内容も実習内容も異なる。精神科医療機関、障害福祉サービス事業所、行政機関など、施設・機関ごとの実習のポイントを理解して、実習に臨むことが必要である（第3～5章参照）。

［3］事後学習

実習終了後は、実習記録や実習体験を踏まえた課題の整理と実習総括レポートの作成を行わなければならない。実習生が現場で体験した事柄を、他者の体験との客観的比較や自身の内省を通して、言語化し文章化へと導く作業である。このプロセスを通して、実習先における体験は実習生の血肉となって経験となる。専門職としてのアイデンティティ獲得と、大切にすべき倫理の理解と専門性の向上が図られる（第9～10章参照）。

F. 実習指導の内容と意義

［1］実習指導者による指導

実習期間中の指導は、現場の実習指導者による指導がメインとなる。実習現場で実習生が出会った利用者とのやりとりや接し方の留意点、実習指導者に陪席した相談面接を振り返ってのレビュー、実習生が参加したグループプログラムの展開に関する振り返り、実習指導者に同行して出席した各種の会議など、現場を熟知している実習指導者ならではの指導が得られる。実習生は、慣れない現場に出ての不安や不明な点などを、臆せず積極的に言語化して尋ねる姿勢が求められる。

［2］担当教員による個別指導

実習の事前指導では、これまでの学習の達成度を評価し課題を明らかに

実習計画書

する。実習生が作成し、実習先に提出しなければならない書類（履歴書・身上書などの個人票、誓約書、実習計画書など）について、添削指導を受ける。

実習巡回指導

実習期間中、原則として１週間に１回程度、養成校の教員による実習巡回指導が設定される（帰校指導日が設定されることもある）。これまでに学習したことと現場での体験の乖離（かいり）、実習生が感じている不安や疑問点などを、率直に話し合うことで実習体験の明確化を図る。実習先における利用者とのトラブルなど、現場で問題が生じている場合には、その課題を整理し、実習指導者の意見も踏まえて、実習を遂行するための方策などを協議する。

実習を終了した後は、教員の個別指導を受けながら、現場での体験を振り返っての総括作業を行う。実習先での体験を踏まえて課題の考察を行い、文章化して実習報告書をまとめ、実習報告会に向けての準備を行う。

実習報告書

実習報告会

[3] 授業の中の集団指導

実習前は、現場実習に入る際の留意点や心構えについて、集団で事前指導を受ける。実習計画書を実習生相互にチェックし合うだけでなく、実習の意義、目標、目的などについて確認し合う。

実習後は、それぞれの実習体験を持ち寄り、お互いが現場で学んだことを共有していく。一人ひとりの実習体験の幅は限定されるが、お互いの体験を突き合わせ共有し合うことで、自身の体験した事柄が比較評価され、考察が深まる。担当教員による事後指導を受けながら、集団で実習体験を言語化する作業を通して、実習生は経験知を獲得していくこととなる。

G. 社会福祉士との関係

精神保健福祉士と社会福祉士の両国家資格について、ダブル受験を目指す課程を設けている養成校も多い。社会福祉士の「相談援助実習」を履修している学生については、精神保健福祉援助実習のうち、60時間を上限として、精神科医療機関以外の実習を免除することが可能とされているが、養成校によって対応は異なる。この場合にも、機能の異なる２ヵ所以上の施設で実習を行うことが定められている。

また、すでに社会福祉士を取得して登録を行った者（または登録申請中の者）については、精神保健福祉士の専門科目８科目を短期養成施設等（６ヵ月以上）で履修すれば受験資格を得られ、受験時に共通科目は免除される。同様に精神保健福祉士の登録を行った者（または登録申請中の

者）も、社会福祉士の指定科目を修めれば、受験申込時の申請により共通科目は免除される。

3. 実習契約

A. 施設への実習依頼

　実習は個人的な依頼と了解によって行われるボランティア体験や、単発の施設見学とは異なる。国家試験受験資格を得るための現場実習は、養成校と実習受け入れ施設との社会的な契約の上に成り立っている。実習契約の具体的内容と手順は、次のとおりである（図1-3-1）。

①養成校と実習受け入れ施設・機関との間で、実習委託契約（協定）書などにより契約を結ぶ。

②養成校の申請に基づき、国（厚生労働省・文部科学省）が適切な実習施設を有する養成校を認証する。

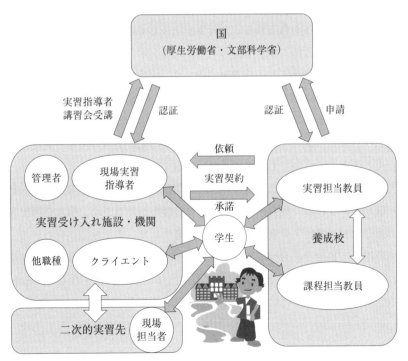

図1-3-1　実習機関と養成校の関係

③組織同士の契約に則して、実習受け入れ施設・機関の実習指導者と、実習指導担当教員との間で、実習指導における役割分担・合意形成などを図る確認が行われ、実習にかかわる教育と指導に関する合意書などが取り交わされる。

④養成校は「実習指導の手引き」などに基づき、実習前に実習生に対する指導を行う。

⑤実習受け入れ施設・機関の実習指導者と、実習生との契約を結ぶ。

⑥実習受け入れ施設・機関と、二次的な実習受け入れ施設・機関との間で、実習内容や条件の合意を図る。

⑦養成校から実習受け入れ施設に対して、実習委託費が支払われる。

　実習生にとっては、実際に現場に通う実習期間がすべてであると考えがちであるが、これら一連の実習契約の上に実習は成り立っている。精神保健福祉士養成のカリキュラムの中で実習がどのような位置付けにあるのか、改めて理解しておく必要がある。

B. 実習に関する契約内容

　実習契約の具体的内容は、以下のような事柄が含まれている。

　養成校と実習受け入れ先との間では、実習受け入れ条件に関する内容が、事前依頼書、実習依頼書、実習受け入れ承諾書などにより契約される。実習時期、期間、人数、連絡体制の確認、実習委託費支払い、事故の責任、緊急時の対応などが含まれる。実習生が加入している保険の補償範囲などの確認も行われる。

　養成校担当教員と実習指導者との間では、実習の具体的内容が取り交わされる。実習前教育の状況と内容、実習生の到達レベル、実習指導の内容・方法、実習の評価方法、事後の教育などが、「実習要綱」や「実習の手引き」などによって示される。緊急時の連絡先、実習の中断・延期・中止などの要件についても、文書または口頭で確認が行われる。

個人情報保護の遵守　　　　実習生と実習指導者との間では、実習期間中の実習遂行上の具体的内容が取り交わされる。実習先では利用者に直接かかわるため、個人情報保護の遵守など、実習生の責任についても文書または口頭で確認が行われる。実習生は、自身を紹介する個人票（履歴書、身上書）、実習機関・施設長に対して提出する誓約書、健康診断書（抗体検査報告書を含むこともある）などを作成しなければならない。

C. 実習契約にあたっての留意点

[1] 利用者への不利益行為の禁止

　実習にあたっては、個人情報保護に関する取り扱いをはじめとして、実習機関の利用者に不利益を与えるような出来事があってはならない。実習施設を利用するクライエントの個人情報について、ルールに則した取り扱いが必要である。実習目的の達成が優先し、利用者に過剰な負担、病状などへの無配慮、強要が生じることは厳に避けなければならない。たとえ実習生側の善意であっても、意図していない予測を超えたところで、利用者の心理に大きな影響を与える可能性があり、実習生自身が侵襲性を有する存在であることに留意する。利用者へのサービス提供をミッションとする機関にとって、限定された期間とはいえ、実習受入による機能低下を招くことがないよう配慮する必要がある。

不利益行為

個人情報保護

[2] リスク・マネジメント

　実習期間中には、予想もしないアクシデントやトラブルが生じることがしばしばある。対人関係の障害やストレスへの脆弱性を持つ方が多い現場において、生身の人間を対象とする実習であり、実習生側の注意を要する。以下のような事態が生じた場合、実習生としてどのように対処すべきか、事前学習の中であらかじめ討議して確認しておきたい（**表1-3-1**）。

リスク・マネジメント

ストレス脆弱性

表1-3-1　実習中に起こりうるアクシデント

> ①利用者から、利用者の携帯電話の番号やメールアドレスを教えられた。
> ②利用者から、実習生に対して個人的にプレゼントを贈られた。
> ③利用者から、実習生に金銭等の貸し借りを持ちかけられた。
> ④実習生が話しかけると、利用者が妄想的内容の発言を延々と語りだした。
> ⑤実習生が話しかけると、利用者が泣き出して興奮してしまった。
> ⑥実習先の病棟に行くと、入院患者に昔の同窓生がいた。
> ⑦実習先に向かう公共交通機関が、事故等により大幅に遅延した。

　問題が生じた際には、現場の実習指導者をはじめとした職員に率直に相談し、アクシデントへの対処を早急に組む必要がある。

　また、リスク・マネジメントとして、大規模な災害や感染性の病気など、想定可能なリスクと対応についても、実習生、実習指導者、実習指導教員の三者の間で協議共有し、取り決めておくことが大事である（**表1-3-2**）。

[3] 実習生の健康保持

　実習期間は、規定の時間数を満たすことが前提である。欠席・遅刻など

表1-3-2　実習中に起こりうるリスク

①実習中に大規模な災害が発生し、建物倒壊の危険があり避難した。
②実習中に大規模な災害が発生し、公共交通機関がストップし、帰宅できなくなった。
③実習中に大規模な災害が発生し、現場職員と利用者の救護にあたることになった。
④実習先の閉鎖病棟の鍵を紛失してしまった。
⑤実習先からの帰宅途中、実習記録等の資料を紛失してしまった。
⑥実習直前になって、感染性の病気（はしか、インフルエンザなど）に罹ってしまった。

生じぬよう、実習生自身の日頃の健康管理が大切である。ここでいう健康
は、身体的な疾患の予防というだけではない。実習生自身の精神的な健康
状態の安定保持も重要である。ネガティブな出来事や感情的な揺れが生じ
た際には、その日のうちに実習指導者や実習生仲間に率直に話し、自身の
中で一定程度の修復を図る必要がある。実習中に体験した精神的な動揺は、
実習生の自己覚知にとって重要な課題を示しており、事後実習においても
言語化し他者と共有する作業が必要である。

▌理解を深めるための参考文献

● **公益社団法人　日本精神保健福祉士協会「学生会員ページ」2012〜**

日本精神保健福祉士協会は、精神保健福祉士を目指す人のために学生会員制度を設け
ている。入会すると、国家試験受験に有益な最新情報がメールマガジンで配信される
ほか、「PSW通信」や各種研修会等の案内が送付される。また、資格取得後に協会に
入会し正会員になると、入会金が免除され年会費が減額される制度もある。
http://www.japsw.or.jp/Student_member/index.html

コラム　媒体としての実習生

　"媒体"とは、何かと何かとがつながり合う時の仲立ちとなるものの総称である。その"媒体"が、精神保健福祉援助実習の実習生とどのように関連するのかと訝る人も少なくないかもしれない。それでは、人間と人間、人間と地域社会、地域社会同士、などなどをつなぐ仲立ちとなるものと限定すれば、イメージしやすいだろうか。

　精神保健福祉援助実習に臨む実習生は、さまざまな次元で媒体の役割を担う。教育機関から一人の実習生を配属実習先に送り出す、このことだけでも、教育機関と配属実習先との媒体としての役割が明確化される。実習以外の科目を学習する中にも、この先実習を経なければならないという意味で、科目担当教員と学生との間に実習（生）という媒体が予備的に介在している。

　注目したいのは、実習生の存在そのものが、場合によっては、それまでかわわりの薄かった教育機関と実習施設・機関、あるいはさらに地域共同体や行政との関係を密にするきっかけになる場合もあるということだ。実習生が媒体となって、これまで問題にならなかったことが浮き彫りとなり、その問題を解決すべく、関連諸機関が関係を深め合う契機になる場合もある。

　実習生の準備が不充分であったために、当事者に損害を与えたなどということを思い浮かべてみよう。それを契機に教育機関の姿勢がさらに問題となり、良好かつ緊密だった教育機関と実習施設・機関との関係が、急速に冷え、形骸化してしまう場合もあるかもしれない。

　実習生という存在は、精神保健福祉援助実習にかかわる関係諸機関の相互関係を、密にしたり深くしたり、あるいは悪化させたり薄くさせたりする"媒体"となる。この関係が良好に機能し、実習生や精神障害当事者をめぐる連携・協働に発展する場合は、実習生をめぐる"いきいきとした関係"や"血の通った関係"が実現する時である。

　媒体は"霊媒"になりうる（英語のmediaには、両方の意味がある）。"血の通った関係"を直に体験した実習生が自身の体験を自分なりの言葉で語ることができる場合、それは"生きた言葉""いのちの言葉""魂の言葉"となり、単なる事実を超えた"言霊"にもなる。

　ちなみに、言葉は、人と人とをつなぐ媒体の代表的な事象であることは指摘するまでもないだろう。

（いわき明星大学人文学部　柳澤孝主）

第2章 事前学習

1
実習までのプロセスを見渡し、
必要な準備について自己点検する。

2
事前学習の方法を理解する。

3
実習に臨む態度を学び、
コミュニケーションについて理解する。

4
実習前に準備しておかなければならない事項を確認し、
実習生としてのルールやマナーを学ぶ。

5
実習で価値や倫理をどのように学ぶのか、
事前学習で必要な知識は何か、
個人情報保護法と実習における実際を学ぶ。

1. 実習への準備

A. 実習までのプロセス

あなたは、精神保健福祉援助実習を行うにあたって、どんな準備をしたらよいのだろうか。これから歩むプロセスを見渡して、考えよう。

まず、現在地を確認しよう。大学であれば、これまで多くの科目を履修して知識・技術を修得してきた3年生・4年生であるかもしれない。社会福祉の他の領域で実習を経験した上で、精神保健福祉の実習に臨む人もいるであろう。精神保健福祉士の養成施設であれば、あなたは入学後まだ数か月で、多くの指定科目を同時に履修しているかもしれない。その場合も、入学する前も含め、教育機関や職場でさまざまな知識や経験を得てきたはずである。いずれにしても、今の自分がすでに持っている知識や情報と、これから実習までに行っていく準備とを確認しておくと役立つであろう。

次に目的地とそこまでの道のりを見定める。あなたは実習を、いつ行うのか。また実習施設はいつ頃決まり、今後どのような予定で準備を進めるのか。実習計画書をはじめとして、作成や提出が必要な書類もある。こうした点を頭に入れて、実習に必要な情報を集め、教育機関や実習施設との連絡・相談・調整を行っていこう。自ら動いて自分の実習を実現していく、このような主体的な活動自体が、実習ならではの学習のプロセスともいえる（図2-1-1）。

実習計画書

図2-1-1　実習までのプロセスと準備

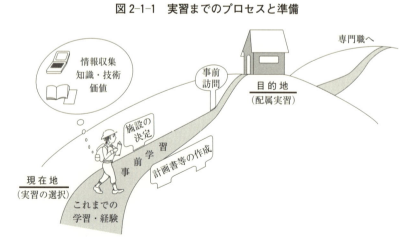

実習を行う施設は、教育機関で契約している実習施設の中から学生が希望を出したり、教員から候補となる施設が提示されたりして決定することが多いであろう。実習施設には、医療機関・障害福祉サービス事業所といった種別の違いに加え、同じ種別でも施設ごとの特色があり、実習内容も異なる。あなたは、どんな施設でどのような実習を行いたいのか、施設とそこでの実習内容について情報収集をしながら明確化することが必要である（**第2章2節**参照）。

多くの教育機関では、学生の実習施設を決定するにあたり、学生からの希望をもとに、実習施設の特徴、通所の便などの条件を考慮し、学生一人ひとりの学習状況や個性を見きわめながら調整を図っていく。実習指導教員は、学生がどんなことに関心を持っているか、授業などでの学習の様子はどうか、どんな実習内容や指導方針の施設で、より実習の成果が期待できそうかを考えて配属の計画を立てるであろう。

実習先は、実習指導教員と学生との面談などで調整が行われ、決定することが多い。施設の受け入れ人数は限られているので、学生にとっては必ずしも希望どおりの施設に配属が決まるとは限らない。しかし、どの施設であれ、新たな得がたい体験をすることは確かである。充分な事前学習のもとに計画を立て、全力で実習に臨むならば、そこで学び取ることの価値は計り知れない。配属施設が決まったら、さらにその施設での実習に関連した事前学習を深め（**第3章～5章**参照）、実習計画を立てていこう（**第6章**参照）。

B. 自己点検

ソーシャルワークのプロセスは、ニーズに基づき、情報収集からアセスメント（事前評価）、プランニング（計画）を経て援助や介入へと進んでいく。実習にあたっても、現状や自分自身の準備について点検やアセスメントをしたうえで、事前準備のプランニング（実習計画ではなく、事前の準備をどう進めるかの計画）を行うことが有意義な実習につながるであろう。

実習の意義や概要については、**第1章**で述べた。しかし、実習は初めての人が大部分であり、何から準備してよいか戸惑うこともあろう。実習は何に似ているだろうか。アルバイトなどの働く経験とも近いが、知らないところに行き、一定の日数そこで過ごし、新たな体験を通して学習するという点では、留学や旅行などと共通点があるかもしれない。もしあなたが留学するとしたら、行く先について下調べをすることは不可欠である。そ

こに何をしに行くのかを考えるとともに、その土地の文化や気候などについてもガイドブックを読んだり、インターネットで調べたりして、滞在期間中をどのように過ごすかプランを練るであろう。実習でも同様である。どんな理由で目的地を選ぶのか、それはどんなところか。あなたはそこで何をして、何を獲得するのか、考えて計画するであろう。

　旅行であれば、出かける前にどんな準備がいるだろうか。行く先によっては、語学の勉強に力を入れたり、体力づくりをしたりすることも必要かもしれない。実習の場合、不足しているもの、補充する必要のあるものは何だろうか。実習終了後に、もっと法律や制度の知識が必要だと気づいたといった声は、よく聞かれるものである。知識、技術、心構え、マナー、持ち物などが、どれくらい備わっているのか、点検しておこう。

自己点検　　自己点検のために、**表2-1-1**の質問に答えてみよう。別紙に、思い浮かぶ単語などを自由に書き出し、答えてみるとよい。可能であればパソコンで入力するなどして保存しておくこともすすめたい。なぜなら、これらへの答えには、後に実習計画書をはじめとする書類作成に役に立つ内容が含まれているからである。

　答えてみて、どんなことに気づいただろうか。授業などでは、答えた内容をもとにグループで話し合ってみることも有意義である。人によって目的や関心もさまざまであることに気づくであろうし、参考になる点や、共通の疑問もあるかもしれない。

　これらの質問のうち①～④への答えは、実習計画書を作成する際の準備になるであろう。⑤と⑥は、自分の個性を知り、自分の中にある強みや資源に気づくためのものである。また同時に、実習生個人票・履歴書に記載する際にも役立つであろう。そして、⑦～⑫は、これから行う事前学習に関係している。どんなふうに事前学習を行うか（**第2章2節**）、実習先ではどのように行動するのか、（**第2章3節**）、また、その基盤となる精神保健福祉士としての価値や倫理（**第2章4節**）についても理解を深めておかなくてはならない。これらをガイドとして入念な準備を行って、実習という旅に出ることにしよう。

参考文献　●榎本則幸・長渕晃二・仁木淳・秋山朋寛・岩永量子『相談援助演習・実習ワークブック―社会福祉士の新たな役割に向けて』久美，2009.

表 2-1-1　実習に行く前の 12 の質問

①**動機**　あなたが精神保健福祉士をめざす動機は何ですか。きっかけはどんなことですか。

②**目的・ゴール**　あなたが実習を行う目的は何ですか。実習を終えたあなたは、どんなふうになっていたいですか。

③**実習への希望**　実習はどんな施設で、どんなことを行いたいですか。実習先の種別、利用者、実習プログラムなどについて希望を書き出してみましょう。

④**関心**　精神保健福祉においてどんなテーマに関心をもっていますか。特に関心のある支援の対象はありますか（例：アルコール依存症者、高齢者、家族など）。

⑤**自己理解**　あなた自身について長所・短所を挙げてみましょう。あなたの特技や強みは何でしょうか。

⑥**経験**　実習に関連する経験や学習の機会としては、これまでどんなものがありますか（アルバイト・ボランティア活動・自分や身近な人に関する体験など）。

⑦**準備**　実習のためにこれまでにどんな準備をしていますか。どんなことを補う必要があるでしょうか。

⑧**気持ち**　今、実習を前にして、どんな気持ちでしょうか。

⑨**疑問**　実習について、わからない点はどんなことですか。

⑩**心配**　実習について、心配な点はどんなことですか。

⑪**行動計画**　これから実習までの行動計画を具体的に立ててみましょう。

⑫**資源**　実習の準備に活用する資源（人的資源も含む）を挙げてみましょう。

コラム 実習で見つけたそれぞれの道

　実習といえばまず思い出すのは、母校の中学での教育実習である。私は実習に集まる同級生たちとの再会と、担当する生徒たちとの楽しい2週間を漠然と想像していた。しかし、個性あふれる思春期の中学3年生たちは、なかなか手ごわいものだった。授業はまだしも道徳や学活などのクラス運営には、ずいぶん悩まされた。一人ひとりとはそれなりに何とか関係を結べるのだが、クラス全体となるとどこかよそよそしく、凝集性に欠けるというか、つまりは盛り上がらないのだ。多数相手は苦手とうすうす気づいてはいたが、実習中にはっきりと自覚せざるを得なかった。そして自分の進路について、実習を通していろいろ考える機会を得た。

　時はバブルの終わり頃、実習生の中で一流商社に内定が決まっていた友人は、単位取得くらいの軽い気持ちで実習をこなしていた。しかし折り返し点を過ぎた頃には顔つきが変わり「もっと実習を続けたい」と言い出した。聞けば、その気もなかった教員採用試験を受けるだけ受けてみようと思い、代理で母親に願書を提出してもらったという。

　実習中私は生徒たちと一緒にお弁当を食べ、部活にも顔を出した。研究授業で、指導教諭が貸してくれたチョークケースを開けると、ふたの裏には「いつもどおり平常心で臨めばきっとできる」とのメッセージが……。最終日には生徒たちからの寄せ書きの色紙と最後の挨拶。心温まる感動的なエピソードはそhere ここにちりばめられていたのに、本当に申し訳ないが気持ちは前に向かず悶々としていた。一方、友人は最後の挨拶を終えて、花束と色紙を抱え人目もはばからず泣き笑いで大忙しだった。そして「絶対に教員採用試験に受かって、先生になる！！」と大宣言。見事、中学教師になった。

　そして私は、じっくりと個別にかかわり、一緒に歩んで行けるソーシャルワーカーになりたいと精神科の門をたたいた。それも甘い考えだったとすぐに気づいたが、患者さんたちとの何気ないかかわりに支えられてなんとかここまで歩んできた。

　あれから何年……。実習を経て選んだ道は違うけれど、お互い今まで選んだ仕事を続けてきた。実習で得た体験があったからこそ、今の仕事を選び、曲がりなりにも今日まで続けてくることができたと感謝している。

（愛光病院相談科　精神保健福祉士　木佐森朝野）

2. 事前学習の方法

A. 学習方法

　専門領域の学習を進める学生にとって、「実習」や「現場」という言葉は、現実感をともなう言葉ではないだろうか。いよいよ専門職への入り口に立ち、期待とともに不安も感じることであろう。安心を得るためにも、事前の準備をきちんと行い、自信を持って実習に向かいたいものである。

　ここでは、実習に備えて行われる事前学習について、いくつかの方法を述べるが、学習には自分のスタイルがあるので、これらを参考にして自分の学習方法を組み立ててほしい。

事前学習

［1］ 情報を集める

　実習前には、情報の収集を始めよう。実習先の情報は、インターネット、文献類などで探してみるとよい。また、視聴覚教材を見ておくと、施設や利用者の様子などを知ることができる。以下は情報を集める方法の例である。

情報収集
インターネット

（1）インターネット検索

　最近は、関連機関や施設がウェブサイトを持っており、広報活動を行うところも増えているので、アクセスしてみるとよい。注意したいのは、インターネット上には古い情報や、誤った情報も含まれているということである。さまざまな情報の中で、どのようにして正確で新しい情報を入手するかは重要である。まずは公的な機関のサイトからたどっていくとよい。

　たとえば、厚生労働省のウェブサイトで「障害者福祉」に入ると、障害者福祉に関連する国の施策をはじめ、現在、重点を置いている情報が得られる。その中にある各ウェブサイトに入ると、さらに詳細な情報を得られる。またリンク集からも各団体のウェブサイトに入ることができる[1]。情報収集にあたっては、情報源が明確で信頼性の高いことを確認しておくことが大切である。

厚生労働省ウェブサイト

（2）文献など

　図書館や書店に行くと思わぬ文献との出会いがあるので、おおいに足を運んでほしい。最近は、当事者の体験談なども多数出版されている。各種関連機関や施設が発行している機関紙、雑誌、施設の紹介を記した資料な

どは、養成校の図書館や資料コーナーに準備してあることが多い。実習先に行ったときは、頒布用に置いてあるパンフレット類を持ち帰って、目を通す習慣をつけるとよいだろう[2]。すでに配属実習を終えた先輩の実習報告集を読んでおくと、実習先の様子やイメージをつかむことができる。

また日ごろから、精神保健福祉に関連する報道番組や新聞記事を見落とさないようにしておくとよい。実習後の感想で、患者さんと何を話してよいかわからなかったという声をよく聞く。関連記事だけでなく、生活の話題や時事問題にも関心を持って新聞を読んでほしい。入院中の患者さんも多くの方々は、よく新聞を読み、テレビのニュースを視聴している。専門的知識のみならず、趣味やスポーツなど、生活全般に関する話題の引き出しを増やしておくとよいだろう。

実習報告集

生活全般に関する話題

(3) 視聴覚教材

視聴覚教材

視聴覚教材となるものには、教材用ビデオ・DVD、テレビ番組、映画などがある。精神障害者やその家族に向けて啓発や教育目的に作られた教材も多く、専門知識について理解しやすく制作されている。教材用ビデオ・DVD は、キーワードをメモして視聴すると、専門用語も記憶に残りやすく、繰り返しの視聴も有益である。最近は施設の利用者が出演し、ありのままの普段の姿を伝えているものや、啓発的に精神障害者本人や医療従事者のメッセージを動画で配信しているものもある[3]。

また、テレビ番組での精神保健福祉関連のシリーズや、特集の放送も重要な情報収集の一つになる。学習書からは、なかなか伝わりにくい専門的な用語や制度なども、視覚的な学習方法だと理解しやすい。しかし、映像は事実を一部に限定して伝えることや、制作者の意図に基づいて作られていることも念頭に置く必要がある。

家族教室
精神障害者の家族に対して行われる家族心理教育プログラム。

後に現場に入り、家族教室や講演会、教育プログラムなどを企画する際にも、自分が視聴した経験は役立つものである。積極的に視聴して、見聞を広めておくことをすすめる。

[2] 体験を積む

初期段階でのさまざまな体験の機会は、事前学習にぜひ取り入れてほしい。当事者の語りや、現場で活躍する精神保健福祉士の声に耳を傾けよう。また自らボランティアとして行動することは、学習への動機づけや、自分の将来像を描く基礎となる。まだボランティアに自信がなければ、地元の社会資源を探索してみるとよい。体験的な学びは、学習意欲をかきたてるものである。以下に体験的な学習方法について述べる。

当事者の語り

学習への動機づけ

24

(1) 現場の声から学ぶ

障害を持つ当事者が語る体験談を聴くことは、実習にあたって大きな意味がある。病気になった驚きや悲しみ、差別や偏見などの体験を聴くことで、その現実感が伝わってくる。ここに精神保健福祉士としての活動の原点を見出してほしい。また、そのつらい体験を乗り越えて語る精神障害者の姿には、感銘を受けるのではないだろうか。力強いその姿からは、精神障害者が弱者の立場に留まる存在でないことが理解でき、「援助する」ということの奥深い意味を改めて考える機会になるだろう。精神障害者が語る場として開催される講演会などには、積極的に参加するとよい。

また、活躍中の精神保健福祉士の先輩の話からは、現場のさまざまな現実が見えてくる。勤務先によっては、その業務内容が大きく違うこともある。先輩の話は、自分の将来に対するイメージを明確にしていくよい機会になる。

体験談

(2) ボランティア

精神保健福祉士を志していても、実習前に精神障害者とふれあう機会を持てずにいると、実習目標が「精神障害者との出会い」になってしまいかねない。配属実習に入る前には、精神障害者とのふれあい体験を積む必要があろう。事前に接する機会を持つことで、安心感を得て明確な動機を持って実習に臨むことができる。予備的体験はたいへん重要であり、ボランティア活動は積極的に行ってほしい。

ボランティア活動

ボランティア活動には、いろいろな形がある。たとえばグループホームや、病院などのデイケア、地域活動支援センターなどの施設が行う食事会の手伝い、スポーツなどプログラムの補助がある。また、ほかにも精神障害者家族会、精神保健福祉団体が行う講演会、イベントなどへの協力もある。

グループホーム
障害者総合支援法における共同生活援助。

地域活動支援センター
障害者総合支援法の地域生活支援事業に位置付けられている。Ⅰ・Ⅱ・Ⅲ型がある。

日ごろから養成校の掲示物に注意しておき、上級生や卒業生に対しても積極的に情報収集を行っていると、何らかの募集や参加協力の要請はあるものである。

精神障害者家族会
精神障害者の家族が、相互支援や精神保健福祉の向上を目的として組織している。

しかし、活動に参加の際は、教員や現場の責任者に事前相談をしておくことが必要である。まだ知識や経験の浅い段階での参加は、現場に迷惑をかけることがあり、思わぬ事態を招く場合もある。活動のルールを守っておおいに活躍し、配属実習の際の課題の発見へとつなげてほしい。

(3) 地元の社会資源

自分の地元の社会資源である公的機関や、精神保健福祉関連の施設・機関をどれくらい知っているだろうか。精神科病院やクリニックなどは目にとまりやすいが、地域の中で喫茶店やパン販売、レストランなどの営業をしている障害福祉サービス事業所の存在には、意外と気づいていない。ま

障害福祉サービス事業所
障害者総合支援法による新体系の福祉サービスを行う事業所。

た、市区町村役所、保健所や社会福祉協議会などにも注目する必要がある。

前述のサービス事業所の店舗には、客の立場として行ってみるとよい。回復過程にあって元気に仕事をしている人や、障害を抱えながらも懸命に仕事に立ち向かう精神障害者の姿に接する機会を持つことができる。

障害年金
生活保護
障害者総合支援法
保健所
社会福祉協議会

精神障害者の生活支援の上で、市区町村の役所にある年金保険課は、障害年金受給の際に必ず相談先としてかかわりを持つ。生活保護（援護）課は生活保護受給関係、障害福祉担当課などは、障害者総合支援法などの申請手続きの部署である。また保健所は地域保健についての幅広い業務を行っている機関で、精神保健福祉相談などの専門的相談窓口がある。社会福祉協議会は、地域に即した多様な地域福祉事業を行っている。在宅生活の精神障害者は決して特別な存在ではなく、地元のさまざまな社会資源を利用して、日々地域生活を送っている一市民であることを認識してほしい。

地元の社会資源

地域の精神保健福祉に関連する施設や機関を概観することは、事前学習の一環として重要である。まずは、自分自身が地元の社会資源をしっかりと把握し、精神障害者がどのように地域で生活しているかということを、イメージする姿勢が大切である。

B. 現場体験学習と見学実習

現場体験学習
見学実習

事前学習の一環としての現場体験学習と見学実習は、養成校により位置付けが異なり、さまざまな形態や方法がある。一般的に授業初期や、配属実習前の時期に行うことが多く、精神保健福祉関連施設や機関などの現場に出向いて行われる体験的な学習である。

現場体験学習は、ボランティアや実習生の立場で、現場のプログラムなどに参加や交流を行う体験型の学習である。また見学実習は、施設や施設の機能などの見学を中心とした実習である。ここでは、これらを実習指導の初期に行う予備的な学習として捉え、併記してその目的や実施について考えてみることとする。

［1］現場体験学習と見学実習の目的

現場体験学習や見学実習は、配属実習の前段階で行われる。この段階で知見を広げ、精神保健福祉現場への理解を深める中で見出した課題が、配属実習での目標や計画の基礎となる。現場体験学習や見学実習を単なる職場体験や見学会と捉え、軽い気持ちで現場に臨んではならない。見学実習は精神保健福祉士を志すものとして専門的な知識や経験を深めるために行う実習である。つまり見学に際しても、「自分が精神保健福祉士であるな

らば」という気持ちを持って考察を深めてほしい。

　実際に現場に入ると、学んで来たことと現実とのギャップに、驚きを感
じることもある。たとえば、精神科病院において長期入院者が何十年もの
入院生活を送っている姿には、なぜこのような状況が起きているのかと思
うだろう。また、保護室など普段目にすることがない病室の様子に強い衝
撃を受けるかもしれない。しかしそれこそが、学習目的の一つである。精
神疾患の特性を理解し、まだ充分でない資源や環境の中で、精神保健福祉
士として「自分に何ができるか」を考え「自分だったらこのようにしてみ
たい」という現実的な思いを持ってほしい。そして、事後学習で体験して
得たことを整理し、さらに配属実習の中でその課題を明確化していってほ
しいのである。

　現場体験学習と見学実習は、事前学習として現場の理解を深める場であ
るとともに、精神保健福祉士を目指す動機の明確化を図る機会の一つとし
て捉えることが重要である。

保護室
隔離室ともいう一人用の病室。患者の医療や保護を目的としており、症状により隔離を行う必要がある際に使用する。室内は安全のため、さまざまな工夫がされている。

現場の理解

動機の明確化

[2] 現場体験学習と見学実習の実施

　現場体験学習は、ボランティアや実習生などさまざまな立場での学習で
あり内容も多彩である。見学実習も多様な形態と方法があり、養成校によ
っても実施が異なっている。見学実習は一般的に半日から1日の日程で、
精神科病院や社会復帰の関連施設、行政機関などの施設内やプログラムの
見学を中心に行われる。

　いずれにしても現場に臨むために、入念な事前の準備が必要であろう。
以下に活動の一例を紹介する。

事前の準備

(1) 事前打ち合わせ

　体験・見学先が決まったら、日時、場所、集合先、持ち物、服装、教員
の連絡先などを充分に確認することが大切である。また、万一遅刻しそう
な場合は早めに連絡を入れ、支障を最小限に抑える必要がある。持ち物、
服装についても、実習先によっては配慮を要することがあるので、打ち合
わせは必ず行う。

(2) 事前学習

　事前学習は、情報収集と施設理解が中心となる。施設の情報収集を充分
に行い、関連する文献にも目を通しておく。グループでの学習が効果的で
あり、集めた情報を共有し施設の理解を深めておくことは、現場での気づ
きにつながり、後の振り返りの際にも学習の基礎部分になる。

(3) 実習当日

　施設では概要の説明後、実際の活動に入ることが多い。人数が多い場合

は、何班かに分かれて案内されることがある。現場体験学習で少人数での行動の場合は、交流時に実習生同士が寄り集まらないように注意を要する。またメモは必要であるが、利用者の前では避け、廊下などで行う。活動後は、質疑応答や感想を述べる時間を持つことが多い。このとき積極的な質問ができるようにメモを活用したい。終了後は、数日中のうちに、感想やお礼状を出すとよいだろう。

積極的な質問

（4）事後学習

　終了後は記録などに考察をまとめ、振り返りの学習を行う。報告会などの形で、学生同士で発表を行うとよい。参加した者が複数の目で見たこと、聞いたこと、感じたことを共有することによって、情報量は増え学習は深まる。報告する際には、印象に残ったいくつかのキーワードを考えておくと、報告がしやすくなり、レポートや記録などにまとめるときにも役に立つだろう。

［3］実習後の感想

　以下は精神科病院と精神障害者社会復帰施設（当時）の見学実習と、病院内で行われているレクリエーションのダンスプログラム参加時の感想から抜粋した例である。

精神障害者社会復帰施設
障害者自立支援法施行以前には、精神保健及び精神障害者福祉に関する法律の中に位置付けがあった施設。障害者総合支援法の新体系に移行した。

● 精神科病院

「自分が進もうとしている道をもっと知りたい、勉強したいと思える実習だった」

「女子閉鎖病棟の鍵を開ける瞬間、とても緊張していたし、恐いという気持ちがあった。でも、入ってみると、病棟内はとても明るく、患者さんの中には私たちに挨拶をして下さる人もいて、恐いという感じはしなかった」

「デイケアで患者さんから話しかけられパニックになった。『趣味は何？』という普通の質問なのに、どのように返せばいいのかわからず困惑した」

「緊張や驚きの連続だった。特に各病棟に入った瞬間に感じることのできる『空気』が、普段では感じることのできない貴重な経験となった」

● 精神障害者社会復帰施設

「普通の町並みの中にあった。近くで飲食していたが、気づかずにいた。時給がすごく安いことにびっくりした」

「病院と違う雰囲気を感じた。活気があった。地域に開かれていて、一般の店と同じだと思った」

「施設内は生活空間として居心地がよいと感じた。スタッフとメンバー

の区別がつかなかった」

「繁華街の中にあり、『あっ、ここなんだ』と思うほど外観は普通だった」

「とても温かい印象の場所だった。すれ違うと、必ず挨拶してくれた。精神障害者の方とふれあうことが大事だということを学んだ」

●プログラム参加

「ダンスに参加させてもらった際に、緊張と照れから参加されている方々と積極的に話したり、ふれあったりできなかった。実習だからと甘い考えで臨んでいたわけではないが、結果として中途半端な態度で終わってしまったことを深く反省した。また、コミュニケーション能力のなさにも改めて問題を感じた」

感想例のように実習の初期に体験することは、特に印象に残るものである。実習は体験の積み重ねであり、振り返りは重要である。こうした率直な感想を書き残すことも大事にしていきたいものである。

▌理解を深めるための参考文献

●若林菊雄『こころの病と生きる─体験者からの11のメッセージ』萌文社，2003.
　長年にわたり精神保健福祉士として現場に携わってきた編者が、精神障害当事者やその家族の体験談およびメッセージを中心に丹念にまとめ上げている。
●向谷地生良『「べてるの家」から吹く風』いのちのことば社，2006.
　北海道、浦河べてるの家とともに歩んできた著者が、数々のエピソードを織り交ぜつつ、べてるの理念を伝えている。

コラム 施設見学のポイント

　精神保健福祉援助は、現場で生身の人と人がかかわりあって行われる。精神保健福祉士が活躍するフィールド（現場）の多くは、福祉施設や医療機関、行政機関などであり、これらを総称してここでは「施設」と呼ぶ。皆さんはどれだけ精神保健福祉士の活躍するフィールドを知っているだろうか？　今後自らが働こうとするフィールドを熟知し、そこで自分自身が援助を行うイメージを持つことが大切な一歩である。

　医師や看護師などが現場で活躍する姿は誰もがイメージできると思うが、精神保健福祉士が福祉施設や医療機関でどのような業務を行い、どのように利用者の援助を行っているかをイメージができるだろうか？　まず大切なことは精神保健福祉士がどのような環境下で、援助や支援を行うかを具体的に知り、自らが実践を行う姿をイメージするためにも、できる限り早い段階で施設見学を行うことである。

　また、さまざまなカテゴリーの施設が存在するが、似たような機能をもつ施設でも、それぞれに特色があり、同一な施設は二つとして存在しないことに留意しなければならない。施設見学は一か所だけではなく、できる限り多くの施設を見ること、多様なカテゴリーの施設を見ることが大切である。

　施設見学をするポイントをまとめると、①施設の全体の印象、②施設職員の接遇態度、③施設利用者の様子をみることが挙げられる。単なる見学に留まらず、利用者の生の声を伺う、職員に、施設の理念やコンセプト、援助や支援を行っているうえでの思いを伺うなど、積極的に質問し、意見を求めることが重要な点である。

　精神保健福祉領域では、閉ざされた環境の中でサービスを行ってきた歴史があり、その閉鎖性がパターナリズムや偏見などを生み出す要因になったことも否定はできない。現場においては、学生をはじめ、さまざまな見学者を受け入れることにより、開かれた医療や福祉を展開することの効果も期待されている。しかし、施設側は利用者のプライバシー等に留意し、学生は、見学で知り得た個人情報などの守秘義務を厳守することはいうまでもないことを、肝に銘じてほしい。

　実習が始まるまでに、相当数の施設を見学して施設や機関の現状の課題などをも理解し、実践に臨むことを期待している。

（所沢慈光病院　金成透）

3. 実習生の行動指針

　実習は精神保健福祉士養成のカリキュラムにおいて包括的な科目でもある。現場での実習は実習指導者のもとで医療機関や障害福祉サービス事業所（福祉施設等を含む）の機能と役割を理解しながら、これまで学んだ知識や技術を高め、それぞれの経験を積むことである。実習は「体験し教育を受ける」場であり、実習指導者からもフィードバックを受け、成長していく場でもある。同時に精神保健福祉士がクライエントとのかかわりを通してソーシャルワーク実践がなされている現場でもある。

　実習で体験するものは場所（環境）や場面によって異なり知識や実践を得るプロセスは多岐にわたる。そのため、実習は単に「こなす」「過ごす」「行けば何とかなる」といった実習時間のクリアに留まらず、目的および目標を設定しながら「学ぶ」「体験する」「獲得する」を中心に専門職としての意識を高めて臨んでほしいものである。

A. 基本的なコミュニケーションと円滑な人間関係の形成

　一般の生活において挨拶はごく当たり前のことである。人との付き合いでも言葉遣いや挨拶などは基本的なルールともなる。実習においても同様であり、実習指導者だけではなく、他のスタッフの方々や利用者にも挨拶をし、初めてお会いする人やグループ活動などでは、大学（学校）名と氏名、さらに精神保健福祉士になるための実習生であることを告げることが有効な関係づくりにもなる。

　実習におけるコミュニケーションは、実習生と実習指導者との関係を形成することから始まり、実習生とクライエントを中心に実習生と他のスタッフとの間でも行われる。そのやり取りの中で、実習指導者に対する「報告」「連絡」「相談」いわゆる「ほう・れん・そう」といった伝達や確認も獲得しなければならない大切なスキル（技能）である。

報告・連絡・相談

[1] クライエントとのコミュニケーションにおいて

　特にクライエントとのコミュニケーションでは、たとえ病気の症状や障害によって混乱している状況であっても、偏見や先入観で接することなく、人生の先輩から教えていただく姿勢を持ち臨みたいものである。自分の偏

偏見や先入観に気づく

見や先入観に気づくことも実習の大切な意味ともなる。

　また、クライエントに対しニックネームや「○○ちゃん」などと馴れ馴れしい呼び方をしてはならないことは指摘するまでもない。

　ここで視点を変えてみることとする。

スーパービジョン
supervision

　実習を許可し受け入れるのは医療機関や施設である。実際にスーパービジョンを受けるのは実習指導者からである。しかし、実習生と会話をし、自分のことや病気のこと、さらには、そのつらさや体験を語ってくれるのはクライエント自身となる。つまり、クライエントが実習を受け入れてくれているといっても過言ではないと筆者は考える。送り出す大学（学校）側も実習生もクライエントに対する敬意を忘れてはならない。

クライエントに対する敬意

　実習生はクライエントに対し、気負ってしまう傾向がある。「話題を探すのに苦労した」「何かアドバイスしなきゃ」「してあげなきゃ」といった感情が先走りした体験も多く聞かれる。一方では、クライエントが抱える病気や障害ばかりに着目してしまい、クライエントの生活に向けた視点に気づけない場合もある。これまでの生活背景にあるクライエントの苦労や困難を理解しつつ一人の生活者として捉えながら支援を考えることが求められるのである。

［2］自分を使うということ

　たとえば看護学校などでは、看護師が患者に対して行う検査や処置の実習がある。その場合、医師の所見や診断から、病気の症状の理解や検査の結果からの分析に基づき、患者に対する看護計画を立て、看護のプロセスを整理しながら実際に臨地実習が行われる。

クライエントとの関係構築

　しかし、ソーシャルワーカーの援助過程では、自分自身を使ったかかわりが原則となる。そのため実習も自分を使うことによるクライエントとのコミュニケーションから始まり、クライエントとの関係を構築していくものである。ケースワークにおいてもクライエントの状況をアセスメントし常に援助の意図をもってかかわり、クライエントの自己決定を尊重していくことこそソーシャルワーク実践である。これはグループワークにおいてもコミュニティワークにおいても同様である。

B. 実習前の準備として

　実習生は、実習先という新たな環境で緊張や不安を抱えながら実習を体験し学ぶことになる。実習先が遠ければ早朝から行動するなど、その生活に慣れるまでには時間を要し、精神的あるいは身体的な疲労となり体調を

崩す場合がある。さらには、なかなか思うように実習日誌が書けず睡眠時間が少なくなることもあり、飲酒などを控え実習前から体調を整えて臨むようにしてほしい。

また、実習先によっては健康診断書や腸内細菌検査、麻疹（はしか）の抗体検査などが必要な場合があるため、その結果が実習前に間に合うよう早期に検査を受けるようにしたい。さらにインフルエンザの予防接種にも心がけてほしい。

［1］服装

施設から指示される服装（エプロン・白衣など）がある場合を除き、環境に即した活動のしやすい服装を心がけたい。自分の服装に対するこだわりや勝手な判断は避け、オリエンテーションや事前連絡において服装の確認を済ませたほうがよいであろう。黒ずくめの服や露出度の高い服装にも注意が必要である。

活動しやすい服装

［2］関与しながらの観察の姿勢

精神科医であるサリバンは、面接の「関与しながらの観察」という面に注目した。これは「対人援助職には必要不可欠の視点であり、援助者のかかわりが与える影響を自覚しつつ面接を進めることが重要である」[4]とされ、参与観察における主観性や客観性について指摘されている。つまり、クライエントとのコミュニケーションを大切にし、クライエントが置かれている環境にソーシャルワーカーが共に身をおきながら、クライエントの感情や言動を理解するものである。

サリバン
Sullivan, Harry Stack
1892 ～ 1949

関与しながらの観察
（参与観察）
participant observation

精神保健福祉士をはじめ援助を行う専門職は、クライエントとの援助過程において、ポジティブな感情あるいはネガティブな感情が動くことがある。クライエントの感情がどのようなものであろうと、援助者自身が示す反応を理解し、感情の動きを自覚することがクライエントの理解につながると同時に、専門職としての成長にもつながるものである。「どう思ったのか」「どう感じたのか」を言語化し記録する力も求められるのである。

［3］実習生の立場

実習生は、スタッフでもクライエントでもない、不安定な立場である。そのため、どこまでかかわってよいのか戸惑いを感じる場面もある。実習生がおかれている立場では実際に継続した援助は不可能であり、実習期間内ではクライエントとの充分なかかわりができない。一方で実習生になら聞いてもらえると思い、クライエントが服薬のこと、家族のこと、自分に

いま起こっている症状や問題など重大な内容を語り始める場合もある。その場合、守秘義務に充分配慮しながら判断し、実習指導者に伝えることが大切である。

また、同じ施設や機関に実習生が複数いる場合は、実習生同士が常に一緒にいることのないようにしたい。実習で困難な場面に遭遇した場合でも実習生だけで解決を図らないほうがよいであろう。実習日誌に記録しその内容を表現したり、実習指導者に直接相談したりすることが最も重要である。

［4］持ち物

基本的に実習施設や機関の指示に従い準備する（以下、具体例）。

- 実習日誌や事前学習の資料など
- 上履き（運動靴を含む）
- 動きやすい服と着替え（靴下などを含む）
- タオルやハンカチ、名札（施設で準備してくれる場合があるが、あらかじめオリエンテーションで確認する）
- メモ帳やノート（レポート用紙を含む）、辞書、福祉小六法、筆記用具
- 健康保険証（またはそのコピー）および常備薬（整腸剤や鎮痛剤など）
- 印鑑

［5］メモの取り方について

精神科病院において病棟内でのメモには充分留意が必要である。予め実習指導者から許可や指示を受けてメモを取るようにし、クライエントの前では避ける。また、質問したい事項などは書き留めておき、フィードバックや振り返りの時間の中で確認し、理解や納得もしくは解決できるようにしたい。

実習指導者や他のスタッフからの、クライエントに対する指導のあり方などを見て自分が理解できた点や感じた疑問点・問題点は後で報告や記録ができるようにしたい。メモは単に実習日誌を埋めるために留まらず、「自分がどう感じて、どう理解したのか」「学んだ知識」や「得た技術」が記載できるように結びつけてほしいものである。

近年はスマートフォンや携帯電話・タブレット等の普及と進歩によって手軽に写真を撮りメールやSNSへ送信することも生活の一部になっている傾向がある。実習現場ではプライバシーへの配慮と個人情報保護の観点から、いかなる場合でも記録類やクライエントを撮影することは禁止である。

忙しく動いている実習指導者に対して、質問するタイミングが取れない場合がある。「忙しそうだから」「別にいま、聞かなくても」と自分で判断

せず、「お時間をいただきたいのですが」と伝えておき時間を割いてもらうことが望ましい。また、他のスタッフにも質問を整理して聞き、まとめてみることによって実習がより深みを増すものとなる。

C. 実習生としてのマナー

　実習先は通常の業務が遂行されている場である。医療機関においては診療や処置などが行われ、施設においては作業などそれぞれのスケジュールでプログラムが動いている。実習であるからこそ、業務遂行の妨げになってはならない。その場で学ばせていただいているという姿勢で取り組んでほしい。

[1] クライエントとの距離

　実習中クライエントから品物を渡されるような場合がある。そのような場合、実習指導者の指示を仰ぐことが大切である。施設によっては、実習指導者の同意や理解の上でいただくこともある。一方、クライエントが実習生に対して親切に接してくれることから、断りきれなくてプレゼントを受け取ってしまい、その後の実習において適切な距離が取れなくなってしまうこともある。さらに、メールアドレスの交換はしてはいけないと理解していても、クライエント側から電話番号やメールアドレスが書かれたメモを渡される場合がある。お礼や挨拶のつもりでメールをしたり、実習後にクライエントの相談に応じたりすることは、重大な責任問題へと発展する場合もある。必ず、実習指導者への報告や相談を徹底してほしいものである。

適切な距離

　このようなことはクライエントに限ったことではない。職員の方からも個人的な誘いなどを受ける場合がある。断ると「相手の方を傷つけてしまうのではないか」と不安になったり、どう対処してよいのかわからなくなったりした時は、実習担当教員に相談し指示を受けるようにしたい。

[2] 注意事項

- 施設や機関の備品をスタッフなどの許可なしに移動しない。
- クライエントの情報を他のクライエントに話さない。
- クライエントのプライバシーに興味や関心などで立ち入り過ぎない。
- 他のスタッフや自分の個人的な情報を開示し過ぎない。
- 返答に困ったときなどあいまいな対応せず、必ずスタッフや実習指導者に相談する。

クライエントのプライバシー

35

- 病気や薬の内容などを聞かれたら、担当の医師に相談するように話す。
- 住所や電話番号やメールアドレスの交換をしない。

外出時などで実習指導者からの指示がある場合を除き、携帯電話は配属部署内に持ち込まないことが望ましい。

［3］秘密保持の徹底

自宅近くの精神科病院で実習を行う場合など、近所の方や知人など、治療などを受けている場合も少なくない。

実習中に帰宅後、家族から「○○さんのおばあちゃんが入院していたでしょ」と聞かれて答えたり、実習生から「病院の外来で○○さんのお姉さんが受診していたよ」と情報を漏らしたりしてはならない。

実際の事例であるが、その日の実習を終えて帰りのバスなどで、「今日は○病棟で実習だったけど、○○さんの状態が悪くって」「○○さんに長く話されて」などの会話は、交通機関において話すものではない。

また、実習終了後に実習生同士が夕食をとりながら「実習での愚痴」「病院システムへの批判」「患者さんの病気」などを話していたのをたまたま病院のスタッフが居合わせ、翌日実習指導者から厳重な注意を受けることとなった事例もある。

資格を得るには必ず遵守しなければならない法規法令が存在する。社団法人日本精神保健福祉士協会の倫理綱領において、クライエントに対する責務では、「プライバシーと秘密保持」が明記されており、また精神保健福祉士法においても 39 条「信用失墜行為の禁止」では、精神保健福祉士の信用を傷つけるような行為を禁止している。同時に精神保健福祉士の登録取り消しの制裁措置がある。40 条「秘密保持義務（守秘義務）」では、「正当な理由がなく、その業務に関して知り得た人の秘密を漏らしてはならない」とある。これは、精神保健福祉士でなくなった後でも同様の規定となっている。これらを遵守して専門職としての学びを深めてほしいものである。

精神保健福祉士法 39 条「信用失墜行為の禁止」

秘密保持義務（守秘義務）

［4］体調不良などによる欠席

体調不良の際、季節によってはインフルエンザなど流行性の感染性疾患の罹患が疑われる場合もある。すぐに実習指導者や担当教員に連絡を取り指示を受け詳細については養成校の規定などに従う。また、施設内で発生した感染症においても実習生が罹患する恐れがあり、早期の受診や実習指導者・実習担当教員との密な連絡相談が求められる。

さらに、就職の面接などによってもやむを得ず実習を休まなければなら

ないこともあろう。無断や虚偽の理由で休むことのないよう実習担当教員および実習指導者に相談することが大切であり、必要に応じて日程調整を依頼することが望ましい。

[5] ゆとりを持った行動

　実習において遅刻や欠席は厳禁である。不測の事態あるいは悪天候や交通機関の乱れなどの発生もある。しかし、通所には指定のない限り公共の交通機関を利用することが望ましく、隠れて自動車やバイクなどで実習先に向かうことは万が一の事故の危険性もあり、責任問題になっては実習どころではない状況に陥るのである。実習先にはゆとりを持って到着し、実習に臨むようにしたい。

　何らかの理由で遅刻が想定される場合など、速やかに実習指導者に伝え、実習担当教員などに連絡をしておく必要がある。早退についても同様である。さらに自由時間であっても無断で外出をせず、外出先や理由を説明して許可を得る。

遅刻や欠席は厳禁

（事例 1）　実習生 A さん「健康上の問題」

　A さんは高校時代から精神科診療所で摂食障害の治療を受けていた背景がある。その後、福祉の仕事がしたいと考え精神保健福祉士を目指している。精神科病院で実習を行っていた A さんは、毎日頑張って実習日誌を書き、実習に取り組んでいた。しかし、実習も終盤に入り、緊張と疲労が重なりリストカットや過食が目立ってきたのだった。

　医療福祉相談室での実習で、実習指導者に「何か悩みでもあるの？」と聞かれ、限界を感じ、自分の抱えている問題を相談しようと考えた。

（考察）

　病気や障害は人を選ばず、いつ誰にでもその可能性はあるであろう。そして A さんのように福祉の仕事を選択し悩む人は少なくない。病気や障害が自分が対処できる範囲を超えてしまっては、専門職としての実習は困難に陥ることとなる。もし、こうした問題を抱えている場合には、実習前に実習担当教員とじっくり話し合い、体調を整えて実習に臨んでほしい。

（事例 2）　実習生 B さん「自己開示」

　B さんの父親はアルコール依存症で、小学生のときには父親の暴力や暴言の中で育った。いつでも母親が懸命になって B さんのためにと頑張ってくれていた。その結果、福祉系大学に進学し精神保健福祉士のコースを選択した。今回の実習先の精神科診療所にアルコール外来があり、アルコ

ール治療プログラムである外来ミーティングに参加したのだった。グループワークの学習として、ミーティングの司会を任せられたBさんは、メンバーと父親像が重なり、これまで自分が受けた父親からの暴言や暴力のことなどを語り出し、つい感情的になってしまった。

[考察]

　いままで育ってきた家族の中で苦労をし、さまざまな問題を抱えるなど、どこにでも起こり得ることである。しかし、Bさんのように父親との関係、母親との関係において少なからず心の傷を受けながら成長している場合、クライエントとの援助関係において陰性感情として出現し、自分自身の心のケアが必要となることもある。セルフケアの視点から自分自身に目を向けるのと同時に専門的なケアを受ける必要があるかもしれないと考える。

陰性感情
セルフケア

　前述したが、ソーシャルワーク実践は自分自身を使って援助を行うプロセスである。そのため、実習ではさまざまな体験の中で心が揺さぶられ自分自身や家族をも見つめることにもつながる。さらに、現実を知ることでショックを受けることもある。これらの問題には、実習後（事後学習）において体験を振り返りながら、取り組んでいくことが望まれる。

参考文献
●日本精神保健福祉士協会監修, 牧野田恵美子・荒田寛・吉川公章編『実習生のためのPSW実習ハンドブック』へるす出版, 2002.
●長坂和則・石光和雅「精神保健福祉援助実習における参加型体験実習の試み」総合人間科学研究第3号, 2010, pp.31-40

■理解を深めるための参考文献

●浦河べてるの家『べてるの家の「当事者研究」』医学書院, 2005.
　当事者同士が病的体験を共有し対処方法を考え、病気とのつきあい方を一緒に捉えていく当事者研究。病的体験をその人の個性にも持ち味にもするユニークな取り組みである。病気のつらさとその特徴を理解することができる。
●山本由紀・長坂和則『対人援助職のためのアディクションアプローチ──依存する心の理解と生きづらさの支援』中央法規出版, 2015.
　専門職として必要なアディクション問題の知識や支援が掲載されている本であり、「ハマる」ことや回復の重要性が理解できる。

コラム わかるということ

「なんにもわかってないよ」。電話がようやくつながってほっとした
のも束の間、受診を勧める私にAさんはこう怒鳴って電話を切って
しまった。職場で対人トラブルに巻き込まれていたAさんは切羽詰
まっていたのだと思う。Aさんの気持ちに添えなかった自分のふが
いなさに私は思わず深いため息をつく。「なんにもわかってないよ」。
同じ言葉を兄から言われたことがあった。不眠が続きいらいらしてい
る兄は外来通院を翌日に控えて、もしかしたら入院になるかもしれな
いと予感していたのだと思う。その反撃は、矢継ぎ早に繰り出される
兄の指示に、「わかった」と答えて、その場を納めようとした私の虚
をついた。人の話を聞いて気持ちを「わかる」ということは難しいこ
とだと思う。

　私は精神障害者の家族としての体験からソーシャルワーカーになっ
た。若いときは、家族としての体験をなかなか整理できなかった。患
者さんや家族から「あなたのような若い人にはわからないでしょうけ
れど」と前置きされて、苦闘に満ちた治療歴や生活歴を拝聴するとき、
整理できない自分の体験を吐露したい衝動に、何度か駆られた。

　人は誰かに自分のことをわかってもらいたいと思うときがある。私
もかつてそう思ったことがある。傷ついて苦しいときだった。しかし
わかってもらったという実感は簡単には得られない。私は、セルフヘ
ルプグループとしてのきょうだい会につながり、語り合い、共感する
ことで、自分の健康な力を取り戻していった。

　精神保健福祉士を目指そうとする人には、それぞれに動機があると
思う。自分の課題が未整理な時、利用者に共感して「誰にもいえない
私の秘密」を、思わず語りたくなるときがあるかもしれない。しかし
それは、実習の場を自己の利に活用してはならないという倫理に違反
する。実習に出向くためには、まず自分の課題を整理しておく必要が
ある。自分の課題を掘り下げておくことが、相手の話を聞く準備にな
るだろう。

　人の気持ちは簡単にはわかりあえないものだ。だから「誰にもわか
ってもらえない胸の内」を黙って聞く人が求められていると思う。利
用者にとって実習生は見知らぬ他人である。実習生に安心して話せた
体験は利用者の他人（社会）への信頼につながることだろう。

　「なんにもわかってないよ」。そう言って怒って電話を切ったAさ

んは、翌日中断していたクリニックを受診し、いま平穏な暮らしを続けている。私とAさんの信頼は蜘蛛の糸のようにではあるが細くつながっていると思いたい。信頼を育むためには、打てば響くような率直な感想が求められることもある。わからないことが「わかる」ことへ、実ると信じて。

（百合丘地域生活支援センター　ゆりあす　三橋良子）

4. 精神保健福祉士の価値と倫理

A. 実習で学ぶ価値と倫理

[1] 実習で価値を学ぶ意義

実り多い実習をした学生は、必ず価値と倫理について深い学びを得ている。専門職としての価値を自分のものとした体験は、精神保健福祉士として活動する土台になり、自らの実践を支える基盤となる。実習の成功は、価値の修得にかかっているといっても過言ではない。

専門職としての価値

尾崎は「実習とは、想像力を動員し、自分と向きあう経験を重ねる機会である」と述べている[5]。そして、実習と事前学習を通して「何より獲得し、磨くべきもの、それは想像力と自分と向きあうちからである」という。

尾崎新
1948 ～ 2010

精神保健福祉士をめざす学生が、専門職としての価値を自分のものとするためには、目の前の現実やクライエントの生きざまに没入し、自らを問い直す体験が必要である。ここでは、短い実習場面を紹介する。実習生になったつもりで、想像力を動員して読んでほしい。

場面1　受け入れてもらう体験から学ぶ

実習生Aさんは、実習初期に参加したプログラムで「あなたはどこの病棟に入院したの？」と当事者の方から言われ、勘違いをされていることに戸惑った。だが、その声はとても温かい口調で、包容力を感じた。Aさんは、意外にもうれしくなり、その方を自然に尊敬する感情が湧いてきた。

解説

Aさんは、実習初期の戸惑いの中で、自らを入院患者だと間違えられる体験をした。しかし、意外にもこの体験を実習生としてうれしく感じたことが、その後の実習の支えになっていった。声をかけた方の温かな感情

と、うれしいと感じることができた自分に、驚きがあった。クライエントを尊重するという価値観を、自分がもつことについて希望がもてた。

クライエントを尊重するという価値観

場面2 病状や障害とは、入院が必要な状態とは

実習生Bさんは、病棟でいつも独り言を話している当事者の方を見て、病状が重く、今後の長期入院もやむを得ない方だと感じていた。他の方より明らかに病状が重くみえる。他の人との交流も少ない。ところが、グループワークでスーパーへ行くと独り言は止まる。買い物の内容や金銭感覚は正確なことに驚いた。Bさんは、病棟でこの方が見せる姿は一面に過ぎないことを知った。職員からは、病棟の中で一番退院が間近な人だと聞いた。専門知識に基づいて実習をしていると思い込んでいた自分に気づいた。

解説

Bさんは、精神障害や長期入院について学習はしていたが病院での実習は初めてだった。自分なりに学んだ知識と目の前の実習場面を結びつけようと努力して、わかってきたと感じていた。しかし、簡単に知識を当てはめることはできないこと、退院や地域生活のために必要な要件は単なる病状の消失ではないこと、当事者の方は障害があってもさまざまな顔をもっており、精神保健福祉士にはその人の強さ、健康さを見つける視点が必要だと痛感した。

強さ、健康さを見つける視点

場面3 信頼される援助関係、対等な援助関係とは

実習生Cさんは、長期入院からアパートに退院したばかりの方を精神保健福祉士が訪問する場面に同行した。居室に上がらせてもらい、2人の会話を聞いていると、口げんかとでもいえるような強いやりとりになった。Cさんは驚き、どうしたらよいか困惑した。しかし、よく聞いていると、精神保健福祉士は自分の意見に従うように強要しているわけではない。この方の精神保健福祉士を信頼している感情や、やりとり自体を快く思っていることが伝わってくる。話が白熱して、2人ともやかんの湯が沸いていることに気づかない。Cさんはどう切り出したらよいかハラハラしながら、この強い関係が長期入院からの1人暮らしを支えているのだと強く感じた。

解説

Cさんは、当事者の方の自宅への訪問同行という緊張した状況で、激しいやりとりに遭遇して困惑した。だが、互いのシビアな発言をよく聞いていると、当事者の方の精神保健福祉士への強い信頼があった。援助関係や支援のあり方の幅広さに、理解を深めた。

援助関係

以上の三つの実習場面は、専門職としての価値を体感して、実習生が自分のものにしていく体験の例示である。解説の気づきや理解は、唯一の正答ではない。実習生自身の価値観、個性の違いから、同じ場面でも体感する内容は異なる。また、実習生が経験を重ねることでも変わってくる。

なお、実習場面は、直接援助における価値を学ぶ機会に留まっていないことに、注意が必要である。精神科病院の長期入院、精神障害者に対する偏見差別、制度や支援体制の不備を、体験を通して理解する契機でもある。実習は、社会や制度に働きかける精神保健福祉士としての価値を、実践に即して学ぶ貴重な機会である。

精神科病院の長期入院

精神障害者に対する偏見差別

[2] 実習で価値を学ぶために必要な準備

専門職としての価値を実習場面で学び、理解を深めるためには、実習前からの準備が欠かせない。精神保健福祉士の業務は、日常生活場面で行われることが多い。面接室で行われる会話も、一見すれば言語を介した通常のやりとりである。意図や目的は、実習生が理解しようとしなければ、わからない。たとえ、クライエントの人生に影響を与えるかもしれない重要な面接であっても、見る側の視点がなければ、単なる日常会話に聞こえるかもしれない。クライエントについても、単に目の前の姿や話している言葉を文字通りに聞くだけでは、表面上の理解しかできない。

価値を自分のものとするためには、実習前から、クライエントのおかれている状況、障害や病気をもって生活すること、精神科医療を受けることなどについて、深い理解をしたうえで、想像力をもって実習に挑むことが必要である。また、この事前学習と理解の蓄積は、実習生の姿勢や態度として表現され、クライエントや実習指導者に伝わるものである。

実習で必要な知識や技術を学ぶことを通して、専門職としての価値を考えてほしい。自らが現場でクライエントを前にしている場面を思い描き、学ぶことにより、実習でも知識や技術を活用することが容易になる。

B. 精神保健福祉士としての専門職倫理と法的責務

[1] 実習に即した価値と倫理の理解

専門職倫理（職業倫理）

日本精神保健福祉士協会倫理綱領

精神保健福祉士のもつ価値を、行動の指針として具体化したものが専門職倫理（職業倫理）である。日本精神保健福祉士協会倫理綱領（巻末資料参照）は、職能団体として専門職倫理を定めたものである。実習前に読み直し、実際の援助場面や生じるジレンマを考えてみてほしい。

倫理綱領では、精神保健福祉士がもつ責務を対象ごとに四つに分類して、

倫理原則、倫理基準として示している（**表2-4-1**）。これらの項目がどのような経緯や必要性をもって設けられたのか、事前学習では歴史や背景を想像して、再度教科書やノートを見直してみよう。クライエントの基本的人権の尊重、自己決定の尊重、プライバシーと秘密保持といった内容は、一見すると当然のように思える。しかし、精神科医療では長く守られてこなかった現実がある。そして、現在もなお相談援助の場面で遵守することは容易でない。なぜ、どのように難しいのだろうか。このような視点をもって実習に挑むことで、専門職としての価値を理解することが可能になる。

実習場面を理解するうえでは、倫理綱領に示された倫理基準のほか、「精神保健福祉士業務指針及び業務分類（第2版）」が参考になる。この業務指針は、倫理綱領の四つの責務を実際の業務に即して具体化している。

なお、ソーシャルワーカーの倫理綱領（2005〔平成17〕年6月日本精神保健福祉士協会承認）においては、「人間の尊厳」と「社会正義」という二つの原理が掲げられている。これは、国際ソーシャルワーカー連盟によるソーシャルワークの定義（2000年7月）「人権と社会正義の原理は、ソーシャルワークの拠り所とする基盤である」に基づいている。精神保健福祉士としての羅針盤となる、根幹をなす価値である。

> 精神保健福祉士業務指針及び業務分類（第2版）
>
> ソーシャルワーカーの倫理綱領
>
> ソーシャルワークの定義

表2-4-1　日本精神保健福祉士協会倫理綱領の四つの責務

1. **クライエントに対する責務**
   ①クライエントへの関わり、②自己決定の尊重、③プライバシーと秘密保持、④クライエントの批判に対する責務、⑤一般的責務
2. **専門職としての責務**
   ①専門性の向上、②専門職自律の責務、③地位利用の禁止、④批判に関する責務、⑤連携の責務
3. **機関に対する責務**
4. **社会に対する責務**

［2］精神保健福祉士に求められる法的責務

精神保健福祉士には、国家資格として法律上の責務（法的責務）が明示されている（精神保健福祉士法、巻末資料参照）。実習生は、精神保健福祉士をめざす専門職候補者として実習を行う。精神保健福祉士に準じた責務が求められることを、充分理解して実習に臨まなければならない（**表2-4-2**）。

1997（平成9）年の制定時より法文上で規定されている責務は「信用失墜行為の禁止」「秘密保持義務（守秘義務）」「連携等」「名称の使用制限」である。さらに、2012（平成24）年4月施行の改正では、「誠実義務」「資質向上の責務」が追加された。「連携等」も医療分野のみから、総合化さ

> 法的責務
>
> 精神保健福祉士法
> 2010（平成22）年12月改正、2012（平成24）年4月施行。
>
> 信用失墜行為の禁止
>
> 秘密保持義務（守秘義務）
>
> 連携等
>
> 名称の使用制限
>
> 誠実義務
>
> 資質向上の責務

れた連携が義務付けられるようになった。

特に、守秘義務は、精神保健福祉士でなくなった後にも求められる重要な責務である。守秘義務違反に対しては、「1年以下の懲役または30万円以下の罰金に処する」と罰則が規定されている。

表 2-4-2　精神保健福祉士の義務等

（誠実義務） **38条の2**　精神保健福祉士は、その担当する者が個人の尊厳を保持し、自立した生活を営むことができるよう、常にその者の立場に立って、誠実にその業務を行わなければならない。 （信用失墜行為の禁止） **39条**　精神保健福祉士は、精神保健福祉士の信用を傷つけるような行為をしてはならない。 （秘密保持義務） **40条**　精神保健福祉士は、正当な理由がなく、その業務に関して知り得た人の秘密を漏らしてはならない。精神保健福祉士でなくなった後においても、同様とする。 （連携等） **41条**　精神保健福祉士は、その業務を行うに当たっては、その担当する者に対し、保健医療サービス、障害者の日常生活及び社会生活を総合的に支援するための法律第5条第1項に規定する障害福祉サービス、地域相談支援に関するサービスその他のサービスが密接な連携の下で総合的かつ適切に提供されるよう、これらのサービスを提供する者その他の関係者等との連携を保たなければならない。 **2**　精神保健福祉士は、その業務を行うに当たって精神障害者に主治の医師があるときは、その指導を受けなければならない。 （資質向上の責務） **41条の2**　精神保健福祉士は、精神保健及び精神障害者の福祉を取り巻く環境の変化による業務の内容の変化に適応するため、相談援助に関する知識及び技能の向上に努めなければならない。 （名称の使用制限） **42条**　精神保健福祉士でない者は、精神保健福祉士という名称を使用してはならない。

出典）精神保健福祉士法

C. 実習における守秘義務と個人情報保護の実際

［1］個人情報保護法

個人情報保護法
正式名称は「個人情報の保護に関する法律」。

個人情報
「「個人情報」とは、生存する個人に関する情報であって、当該情報に含まれる氏名、生年月日その他の記述等により特定の個人を識別できるもの」（個人情報保護法2条）と定義されている。

2005（平成17）年施行された個人情報保護法は、個人情報を取り扱う事業者の遵守すべき義務などを定めている。この「個人情報を取り扱う事業者」に、福祉関係事業者や医療機関は含まれる。個人情報保護法によって、これまで主に専門職倫理や資格法で定められてきた個人情報の取り扱いを、組織として厳格に管理することが求められるようになった。また、本人の開示請求権、訂正請求権、利用停止請求権などが明示されるようになった。

2017（平成29）年5月には改正個人情報保護法が全面施行となり、個

人情報取扱事業者の監督権限が主務大臣から個人情報保護委員会に一元化
された。改正法の施行に伴い厚生労働省から出されていたガイドラインは
廃止されたが、「医療・介護関係事業者における個人情報の適切な取扱い
のためのガイダンス」が定められている[6]。各事業者には、職員などの従
業者に対する監督義務が課されており、規定や組織体制の整備、教育研修
の実施などが求められている。事業者が講じなければならない安全管理措
置の一環として、実習も位置づけられる。

医療・介護関係事業者における個人情報の適切な取扱いのためのガイダンス

　この法律により、実習契約の中に個人情報保護が含まれることが多くな
り、実習生自身も実習施設や学校と「誓約書」を交わすことが一般的にな
っている。また、個人情報のコントロール権は本人のもとにあるという考
え方が定着しつつある。精神保健福祉士として、権利擁護の側面からも重
要な課題であることは押さえておきたい。

実習契約

権利擁護

[2] 実習における個人情報の取り扱いの実際

　実習生は、実習開始とともに多くの個人情報に触れることになる。面接
の陪席、訪問同行、グループワークなどのプログラム場面のように、相談
援助の場面では、直接クライエントの情報を見聞きする。クライエントが
実習生に、過去の出来事や深い感情を話してくださることもあるだろう。
また、カンファレンスや申し送りなどでは、医療情報なども含めた多くの
個人情報に接する。さらに、実習生は実習記録の作成、実習中のメモなど
において、個人情報を適切に記述、管理をする責任が生じる。家族や友人
などに、実習について話す機会もあるだろう。事前に、起きる可能性があ
るトラブルを想定することが必要である。以下にその具体例を挙げる。

　個人情報保護の観点から、より繊細な対応がなされてきているのは、個
人記録、診療録（カルテ）などの閲覧、情報開示である。実習生としては、
クライエントの記録閲覧、情報入手について、実習指導者への相談、報告
を丁寧に行う必要がある。どの程度開示がなされるかは、実習施設の組織
決定、実習指導者の教育上の判断によって異なる。実習生にとっては、単
に情報量が多ければよいというものではない。情報に振り回されずに、情
報を本人中心に有効に活用する姿勢を、実習場面から習得できるとよい。

　実習記録（ノート、日誌）などの扱いには、充分注意が必要である。交
通機関などに置き忘れることや、日誌の紛失などがないように、あらかじ
め管理手順を明確にしておかねばならない。また、メモ類の取り扱いや処
分方法のほか、固有名詞の記述の仕方などにも配慮が必要である。実習施
設の特性や実習プログラムによって、配慮すべき内容や水準も異なるため、
普遍的な基準を示すことは困難である。むしろ、個別に確認や報告を行う

実習記録

プロセスが、精神保健福祉士の実習として意義をもっている。

実習生同士の会話、友人や家族などとの会話では、専門職としての倫理、守秘義務に対する姿勢が問われる。実習時間外、実習終了後であっても、専門職候補者として信頼に足る言動を取ることは、実習生の義務である。

実習生の生活圏と実習施設が近い場合には、実習先で時に知人と出会うことがある。また、クライエントと自らの生活場面で思いがけず出会うことがある。このような場合は、実習指導者、教員に必ず報告、相談しなければならない。実習生個人と実習生として求められる役割との境界線を意識することは、専門職としての倫理を捉える契機でもある。判断の困難なことを確実に報告、相談することは、信頼される専門職の要件であることを、再度確認したい。

［3］専門職倫理と個人情報の取り扱い

個人情報の取り扱い　　個人情報の適切な取り扱いは、実習でまず求められる専門職倫理の一つである。関連法規を充分理解したうえで実習に臨む必要がある。同時に、精神保健福祉士をめざす実習では、個人情報をどのように扱うかは専門職としての価値や倫理と直面する重要な機会でもある。

バイステックの原則　　ソーシャルワークは、バイステックの原則に秘密保持が掲げられるなど、
守秘義務　　古くから守秘義務の尊重に関心を払ってきた。秘密保持と情報の共有とい
倫理的ジレンマ　　う倫理的ジレンマにも、向き合い続けている。

専門職としての倫理を学ぶ際には、①クライエントを尊重して、人間としての尊厳を守るためにすべきこと、すべきでないことは何かを考えて行動すること、②関連法規の遵守事項、具体的な倫理基準やガイドライン、機関内の規定などを踏まえて専門職として根拠と責任をもった判断をすること、という両側面が求められている。

専門職倫理というと、後者が想起されることが多いかもしれない。クライエント、所属機関に損失を与えないように、法律や倫理規定を整備して、充分学んだうえで実践を行うことは、専門職の社会に対する責任である。

同時に、ソーシャルワークは前者を強調している専門職である。バイステックは、守秘義務をケースワークにおける援助関係を形成する一要素として取り扱っている[7]。それゆえ、この原則は「秘密を保持して信頼感を
援助関係　　醸成する（秘密保持）」という援助関係を意図した日本語訳がなされている。

前者のクライエントの尊厳を守るためにすべきことについては、簡単に答えを出すことはできない。援助の過程において絶えず問い直し、考え続けることに意義がある。この過程で、後者の法律、倫理基準などが一定の裏づけを与える。

実習では、実際に個人情報に接することで、クライエントの生活や人生の重みを知る。取り扱いに細心の注意とやりとりを重ねること、また配慮が必要な現実を知ることで、専門職倫理に自らが直面する。これらの過程で、実習生は精神保健福祉士としての価値をより深く理解する。以上は、実習生が果たさねばならない責任である。

▌理解を深めるための参考文献

●木原活信『対人援助の福祉エートス―ソーシャルワークの原理とスピリチュアリティ』ミネルヴァ書房，2003.
ソーシャルワークの価値や倫理の源流には、思想や文化、宗教が積み重ねてきた歴史がある。筆者はソーシャルワーカーが共有する「知恵」を福祉エートスと名付けて、解明を試みている。実習での学びを豊かにするためにも、広い視野から実践を見つめる視点を養ってほしい。

●福山清蔵・尾崎新編著『生のリアリティと福祉教育』誠信書房，2009.
福祉教育実践の報告と考察を主題とした著書である。とりわけ、尾崎による第2章「実習教育のちから―ある実習生と職員の対話に注目して」の一読を勧める。実習が学生と担当職員双方の価値観を深くゆさぶり、大きな成長をもたらす契機となることが、生き生きと伝わってくる。

注）

(1) 厚生労働省のウェブサイトで、「福祉・介護」から「障害者福祉」に入ると「政策分野に関連のサイト」として「みんなのメンタルヘルス 総合サイト」や「10代、20代のメンタルサポート こころもメンテしよう」などのサイトに入ることができる（2017年8月22日情報取得）。

(2) 市区町村役所の障害福祉担当課や、保健所、精神保健福祉センターなどには、精神保健福祉に関する頒布用パンフレットがあるので参考にするとよい。

(3) 「JPOP-VOICE」http://jpop-voice.jp/schizophrenia/index.html（2017年8月22日取得）。財団法人パブリックヘルスリサーチセンター（PHRF）が行っている広報モデル事業で、病気体験者、家族、医療従事者が動画でメッセージを伝えている。

(4) 十束支朗・生地新・森岡由起子『あたらしい精神保健』医学出版社，2004，p.130.

(5) 尾崎新「利用者と向きあうということ―ある実習ノートを通して」『立教大学コミュニティ福祉学部紀要』第8号，2006，p.54.

(6) 個人情報保護委員会・厚生労働省「医療・介護関係事業者における個人情報の適切な取扱いのためのガイダンス」2017.（厚生労働省ウェブサイトでも参照可能 http://www.mhlw.go.jp/stf/seisakunitsuite/bunya/0000027272.html 2017年8月31日情報取得）

(7) バイステック，F. P. 著／尾崎新・福田俊子・原田和幸訳『ケースワークの原則―援助関係を形成する技法（新訳改訂版）』誠信書房，2006，pp.189-210.

守秘義務について―学生と施設の契約の二重性

　以前、ある医療機関において、「うちの病院のよいところも悪いところも、すべてよく見て、白日のもとにさらしてください」と、実習生を受け入れてくれた病院長がいた。また、ある施設においては、「実習中に知り得た情報は、利用者に関しても、その他の事柄についても守秘義務があります」と釘を刺されたことがあった。さらに、個人情報にかかわることなので、ケース記録は見せることができないといわれた実習生もいる。

　教育機関においては、通常、学生の実習体験を深め、自己覚知を進めるために、実習体験の報告を行い、他の学生と体験を共有する。こうした報告は、学生が実習生として体験した事柄、それに対して感じたこと、学んだこと、疑問に思ったことを率直に提示して、それらについて論議を深めることができてこそ実り多いものとなる。また、学生のスーパービジョンを行う場合には、実習中に出会った利用者のケース記録を検討する。つまり、精神保健福祉の教育のためには、実習中に知り得た情報を開示する必要があるのである。このような矛盾が存在することを、関係者は明確に自覚する必要がある。

　学生と実習施設との間で交わされる、「秘密保持」の契約は、学生個人と施設との契約であると同時に、教育機関と実習施設との契約でもあるという二重性を持っている。精神保健福祉士は、職業倫理のうえでも、法的義務のうえでも所属機関が定めた秘密保持のルールに従わなくてはならない。同様に、実習施設と教育機関は、「秘密保持」に関する共通ルールを定め、教員や実習指導者だけではなく、精神保健福祉士を目指す学生にも徹底する必要があるといえる。つまり、実習施設と教育機関が、共同で秘密を保持する体制の必要性である。ルールの作成に関しては、精神保健福祉士協会や精神保健福祉士養成校協会に期待するものである。

　しかし、ソーシャルワークの実践場面においては、利用者の防衛的態度がほぐれ、秘密の部分が少なくなるほど問題解決は容易になる。また、硬直した組織ほど情報公開は少ない傾向がある。個人の尊厳を守るための利用者の個人情報の保護と、組織のあり方についての情報とを明確に区別して「秘密保持」を理解するとともに、実習生の派遣が、実践現場と教育現場との情報交換の機能を持っていることを認識する必要があろう。

（帝京科学大学医療科学部　坂野憲司）

第3章 医療機関における実習

1
精神科病院について理解を深めるとともに、
精神科医療機関における現状の課題を理解する。

2
精神科医療機関における精神保健福祉士の役割、
業務を具体的に理解し、実習における学習課題を明確にする。

3
アルコール依存症者の生活障害と、
社会復帰に向けてのソーシャルワーカーの役割を理解する。

4
認知症治療病棟での実習から
多職種チームにおける精神保健福祉士の視点と役割、
具体的な援助を学ぶ。

5
地域医療とケアの拠点となる精神科診療所における
精神保健福祉士の役割とデイケアの実際を理解する。

1. 精神科医療機関の現状

家族等の同意

退院後生活環境相談員

　2013（平成25）年の精神保健福祉法改正により、保護者制度が廃止され、医療保護入院においては家族等の同意が入院の要件となった。また、医療保護入院者に対する早期退院促進のため、退院後生活環境相談員が精神科病院に配置され、その中心的役割を精神保健福祉士が担うことが期待された。早期の退院支援や地域包括ケアシステム作りが始められているが、わが国の精神科病床数は未だ減ってはいない。

相模原障害者施設殺傷事件
神奈川県相模原市の知的障害者施設で19人が殺害された事件。

　政府は2016（平成28）年7月の、相模原障害者施設殺傷事件を受けてその再発防止を改正趣旨に掲げた「精神保健福祉法改正案」を第193回通常国会へ上程したが、障害者の権利侵害や入院の長期化を促進するのではないか等の検討課題もあり、成立に至らなかった。

　精神科医療機関は、社会のさまざまな変化に影響を受けながらも、予防、地域ケア、継続した治療、入院期間の短縮化、社会的入院の解消等、取り組むべき課題が山積している。

A. 精神科医療機関の種別

　精神科医療機関は、①精神科病床を20床以上有するもの（いわゆる精神科病院）、②病床が19床以下のもの（クリニックや診療所）、③旧総合病院内にある精神科、に大別できる。近年は外来通院患者数が約323万人（2011〔平成23〕年現在）と増加傾向にある。これらの医療機関では入院・外来診療や訪問診療、アウトリーチ事業等を行っているところもある。

5疾病5事業
「5疾病5事業」になった医療計画が2013（平成25）年度から実施されている。

精神科医療機関は、若者の自殺増加の問題や、「5疾病5事業」となり、精神疾患への対策が盛り込まれた医療計画もふまえ、早期に誰もがかかりやすい医療機関であることや、医療機関同士連携が重要となってきている。

B. 精神科医療機関における精神保健福祉士の課題

　精神科の疾患は長期的な治療が必要であるため、その人の生活状況に適した医療機関との付き合い方が大切である。生活の中に医療が継続的に繋がっていくことが必要であることを理解し、医療を含めた生活支援を展開していく視点が精神保健福祉士には必要である。

民間病院が多くを占めるわが国の精神科医療機関は、制度政策そして診療報酬に大きく影響を受け、病院の経営状態が雇用される側の生活にも影響を与えやすい関係にある。そのため、組織との間でジレンマを感じたり、自分の立ち位置に悩んだり、業務の忙しさに翻弄されてしまうこともある。しかし、ソーシャルワーカーとして大切にするべきことは何か、精神保健福祉士として責任ある仕事をしているのかを確認することを心がけたい。

2. 精神科病院における実習

A. 精神科病院における実習とは

[1] はじめに

　医療機関は専門職種の集まりである。現場では医師、看護師、作業療法士等を目指す多くの学生がみなさんと同様に実習を行っている。精神保健福祉士の業務内容や役割についての一般の理解は、医師や看護師に比べ充分ではない。実習においても実習生自身が、これでいいのだろうかと不安に思うこともあるかもしれない。しかし、「クライエントとのかかわり」を通して、自分がどのようなことを感じ、考えたのか、直接かかわった体験を想起（語る、記録等）すること、そして内省したり、つまずいたり、引っかかりを感じたり等の現場での体験を養成校で学んできた理論に結びつけ、専門家として適切な考えや対応等を自分の中に取り込んでいくことが、専門家になっていくには欠かせない大切な学習過程である。これらの作業を繰り返し行うことと、クライエントと直接的なかかわりをもつことの実践的な学びなくしては、実習とはなり得ない。スーパーバイザーの指導を受けながら自信をもって実習を行ってほしい。

クライエントとのかかわり

[2] 精神保健福祉士の業務の対象者

　公益社団法人日本精神保健福祉士協会は『精神保健福祉士業務指針及び業務分類（第2版）』の中で、精神保健福祉士の業務対象者を、すべての人々、地域社会としている。その中でも、精神保健福祉士の実践においてかかわる対象として以下を挙げている。

精神保健福祉士業務指針及び業務分類（第2版）

・精神的健康の保持・増進のため、各ライフステージにおいて精神保健福祉サービスを必要としている人

- 精神科医療サービスを必要としている人（本人、その家族、周囲の人々）
- 地域生活を送るために精神保健福祉サービスを必要としている人（本人、その家族、周囲の人々）
- 精神障害のために、日常生活や社会生活において制限を受けている人（本人、その家族、周囲の人々）
- 精神障害のために権利侵害や差別などを受けている人（本人、その家族、周囲の人々）
- 精神保健福祉サービスを必要としている人を取り巻く環境や地域、社会システム

[3] 精神科病院における実習の特徴

　精神科病院での実習を始めるにあたってまず理解しておきたいことは、精神科病院が患者に対して、適切な精神医療を提供することを期待されている医療機関であることである。そしてもう一つは、精神科医療の歴史的背景についてである。精神保健福祉士が資格化された背景には、長期間の入院を余儀なくされた人々が、退院して地域社会で一人の市民として生活をしていくことを支援するという大きな役割があると理解することが大切なポイントの一つである。

　医療機関実習の特徴として、以下の5つがあげられる。

①受診または入院援助
②急性期における患者や家族支援
③地域移行支援（退院支援）
④多職種、チーム医療、関係諸機関・支援者との連携した支援
⑤外来通院患者や家族への支援

（1）受診または入院支援

　多くの人が、病院に行くのは気が重い、できることなら行きたくない、と思うであろう。もしあなたが心身に不調を来した場合、すぐに精神科に行こうと思えるだろうか。

　精神科病院に受診や入院の相談をしてくる人の状況はさまざまである。自ら受診の必要性を感じたり、本人でなく家族が様子を心配して受診や入院をさせたほうがいいだろうかと悩んでいたりと多様である。精神保健福祉士は、そのような状況の聞き取りをしながら、精神保健医療福祉の知識を用いながら相談を進めていく。

（2）急性期における患者や家族の支援

　精神科医療機関の特徴は、精神疾患のために治療を要する状態にある人（患者）を対象としていることである。急性期の病状では、精神保健福祉

法上の医療保護入院や措置入院といった非自発的入院の場合もあり、入院を不本意に感じている人や、入院により生活や仕事、金銭面等を不安に思い、焦りや不安を強く抱き切迫した感情を持っている人もいる。2013（平成 25）年の精神保健福祉法の改正により、医療保護入院者には退院後生活環境相談員を選任することとなり、主に精神保健福祉士がその役を担っている。精神保健福祉士は入院して間もないときからさまざまな状況下の患者と出会い、かかわりをもちながら支援を行っていく。その実際を学んでほしい。

精神保健福祉法の改正
①精神障害者の医療を確保するための指針の策定、②保護者制度の廃止、③医療保護入院の見直し、④精神医療審査会に関する見直し

養成校では統合失調症や躁うつ病、アルコール依存症などの精神疾患について基礎的な学習を行い、実習ではそれらの治療をしている患者と接することになる。「症状がある人にどのように接したらよいのか」「自分の言った言葉で具合が悪くなったらどうしようか」「きちんと話ができるのだろうか」等の戸惑いや不安を抱くかもしれない。実習はそれを体験し学ぶためのものなので、目の前の患者から、自身の疾患や症状や感じていること、服薬についての考えや、退院への希望等、患者の思いや体験を直接聞かせてもらえるように努力しよう。そして、そこでの実習生自身の感情にも向き合ってほしい。また患者だけではなく、その家族がどのような思いを抱えているのか等を、家族面接の陪席や、あるいは家族会や心理教育グループ等に参加させてもらいながら感じ取り、精神保健福祉士がどのような支援を行っているのか、直に学習する機会を大切にしたい。このような体験を実習中に重ねることにより、自身の知識がより具体的になったり、あるいは考えの偏りに気がついたりすることができる。

家族面接

家族会、心理教育

(3) 退院（地域移行）支援

精神科医療機関の退院支援を3種類に分けて考えてみる。一つ目は、できるだけ入院を短期化する退院支援、二つ目は、ニューロングステイと呼ばれる長期入院予備軍を作り出さないための退院支援、そして三つ目は何十年と入院を余儀なくされている、超長期入院者の退院支援である。

長期入院予備軍

超長期入院者

わが国は、世界的にみても精神科病院の入院期間が長い。2004（平成16）年10月の「今後の障害保健福祉について（改革のグランドデザイン）」では、社会的入院者の解消、10年間で7万床の病床削減を打ち出したが、数値目標の達成には届かなかった。医療機関には、未だに社会的入院者といわれる人たちが入院しており、高齢化がさらに退院を難しくしている。

社会的入院者

退院支援は入院時から始まっている、といわれる。それは精神保健福祉士という資格がない時代から、それぞれの医療機関の考え、努力と工夫により行われていた。しかし一方では、患者を多く退院させたソーシャルワ

ーカーが解雇されたり、病院の経営安定のために退院者数が制限されたりということが起きていた。こうした歴史を経て、退院支援は政策化され、国として取り組む課題となってきたが、長期間入院している患者の中には、退院は「積極的に望んでいない」と語る人もいる。また、家族が退院に不安を強く感じていることもある。

実習では、退院を目指している患者への具体的な支援の実際を学習する一方で、入院生活の歴史や思い、家族との関係、今の気持ちなど、さまざまな思いを患者から話を聞かせてもらい、精神科病院でその人がどのような人生を歩んできたのかを考えてみてほしい。そして、精神保健福祉士として、どのような理由があっても病院は生活の場ではない、地域で生活することが当たり前である、という考えを確実にしていきたい。

(4) 多職種、チーム医療、関係諸機関・支援者との連携した支援

精神保健福祉士は相談支援を進めるにあたり、本人の了解のもと院内外の関係諸機関や多職種と連携している。院内で連携する相手は医師、看護師、薬剤師、作業療法士、臨床心理士、レントゲン技師、管理栄養士、調理師、医療事務員、他部署配属の精神保健福祉士等である。このような職種で患者の処遇にあわせたチームが作られる。そして院外での連携では、保健師、グループホームや就労支援事業所の相談員、地域包括支援センターの介護支援専門員、児童相談所や教育機関、企業など広域、多職種にわたる。精神保健福祉士は、院内外の関係諸機関・人とつながり、支援のネットワークを築いていくところに特徴がある。退院支援においては、患者のニーズに寄り添い、暮らしを支援していくための個別の支援ネットワークを一つひとつ作り、医療・保健・福祉・介護等の連携による専門的、かつ切れ目のない包括的なケアの提供に向けて、支援の中心を地域へ移行していく。こうした取り組みは医療機関で行う退院支援の醍醐味である。院内外の連携先とのコーディネイトは精神保健福祉士の重要な役割の一つとなっている。実習では、ケースカンファレンスへの陪席や精神保健福祉士の連携業務等の観察、またデイケア等のグループ活動への参加等を通して、多職種協働チームについて学習することができるであろう。

(5) 外来患者や家族への支援

精神障害を持つ人の多くが地域で暮らしている。それぞれの生活スタイルを尊重しつつ、日々の生活支援を行っていくサービスが地域には多くある。精神科医療機関では、外来診療の他、デイケア等のリハビリテーション事業、訪問看護や訪問診療のサービスの機能をもっているところもある。病棟では「患者」だった人が、地域住民として生活をしているところに訪問したり、デイケアのプログラムで一緒に時間を過ごしたりしながら、生

活の中に治療を組み入れていく支援や、その人の生活に直接触れての支援について、実際に体験する機会となる。

B. 精神科病院の理解

[1] 精神障害者法制の歴史

　精神科病院を理解していくには、わが国の精神障害者法制の歴史についての理解が大切である。実習の配属先医療機関がどのような時代に設立されたのか、ソーシャルワーカーがいつの時代から配置されたのか等、机上の学習がよりリアルに感じられ、その医療機関の理解につながる。以下の法制については、改正の特徴を理解しておくことが必要である。

精神病者監護法 1900（明治 33）年〜 1919（大正 8）年

精神病者監護法と精神病院法の併存 1919（大正 8）年〜 1950（昭和 25）年

精神衛生法 1950（昭和 25）年〜 1988（昭和 63）年

精神保健法 1988（昭和 63）年〜 1995（平成 7）年

精神保健福祉法 1995（平成 7）年〜現在

精神保健福祉法改正 1999（平成 11）年、2005（平成 17）年、2013（平成 25）年

精神科病院

[2] 外来治療と入院治療

　精神科病院の治療には、外来と入院がある。

　外来診療においては、外来での診察のほか、医師の指示に基づくリハビリテーション、医療機関によっては訪問診療を行っている場合もある。外来診療は、2 週間や 1 か月に一度、といった定期的な医師の診察において、患者は疾患や薬、さまざまな生活上の問題について相談を行う。またデイケア等のリハビリテーションでは、グループ活動（例：スポーツやパソコン、喫茶、就労準備等）を通して、規則正しい生活を送るきっかけ作りや、人や社会と関わることに慣れていく体験など、生活をしていくための基盤作りを患者は医師の指示のもとに行っている。

　入院治療については、患者本人の意思による入院（精神保健福祉法 20 条任意入院）とそうではない非自発的入院（精神保健福祉法 29 条措置入院、同法 33 条、医療保護入院、応急入院 33 条の 7）に大別することができる。精神科病院は、本人の意思に反しての入院と行動の制限が一定の条件下で認められていることが大きな特徴である。さらに、医師により治療が必要と判断されたが、本人が治療に同意することが困難なため、医療機関に繋がることができない場合には、一定の条件下において強制的に医療

外来と入院

任意入院

措置入院

医療保護入院

応急入院

行動制限

医療保護入院等のための
移送
1999（平成11）年の法
改正により新設、2000
（平成12年）4月から
施行。

心神喪失者等医療観察法
2005（平成17）年7月
15日施行。正式名称は
「心神喪失等の状態で重
大な他害行為を行った者
の医療及び観察等に関す
る法律」。

閉鎖病棟

保護室

権利擁護の視点

機関へ移送することができる（精神保健福祉法34条医療保護入院等のための移送）ことも定められている。これらを定めた精神保健福祉法は、事前学習として改めて確認しておきたい。また、このほかに医療法、心神喪失者等医療観察法に則った診療が行われていることも押さえておきたい。

[3] 病棟の種類

　昨今、精神科病院は老朽化した病棟の建て替えが進み、普通の病院と変わらないような外観に変身しているところも多い。しかし、鍵による行動の制限ができるのは、精神科病院のみである。精神科の入院病棟は開放と閉鎖病棟に大別できる。開放病棟は、出入り口には「鍵」がかけられていない病棟を指し、患者は原則として自由に出入りができる。対象は任意入院の患者である。一方、閉鎖病棟は、病棟の出入り口に、精神障害の患者の保護と安全のために「鍵」がかけられている病棟のことを指す。職員のみが「鍵」を持ち患者は出入りが自由にできない。また、その閉鎖病棟の中に、「保護室」と呼ばれる隔離室が設けられているところもある。閉鎖病棟は特に、患者の行動を制限することになるため、精神保健福祉士は「病状が悪いから仕方がない」ではなく、患者が語る不安や不満等の声にも丁寧に耳を傾け、権利擁護の視点を学んでほしい。

[4] 機能別病棟

　医療機関の多くで病棟は機能別になっている。精神科救急（スーパー救急）入院料病棟、急性期治療病棟、準急性期（亜急性期）病棟、社会復帰（地域移行）病棟、認知症治療病棟、アルコール依存症治療病棟、ストレスケア病棟、児童思春期病棟、精神療養病棟などである。かつては、開放、閉鎖、男性、女性というように医療機関側の管理のしやすさで分けられていたともいえるが、昨今は診療報酬と有資格者の配置数により分けられていることも多い。配属された精神科病院の病棟がどのような機能で分けられているのか、そこでの精神保健福祉士や他職種の配置がどのようになっているかを知り、配属先への理解を深めていこう。

C. 精神科病院における精神保健福祉士の役割と業務

[1] 精神科病院における精神保健福祉士の役割

　近年の医療機関における精神保健福祉士業務は、広範囲かつ複雑化し、スピードが必要となってきている。その要因として、利用者のニーズの多様化やさまざまな制度の複雑化、精神保健福祉士の活動の場の広がり、そ

して精神保健福祉士が、院内外のマネジメントの役割を担うようになっていることが考えられる。精神保健福祉士の役割は、相談室、院内中心の業務から、デイケア等リハビリテーションスタッフ、訪問スタッフ、また、医療機関併設のグループホームや特別養護老人ホーム（介護老人福祉施設）等の高齢者施設の世話人や相談員としての業務、そして地域移行推進室業務、地域（病診連携、病病連携）連携業務等多岐、広範囲にわたっており、ひとくくりにその特徴を示すことは難しくなってきている。

　精神保健福祉士は国家資格化されたことにより社会的認知が高まり、専門職としての活動領域も広がり、メンタルヘルスにかかわる専門職としての期待もされている。また医療機関においても、精神保健福祉士の複数名配置職場が増え、退院前訪問指導やSST、地域移行実施加算、精神科訪問看護・指導、療養病棟や急性期治療病棟への配置など、診療報酬に反映されるようになってきた。その反面、制度化されていない業務は、組織での役割に左右されている現状もある。医療機関に社会福祉学を学問的基盤とする精神保健福祉士がなぜ配置されるのか、治療や退院支援における単なる調整役ではない、精神保健福祉士としてのかかわりの価値へのこだわりは、実習の中で感じ取れるとよい。

病診連携、病病連携
地域の中で、医院・診療所と病院、または病院同士が相互に役割と機能を分担し、一貫性あるよりよい医療を患者に提供すること。

SST
SST; Social Skills Training
（社会）生活技能訓練

［2］精神科医療機関における精神保健福祉士の業務

　医療機関における精神保健福祉士の役割は、「全ての人に等しく医療を受ける権利を保障し、その人にとってより良い生活を保障するために必要な支援を提供すること」とされている[1]。本人と家族が疾患の回復とともに、安心して地域生活を送れるように、再発の予防や住環境の整備、経済的な安心、家族関係の調整などを含む、心理社会的要素に焦点をおく医療チームメンバーの一員である。

心理社会的要素

　その具体的な業務は、外来（通院中や受診前）と入院中に大別できる。

（1）外来での業務

　支援の対象は、すでに外来通院中の患者や家族、またはその関係者等と、まだ医療にはつながっていない人や関係諸機関等に分けられる。相談内容の一例として、病院の機能に関する事柄や、受診をさせたいが本人がそれを希望していないのでどうしたらよいか、転院・入院をしたい等の受診・入院にかかわる相談支援、地域で活動できる場を知りたい等の社会資源の利用の相談、障害年金や自立支援医療制度を利用したい等の制度の利用の相談等、がある。医療機関によっては、初診患者のインテーク面接や入院時の初期ニーズの把握や入院費用の説明等のための面接を行っている場合もある。

障害年金制度

自立支援医療制度

インテーク面接

また、デイケアやデイナイトケア等を利用しているメンバーへの生活支援、指導、危機介入も精神保健福祉士の役割の一つである。患者の自宅へ直接訪問し、日常生活に密着した相談支援（訪問指導業務）を行っている場合もある。

(2) 病棟での業務

　精神保健福祉士の担当は患者個人別または病棟別となっている場合が多い。患者個人別では、入院から退院まで一人の精神保健福祉士が支援を行う。一方、病棟別では、患者の入院病棟の変更（例：閉鎖から開放病棟へ移った）とともに担当の精神保健福祉士も代わるシステムである。精神保健福祉士の配置基準は、2014（平成26）年の診療報酬改定により、精神科療養病棟では概ね60名、医療保護入院者退院後生活環境相談員は概ね50名を担当、という基準が設けられたが、基準以外の病棟では100名近くの患者を担当している場合も少なくない。

　病棟業務では、退院を意識したかかわりが入院時より始まっている。急性期治療の時期においては、入院によりこれまでの生活が中断されて生じたさまざまな事柄（例：家賃等の支払いや家族への連絡など）への支援や疾患や治療、処遇に対する気持ちの焦りや切迫した感情等に対応することもある。退院が近づいてくると、退院後の住まいや昼間の過ごし方等地域生活に向けた具体的な相談支援が多くなる。そうした支援としては、デイケアや地域生活支援センター、グループホーム等を患者と一緒に見学したり、居住地域の街並みを歩いたり、銀行の利用の仕方を確認したり等々があり、本人に寄り添いながらの支援を行う。また長期入院者の退院支援では、精神障害者地域移行・地域定着支援事業（2010〔平成22〕年）による、体制整備コーディネーターや就労移行支援業所やグループホームのスタッフ、ピアスタッフ等と連携しながら、さまざまな手法で退院へ向けた支援を院内・外の支援者が協働して行うことが多くなってきている。

(3) 家族への支援

　医療機関に相談する人の多くは患者の家族である。そのため、精神保健福祉士の相談が家族のニーズから開始される場合も多い。本人が受診に同意しない、医療を中断しているようだ、最近の様子が心配、近隣から苦情がある、経済的に大変等々である。また、療養上に生じた不安や意見、患者への対応の仕方等についての相談もある。家族は、「精神の疾患だから誰にでも相談できるわけではない、居住している行政の窓口には相談しにくい」等のさまざまな理由が絡みあい、やっとの思いで相談に来られる場合も少なくない。患者の入院中も、疲れを癒す間もなく仕事や患者の対応に追われ、疲れきってしまっている家族もある。精神保健福祉士は患者の

医療保護入院者退院後生活環境相談員
2013（平成25）年、精神保健福祉法改正により選任されることになった。

本人に寄り添いながらの支援

精神障害者地域移行・地域定着支援事業

体制整備コーディネーター

ピアスタッフ

支援者とともに、その家族への支援も行っていく必要がある。個別面接の
ほか、医療機関によっては家族会や心理・疾患教育等のプログラムを実施
しており、精神保健福祉士が医師や看護師、薬剤師等と協働してそれらの
プログラムの一部を担当している場合もある。

（4）社会資源の利用支援

　外来、入院を問わず、クライエントをニーズに添った社会資源に繋げ、
ネットワークを作り出していく点は、精神保健福祉士が展開していく支援
の一つである。地域にはフォーマル、インフォーマルな社会資源が多くあ
る。精神保健福祉士はそれらについて情報収集をするとともに、患者が安
心して活用できるように見学に同行するなどもしている。実習期間中に、
見学同行の機会があれば、精神保健福祉士が他機関と連携しながらどのよ
うな支援を展開していくのかを学習しよう。

フォーマル、インフォー
マルな社会資源

（5）地域連携業務

　ここでは二つの連携業務について述べる。

　まず一つ目は、個別支援における連携である。個別支援において大切な
ことは、何のために連携するのか、という点である。「クライエントの支
援のため」という目的を失わないことがソーシャルワーカーとして大切で
ある。また、連携にあたりクライエントの情報を伝達、共有することが必
要となることが多いが、「本人不在」ではなく、常に本人を主体とした連
携を行っていくことに留意したい。

　次に、医療機関としての地域との連携である。昨今、地域連携室・部門
を医療機関に設置しているところが増えてきている。これは、医療機関に
おいて地域との窓口の役割を担い、関係機関や地域住民との連携と協働を
進め、医療機関が社会資源の一つとして公共性を保持していくための中心
となっている部門である。

　厚生労働省が、2017（平成29）年2月に発表した「精神障害にも対応
した地域包括ケアシステム」では、精神障害者が地域の一員として安心し
て自分らしい暮らしをすることができるよう、医療、障害福祉・介護、住
まい、社会参加（就労）、地域の助けあい、教育が包括的に確保された地
域包括ケアシステムの構築を目指す必要がある、としている。精神疾患に
おいても、病気になったら（疑われたら）速やかに医療を受けられるよう
に、地域、他機関との連携はますます重要である。

精神障害にも対応した地
域包括ケアシステム
厚生労働省「精神障害者
にも対応した地域包括ケ
アシステム構築に向け
て」。

D. 精神科病院実習を始めるにあたって

　実習は、自分の価値観を揺さぶられ、緊張の連続であり、強烈に印象に

スーパーバイザー

個別化
共感
生活の主体者
コミュニティの視点

残る体験である。実習をより充実した内容にするために、疑問に思ったり感じたりしたこと等を、現場のスーパーバイザーの指導を受けながら、自分自身が考え、机上の学習と現場での体験を結び付けていくことが大切である。また、スーパーバイザー以外の現場の精神保健福祉士と積極的に話をすることも貴重な体験である。そのような体験を通して、実習生自身のソーシャルワーカー像が具体化されるであろう。

そして精神保健福祉士の現場実習は、面接の技術や支援の手法を学ぶことが主眼ではないことも改めて確認したい。精神保健福祉士としてのかかわりの原則、つまりクライエントを「精神障害者」ではなく、一人の「〇〇さん」として理解すること（個別化）、クライエントの「今、ここで」の立場や気持ちを受け入れ、共感ができること、充分にかかわること、クライエントが生活の主体者であることやコミュニティの視点等を体験的に理解することが大切である。そのためにはクライエントとかかわり、その人が暮らしてきた歴史や家族史、社会関係の経験、それらをどのように感じているのか、これからの希望等を丁寧に聴くことが必要である。

実習課題の一つとして、「ケース（事例）研究」を課題とする場合もある。まずはクライエントとかかわること、その上で過去のケースワーク記録や担当者からの情報収集を行い、実習生自身がアセスメントをし、援助計画を立てることが必要である。実習は、これからの仕事の模擬体験である。より多くのことを体験し、研鑽を積むことが専門職には必要である。実習中も臆することなく、さまざまな体験をしてほしい。

表 3-2-1　精神科病院における実習プログラム例

	実習内容	実習の目標
1日目（午前）	**オリエンテーション・病院内見学、関係部署への挨拶** • 実習課題とプログラム、指導体制等の確認 • 病院の概要（歴史、機能、役割、特徴等）の理解 • 精神保健福祉士の配置や業務に関する理解	• 実習の課題、計画、内容、日程等の再確認 • 医療機関のもつ機能や役割の理解 • 医療機関の精神保健福祉士の役割や業務内容の理解 • 実習が円滑に行えるように施設見学や挨拶を行い、準備する
（午後）	**急性期治療病棟（閉鎖）** • 急性期治療病棟の機能、役割、特徴、急性期治療病棟の精神保健福祉士の業務、役割等についての理解 • 多職種との連携を観察 • 入院患者とのコミュニケーション	• 急性期治療病棟、担当精神保健福祉士の機能、役割等について理解する • 病棟に慣れ、患者に挨拶をする • 閉鎖病棟、行動の制限等について精神保健福祉法を体験と共に理解を深める
2日目〜3日目〜4日目	**急性期治療病棟** • 病棟（看護師）申し送りに参加し、入院患者の病状について知る • 患者から入院の経過や今後の希望等を直接聞く • 精神保健福祉士の面接に陪席 • 退院後生活環境相談員の業務の理解（個別面接やケースカンファレンスへの陪席等） • 入院者や家族との面接、関係諸機関との合同面接などに陪席する • 実習記録をまとめ、急性期治療病棟での実習のスーパーバイズを受ける	• 入院患者の状況や気持ちの理解 • 精神疾患の理解 • 急性期治療病棟（閉鎖、非自発的入院、行動の制限など）の特徴を学ぶ • 医療保護入院における、退院後生活環境相談員の役割について理解する • 急性期治療病棟における精神保健福祉士の役割、かかわりの理解を深める • 自分自身の態度や言動に着目する • スーパーバイズ
5日目	**高齢者療養病棟（閉鎖）** • 超長期入院者の存在から、精神医療の歴史を理解する • 精神疾患をもつ高齢者の退院支援、地域の支援者との連携を理解する	• 精神科医療の歴史、・超長期入院者の存在を知る • 高齢化した入院者の退院支援を学習する
6日目〜7日目〜8日目	• 養成校教員の巡回指導 **デイケア** • デイケアの機能と役割、精神保健福祉士の業務と役割の説明を受け、理解を深める • プログラムを通して精神科リハビリテーションについて学ぶ • 生活支援について理解する • メンバーとのコミュニケーション • グループ活動への参加 • 精神保健福祉士の面接に同席 • スタッフミーティングに陪席し、多職種チームアプローチ、生活支援について学ぶ	• デイケアの役割について理解を深める • グループを用いた支援について理解を深める • メンバーとのかかわりを通して、メンバーの思いやおかれている状況等を理解する • デイケアでの他職種と精神保健福祉士とのかかわり方、役割、実務について理解をする • 生活支援について学習を深める • これまでの実習を振り返り、今後の実習計画や目的を再確認する
9日目	**外来業務** • 外来通院者やご家族等からの精神保健福祉相談や受診、入院支援等についての業務の理解 • 精神保健福祉士の業務を観察し、可能な範囲で、インテーク面接や個人面接に陪席 • 非自発的受診・入院支援についての実際を学ぶ	• 精神科医療機関での外来の役割、精神保健福祉士の支援を学ぶ • 家族相談・支援について理解する • 非自発的な受診・入院と権利擁護について学ぶ • 面接に陪席または観察することから、相談の進め方も学ぶ
10日目〜11日目	**地域移行病棟（開放）** • 地域移行病棟の特徴、機能、役割、精神保健福祉士の配置や役割等の説明を受ける • 入院患者とコミュニケーション • 社会的入院者の生活史に触れる • 病棟外活動（地域の社会資源等の見学）へ同行 • グループ活動（SST）への参加 • 地域移行支援者（コーディネーター）とのミーティングに同席	• 入院患者の現況や気持ちを理解し、その人の歴史にも目を向ける • 地域移行病棟における精神保健福祉士の視点やアプローチ、かかわりについて理解を深める • 退院促進の実際について理解を深めると共に、地域関係機関と医療機関との連携について、ソーシャルワーク実践から学ぶ • 自分自身の持ち味を活かし実習を深めていく
12日目	**実習のまとめ** • 関係部署への挨拶 • 実習の総括、スーパーバイザーとの振り返り、実習目標達成に向けて取り組んだことや新たな課題を整理 • 実習反省（報告）会	• 実習全体を通して感じたことや体験したこと、消化しきれていないことなどを指導者と共に振り返り、養成校での学習に繋げる

理解を深めるための参考文献

- 向谷地生良『統合失調症を持つ人への援助論―人とのつながりを取り戻すために』金剛出版，2009.
  長年、相談援助に携わってきた筆者が、当事者の利益や当事者中心の面接、支援方法について解説。支援とは何かを考えることができる。
- 大熊一夫『精神病院を捨てたイタリア捨てない日本』岩波書店，2009.
  イタリアと日本、対象的な二国の精神保健の現実をジャーナリストの視点から解説。日本の精神保健のあるべき姿を考えるきっかけとなる。
- 柏木昭・佐々木敏明・荒田寛『ソーシャルワーク協働の思想―"クリネー"から"トポス"へ』へるす出版，2010.
  ソーシャルワーカーの歴史から、ソーシャルワーカーの専門性、クライエントとのかかわり、自己決定の尊重等、ソーシャルワーカーとしての自分の姿勢を考察し、ソーシャルワーカーの専門性、価値について考えを深めることができる。
- 呉秀三・樫田五郎著，金川英雄現代語訳・解説『精神病者私宅監置の実況』医学書院，2012.
  わが国の精神障害者や家族のおかれていた状況を、写真や解説によりリアルに感じ学ぶことができる。

参考文献
- 厚生労働省「精神保健福祉士養成課程における教育内容等の見直しについて」
  http://www.mhlw.go.jp/seisakunitsuite/bunya/shougaihoken/seisinhoken/
- 厚生労働省「精神保健及び精神障害者福祉に関する法律の一部を改正する法律等の施行事項の詳細について」
  http://www.mhlw.go.jp/stf/seisakunitsuite/bunya/hukushi_kaigo/shougaishahukushi/kaisei_seisin/index.html

コラム　精神科病棟で学ぶこと

病棟実習

　精神科病院の実習は病棟実習を取り入れているところが多い。筆者の病院でも病棟実習を行っている。それは、最初に患者を知ることが大切だからである。筆者は35年前、リハビリ病棟配属のPSWとして病棟に入り病棟運営やプログラム、個別担当を持ちながら看護師と組んで夜勤も行っていた。その経験は今も大変役立っている。

　病棟にいるのは幻聴や妄想といった陽性症状の活発な患者や、逆に陰性症状が強く活動性が低く、昼間もベッドに横になっている患者などさまざまである。症状の変化も日によって大きく変わることもある。長期入院の患者の中には症状が安定せず環境の変化にも弱く、退院できないでいる人も少なくない。実習生は、病棟で実習することで重篤な患者がいることを知る。

　実習生が病棟にいると、患者は病棟の様子を丁寧に教えてくれたりする。一緒にトランプやオセロ、将棋などのゲームをしてくれたり、快く話し相手になってくれたりする。患者はとても親切で優しいことを知るだろう。病気の部分だけではなく健康な部分もたくさん持って

いて、同じ人間として接することの大切さを感じさせてくれる。

　それ以外にも病棟に一日いることで見えてくることがたくさんある。患者の日課は食事、服薬、入浴、外出、作業療法などがある。家族の面会があると嬉しくて朝からそわそわ落ち着かない患者もいたりする。また、病棟で働く看護スタッフも忙しく動き回っている。検温、処置、医師の診察もある。最近は新しい病棟ができて精神科病院のアメニティも大きく変わってきているが、古い病棟が残っている場合など廊下の狭さや天井の低さ、病棟の独特のにおいなどに気づく。

　閉鎖病棟は病棟の出入り口に鍵がかかる。患者は自由に外に出られない。実習生は鍵のかかる病棟で患者と共に過ごす体験をする。筆者の病院でも実習初日だけは実習生に鍵を渡さない。鍵を持つことと持たないことの違いや意味を理解してもらうためである。

　これらの病棟実習を通して、自分の目で見て肌で感じる体験をすると、実習前に抱いていた精神科病院のイメージが大きく変わったという実習生も少なくない。精神保健福祉士の仕事は患者と共に歩み、寄り添いながら支援していくことである。そのためには人としての思いやりと辛抱強さなどが必要だ。その最初の一歩として病棟実習は大変意義あるものである。　　　　　　（鶴が丘ガーデンホスピタル　畔上幹夫）

E. アルコール専門病棟実習の目的と課題

［1］アルコール専門病棟実習の目的

　アルコール専門病棟における精神保健福祉士の実習の目的は、アルコール医療の目的や治療体系、アルコール依存症者の特性や回復過程を理解し、必要な知識や援助方法を学習することを通じて、精神保健福祉士がアルコール医療において果たす役割を理解することにある。アルコール依存症からの回復には医療の対応が不可欠であるが、医療以外の回復環境も必要であり、精神保健福祉士は医療の役割とその限界を踏まえつつ、援助の全体の過程を通じて回復環境の調整に努めていく。ここではアルコール専門病棟の実習の課題、それを具体化していく実習内容とその過程について述べる。

［2］アルコール医療の特徴

　アルコール医療はわが国では 1973（昭和 48）年に国立療養所久里浜病院（現、久里浜医療センター）が専門病棟を開設したことが始まりである。現在、全国の精神科医療機関の数からみると、アルコールの専門医療を提供している医療機関数は少なく、また関西や関東の人口の多い地域に集中

し、その分布には偏りがみられる。

(1) 専門医療の特徴

アルコール医療の特徴は、飲酒によって悪化した「身体状態の治療」と「離脱症状の管理」「断酒の動機付け」が中心である。またその治療は本人の自己選択が前提で、周囲からの強制によって開始されるものではない、という原則がある。治療を受けた結果「断酒」するか「節酒」するかは本人が決めなければならず、またその結果は本人が負うものである。医療や福祉はそれを側面から支援するという考えである。社会復帰が目標であるため、入院期間が限定され多くは3か月で退院となる。

(2) 自助グループとの協働

もう一つの特徴は、自助グループとの協働である。医療だけではなく「断酒会」や「AA（アルコホリクス・アノニマス）」といった当事者の活動である「自助グループ」の存在が大きな役割を果たしてきており、歴史的にみてもアルコール医療の黎明期からの協働関係にある。これは「医療中心」「入院中心」であった精神科医療において先駆的な取り組みであったと言える。現在の精神科医療では「当事者中心」という取り組みは当たり前のことであるが、このような経過をみると「アルコール依存症」の援助は精神科医療におけるいくつかの普遍的な特徴を備えて展開されてきた。アルコール医療の特異性だけにとらわれず、そこで行われている援助に見られるソーシャルワークの普遍性を見出すことも課題の一つとなる。

(3) アルコール専門病棟の特徴

アルコール専門病棟の特徴の一つは「断酒の動機付け」を目的とした「集団精神療法」がプログラム化されて提供されていることである。プログラムの柱はアルコール依存症を理解するための「心理社会教育プログラム」と患者一人ひとりの「断酒の動機付け」を目的とした「グループワーク」の二つである。この二つのプログラムを中心に「作業療法」「運動療法」「個人精神療法」などがそれぞれの医療機関の方針によって組み合わされて提供されている。個人的な精神療法よりも同じ疾患をもつ患者同士の集団力動を活用することに特徴がある。また、入院中から自助グループへの参加もプログラムの一つとして取り入れ、当事者同士の関係作りを行っている。これは、退院後には専門医療機関への定期的な通院と自助グループへの参加を治療方針としているため、入院期間中に体験してもらうことが目的となっているからである。

(4) アルコール依存症者の特徴

精神障害には多くのスティグマが付きまとうが、「アルコール依存症」に対しては「飲酒を止められない意思や性格の弱い人」「社会不適応者」

自助グループ
セルフヘルプ・グループ。アルコール依存症の場合、当事者がアルコール問題からの回復を目指している自助グループである。

断酒会
全日本断酒連盟。わが国初のアルコール依存症者の自助グループ

AA（アルコホリクス・アノニマス）
米国で1933年に活動が開始されたアルコール依存症者の自助グループ。

集団精神療法
アルコール医療では個人療法よりも再発予防のプログラムで構成されている集団療法が一般的である

心理社会教育プログラム
アルコール依存症についての理解を深めるための教育的なプログラム

グループワーク
再発予防のプログラムとしては少人数を単位とした認知行動療法を行っている。

スティグマ
烙印。アルコール依存症は「意志の弱い人」「酒好きでだらしのない人」といった誤解や偏見が強い疾患である。

という見方が一般的な捉え方である。アルコール専門病棟で実習した学生は「依存症は本人の意思の問題ではなく、飲酒をコントロールできなくなる病気」であることを最初に学び、依存症者に対する捉え方を変えて行くことになる。

　アルコール依存症者の多くは飲酒による「身体疾患」を抱えており身体の治療を必要としている。また長年の飲酒によって社会生活への影響が深刻化していることも特徴である。家族関係も悪化し、職場や家庭内での役割を果たせなくなっている。また本人だけでなく飲酒による暴力などは子どもの成長に影響を与え深刻な問題となっている。収入も低下し、時には住まいや仕事を失っていることもある。生活全体が不安定な状態になっているのである。しかしこのような多問題にもかかわらず依存症者本人は「飲酒問題を認めない」という「否認」をしていることが特徴で、このため「断酒」することに抵抗していることが多い。特にこの否認という心理的な防衛機制は治療や援助の障害となっており、そのためにアルコール医療では「断酒への動機付け」が治療の課題となるのである。

　このようにアルコール依存症者は身体・社会生活上の問題が深刻化し、飲酒問題の否認という心理状態などの問題が多様化していることが特徴である。そのためにアルコール医療では医師や看護職だけではなく、「ソーシャルワーカー」や「作業療法士」「臨床心理士」など多職種連携で援助し、さらに社会復帰のためには「生活保護制度」や「児童相談所」「保健福祉センター」や「障害福祉サービス事業所」などの地域との連携や諸制度の活用も必要な課題である。

[3] アルコール専門病棟での実習の課題

　精神保健福祉士としてのアルコール専門病棟での実習は以下の3段階によって構成される。

第1段階　事前学習

課題1　以下の基礎知識を事前に習得する。

①アルコール依存症の理解

②治療方法や社会資源

③アルコール依存症の家族の特徴

④アルコール依存症に対するスティグマ

⑤援助関係の基本を学ぶ

課題2　実習機関の特徴や役割を理解する。

①実習機関の治療方針とアルコール医療に対する基本理念の概要を把握

身体疾患
アルコール摂取による身体疾患は多種多様である。

子どもへの影響
アルコール問題をもつ家庭に育った子どもたちをアダルトチルドレンと名付け、彼らに対しては成長過程からの援助が必要とされている。

否認
アルコール依存症は別名、「否認の病気」と言われている。これは本人がアルコール問題を認めずに断酒への動機付けに頑なに抵抗する依存症者に特有の心理状態である。

②実習機関におけるソーシャルワーカーの位置付け

③実習機関の地域との関係や地域性

・学習方法

　これらは実習前の打ち合わせや指導、事前学習会などでの講義や文献講読、レポート作成などによって行われる。指導者は医療機関の治療方針や具体的内容に関する説明と同時にその限界も説明する。また特に、依存症者との援助関係の作り方には具体的な指導が必要である。指導者は以下の点を指導することが求められる。

①個人の人格を尊重した接し方をする

　依存症者として理解する以前に個別の生活史や価値観を持っている人として接することを意識したかかわり。

②適度な援助関係の距離を保つ

　個人情報の開示の限界や接触を求められた際の距離の取り方。実習生としての限界を明確に伝えること。交流はあくまでも実習期間内とすることを確認する。

　このように事前学習はある程度念入りにすることが大切である。

第2段階　病棟での実習

課題1　アルコールの治療プログラムを理解する。

①治療に関する医療の価値観や方針

　治療体系の理解と同時に治療初期と終了期の違いを把握する。

②断酒の動機付けについて理解する

　動機付けに対する基本的理解。変化への意欲をもたらすかかわりについて理解する。

・学習方法

　実際にプログラムを体験する。本人のプログラムだけでなく家族プログラムにも参加する。

課題2　依存症者個人の生活困難を理解する。

　精神保健福祉士の役割を把握するために、患者個人の抱えている社会生活上の問題を知る。同時に活用されている社会資源や諸制度、サービスなどを把握する。

・学習方法

　面接陪席やカルテあるいは精神保健福祉士の記録を参考にする。また本人から直接聞き取る。

課題3　チーム医療の実際を理解する。

　医療機関内の連携などについて理解する。

カルテ、記録
実習機関によってはカルテなどの記録を実習生には開示していないこともある。指導者は実習生が取り組みやすい工夫をすることも求められる。患者本人や実習指導者から聞き取るという方法や、面接陪席から理解することも必要となる。

・**学習方法**

カンファレンス参加や精神保健福祉士と他職種との打ち合わせへの陪席。精神保健福祉士がチームの中でどのような役割や視点をもっているのかを捉える。

課題4 家族支援の実際と精神保健福祉士の役割を理解する。

・**学習方法**

家族面接の陪席、家族会参加。そこに参加している家族の発言を聞き取り、家族の置かれている状況や家族の不安を理解する。アルコール家族に関する文献の紹介などをして知識を得るよう働きかける。

課題5 医療と自助グループの連携について理解する。

医療機関がどのような方法で自助グループとの連携をしているか、その具体的な方法を把握する。

・**学習方法**

地域の自助グループに参加し、医療機関との関係を把握する。事前学習として自助グループに関する文献などを読み参加する。

[**第3段階　振り返り**]

課題1 アルコール依存症についての理解を確認する。

事前学習と病棟実習からアルコール依存症について学んだこと、特に実習前とその後の実習生のアルコール依存症についての理解や捉え方の変化について話し合う。依存症に関する認識や理解が適切かどうかの確認をする。

課題2 アルコール依存症者の生活問題と精神保健福祉士の役割を確認する。

病棟実習を通じて把握した依存症者の多様な問題を適切に理解しているか、またそれらに対する精神保健福祉士の役割をどのように捉えたかを確認する。

実習で学生自身がアルコール依存症への偏見や思い込みに気づいたことと、それをどのように修正してきたのかは、実習の成果の重要なものである。学生が「治療してもなかなか治らない病気」といった理解をしている場合に指導者が配慮すべき点は、「短期的な成果が上がらない援助」に対する否定的な捉え方を再度話し合うことである。生活問題は長期的なかかわりを必要としており、専門医療はその一部にすぎない点を理解させ、精神保健福祉士の役割は「生活問題」への援助であることを再確認する。

また、実習後の学習課題として「日常的に見られるアルコール問題」に関心を寄せ、参考文献を読んで実習体験を再考するように提案する。

理解を深めるための参考文献

● エンメルカンプ, P. & ヴェーデル, E. 著／小林桜児・松本俊彦訳『アルコール・薬物依存臨床ガイド—エビデンスにもとづく理論と治療』金剛出版, 2010.
アルコール・薬物依存症の再発予防の最新プログラムについてわかりやすく具体的に述べている最新版の参考文献である。今後、依存症の治療プログラムは、このような介入モデルとなることが予想されるため、購読すると参考になる。

● 清水新二『アルコール依存症と家族』現代家族問題シリーズ3, 培風館, 1992.
アルコール依存症の家族研究で代表な文献。家族の問題を基本的に理解するためには必読。

● 野口裕二『アルコホリズムの社会学—アディクションと近代』日本評論社, 1996.
アルコール依存症を社会学的な視点から解説し、この疾患に関するスティグマについて述べている。社会問題としてのアルコール問題を理解するうえでの必読書である。

● 信田さよ子『アディクションアプローチ—もうひとつの家族援助論』医学書院, 1999.
アディクションを疾患モデルではなく、「関係性」という視点から述べ援助者が具体的なかかわりを理解するうえで参考となる。

F. 認知症治療病棟における実習

[1] 精神保健福祉士の視点と役割

多職種チーム

生活機能回復訓練

認知症治療病棟では、医師、看護師、作業療法士とともに、精神保健福祉士が専従で配置されているところが多い[2]。多職種チームの一員として、生活機能回復訓練や集団活動にも関与するが、主要な役割は入院相談、入院時面接、療養生活上の援助、家族支援、退院援助などで病院の入り口から出口までのかかわりを展開する。認知症に伴うさまざまな精神症状を集中的に治療する病棟であり、入院期間は2～3か月を目標として診療報酬上も設定されているが[3]、病院の地域性、立地条件、経営方針、治療方針などに左右され、入院期間が長期化する傾向もある。同じ認知症治療病棟であっても、入退院の出入りが激しく、効率のよい入退院の援助が優先される所もあれば、行先がないなどで入院が長期化し施設化した所もあり、病院の方針によって精神保健福祉士の役割も規定されてしまう面がある。

新オレンジプラン

2010（平成22）年、厚労省の審議会「新たな地域精神保健医療体制の構築に向けた検討チーム」においても認知症患者と精神科医療に関する議論が重点的に行われ、認知症患者の精神科病院での入院の長期化や社会的入院を防ぐ取り組みの重要性が指摘され、2012（平成24）年9月のオレンジプラン、2015（平成27）年1月の新オレンジプランにつながった経緯がある。

また他の精神保健医療分野と大きく違うのは、相談やケースワークの対象は家族が大半であるという点である。認知症者本人には食事、排せつ、入浴などの介助といった基本的な生活のケアやレクリエーションや散歩、行事などのグループ活動などを通してのかかわりが中心になる。認知症者

に自己決定の能力がないと言いきることはできないが、認知症という病気の特性上、そしてそれに起因する生活上の困難性から自己決定を問うのは非常に困難な現実がある。しかし精神保健福祉士が自らの存在の根拠とする「クライエントの自己決定の原則」は認知症の人であっても例外ではない。あらゆる場面で本人と直接話し、情報を伝え、自己決定を保障していく工夫や努力が必要となる。他の精神保健医療福祉分野とは疾病の特殊性、利用する法制度、サービス、関係機関などが異なることに、実習するうえで留意しなければならないが、ソーシャルワークの基本は何ら変わることはないことを強調しておきたい。

前述のように、入院から退院までの相談の流れは、家族を中心として医師、看護師などの院内スタッフや、特別養護老人ホーム（以下、特養という）、老人保健施設（以下、老健という）などの施設関係者、居宅介護事業所はじめ介護保険関連の在宅の事業所、地域包括支援センター、保健センターなどの関係機関を対象として実施される。

特別養護老人ホーム

老人保健施設

居宅介護事業所

地域包括支援センター

保健センター

[2] 認知症治療病棟における実習の留意点

認知症の人や家族にかかわる実習は、「認知症」という疾患の特徴やそれによって起こる生活上の困難を充分に理解しておかなければならない。以下にその留意点を整理しておく。

(1) 高齢者特有の脆弱性を理解する

認知症疾患に関する基本的な知識の習得はいうまでもない。その前提に立ち、高齢者は心身のバランスを崩しやすく、ささいな病気やけがから重篤な状態に陥ったり、環境や人間関係の変化で心身の変調を来たすことで認知症が急激に進行したりするなど、高齢者に特有の心身の脆弱性があることを理解しておく。

(2) 歴史性・全体性・個別性を理解する

認知症の高齢者は長年にわたり社会生活を営んできた。それぞれの人生にそれぞれのドラマがあり、家族や友人など人とのかかわり方も十人十色であろう。職場や地域社会での役割も年代によって変化があり、また人生を時代や社会状況の影響によって大きく左右された人もいるであろう。認知症という目の前の事象にとらわれすぎず、認知症の人のもつ歴史性、全体性そして何より個別性を理解する姿勢が必要である。

精神保健福祉法
正式名称は「精神保健及び精神障害者福祉に関する法律」。

障害者総合支援法

介護保険法

高齢者虐待防止法
正式名称は「高齢者虐待の防止、高齢者の養護者に対する支援等に関する法律」。

老人福祉法

高齢者の医療の確保に関する法律
旧老人保健法。

(3) 関係法を理解する

他の精神障害者に対する援助方法と大きく相違するのは、利用する社会資源や連携する関係機関である。精神保健福祉法、障害者総合支援法などの他に、介護保険法、高齢者虐待防止法、老人福祉法、高齢者の医療の確

保に関する法律などが必須の知識として求められる。

(4) 家族への支援

認知症の人を支える家族への支援は精神保健福祉士の大きな役割である。家族といっても同居・別居の別があり、介護者が配偶者、子、きょうだい、時には孫であったりもする。単身独居の老人が認知症になったため突然かかわらざるを得なくなったいとこや甥姪といった遠い親戚もいる。家族とのかかわりもその人の生活史やこれまでその人が家族と結んできた関係性に左右されている。本人とその家族それぞれのもつ背景を考慮し、家族の思いや介護負担に配慮した家族支援が必要となる。

(5) 若年性認知症の支援

若年性認知症

認知症治療病棟には40歳未満でまだ介護保険の対象でさえない人や40歳代、50歳代の働きざかりの若年性認知症の人も入院する。現役世代の発病には特有の社会的問題が存在し、家族が直面する経済的、社会的、精神的な打撃もきわめて大きい。わが国においても谷間の障害として近年ようやく認知されるようになっているが、この若年性認知症の支援においては介護保険、障害福祉サービス双方に精通した精神保健福祉士の役割が欠かせないことを理解する。

[3] 実習の目的

①認知症の人が認知症という病と、そこから派生する生活の困難さやさまざまな障害と戦いながら必死で生きている人であることを理解する。

②認知症の人ばかりでなく、彼らを支える家族や親族の思いを受け止め、それぞれが持つ事情を配慮し、その上で精神保健福祉士の果たすべき役割について学ぶ。

③精神保健福祉士として必要な知識や技術の習得、また医療、介護、リハビリテーションなどの関連分野についても理解を深める。

④他職種の専門性や役割を理解し、チーム医療の中での精神保健福祉士の視点や立場などの専門性について学ぶ。

⑤認知症の人とのかかわりを通して、実習生自身が自らの生を問い、人生や人間を深く洞察する機会とする。

[4] 実習の目標

①認知症の人が入院に至った経過を理解する。

②生活歴や背景、家族とのかかわりを聴く中から、その人が生きてきた軌跡をイメージすることができる。

③認知症の人とその家族の生活への援助課題を具体的に考えることができ

る。

④具体的な援助方法や社会資源、連携の仕方を理解する。

⑤認知症治療病棟におけるチーム医療の必要性とその中における精神保健 **チーム医療**
福祉士の立場と役割について考えることができる。

[5] 実習プログラム

(1) オリエンテーション

実習施設の概要、役割を知る。実習を行う病院の歴史、運営方針、理念
を知る。実習にあたっての心構えや注意事項、実習予定表をもとにスケジ
ュールの確認をする。

(2) 精神保健福祉援助技術の習得

精神保健福祉士の主要業務である相談について以下に詳述する。しかし
実習生が体験として相談業務を担当することは、相談の性格上実質的には
無理であろう。実習指導者の面接に陪席することで、援助技術の習得を図
れるよう相談のポイント、視点などを整理しておく。

①電話相談

主として受診・入院相談が多い。BPSD や虐待事例など緊急に対応する **BPSD；Behavioral and**
Psychological Symptoms
必要がある場合を判断し、院内関係者との調整と地域の関連機関との連携 **of Dementia**
により危機介入を図る。介護者の不安や不満の傾聴、介護方法の問い合わ 暴力やせん妄など、認知
症に伴う行動および心理
せや関係機関の紹介などの支援を行う。 症状。

②インテーク（受理面接、初回面接） **危機介入**
crisis intervention
入院相談に関しては、認知症の人本人の心身の状態、ADL、入院が必
傾聴
要になった精神症状、社会的条件（家族の介護力、地域・近隣の様子、現
ADL；Activities of Daily
在の介護サービス利用状況など）を聴取し、入院システムの説明、病棟見 **Living**
日常生活動作
学・案内などを行う。かかりつけ医やケアマネジャーなどからの情報収
ケアマネジャー
集・連絡調整も必要となる。認知症の入院の場合、本人の意思確認は必要
であるが、その意思が問えない場合または強制的にでも入院治療が必要な
場合は、家族には施設入所や一般病院への入院とは違うこと、入院に際し
ては家族等のうちいずれかの同意が必要であること、精神保健福祉法上の
入院であることや入院手続きについて前もって説明しておく。逆に精神科
病院のもつ負のイメージが強く、身体拘束や薬漬けなどを心配する場合に
は、正確な情報を伝え、できる限り不安を除くよう説明する。

入院相談の経過の中で、最終的には在宅介護を選択する家族もいる。そ
の場合は関係機関との連絡調整などで、家族の介護負担の軽減を図り、認
知症の人と家族の生活の質を保障できるように配慮する。

③入院時面接（入院時面接表の記入）

71

精神医療審査会
精神保健福祉法 12 条に規定され、都道府県知事の下に置かれた行政組織で、入院患者の人権に配慮し、入院継続の要否や処遇の適否等を公正かつ専門的に審査する機関。

　入院費用や各種手続きの説明、非自発的入院への同意の意味や精神医療審査会などの権利擁護に関する法律や制度の確認、退院後生活環境相談員として選任されたこと、およびその役割の説明、入院診療計画書の退院に向けた取り組み欄への記載、生活状況・家族状況・生活史の聴取。面接の留意点は、たとえ言語的かかわりが困難な人であってもまず本人に聴き、すべての情報を伝えること。家族間に経済的問題や扶養・介護をめぐる齟齬がないかどうかを観察しながら、家族が今後の介護をどう考えているかを確認し、入院時から退院後の生活を視野に入れることを志向すること。生活状況の聴取にあたっては、その認知症特有の不自由さが、日々の暮らしの中でどのような形で現れたのか、何を不安に思っているのか、一人ひとり違う暮らしのペースやこだわりは何かなどを具体的な言葉で語ってもらうこと。生活史についてはどのような場で暮らし、どのような人生を送ってきたのか、どんな人たちとどのような関係を結んできたのかを聴き取ること。いま目の前にいるその人の生きてきた背景を知り、他のスタッフとこれらの情報を共有することで、かかわりやケアに活かせることを理解する。

④家族支援
　家族のさまざまな不安や葛藤（周囲の無理解、非協力による孤立感）、今後の介護に対する心配（介護そのものに要する身体的精神的負担や経済的負担）、治療やケアに対する不信、不満（情報不足や知識不足）、成年後見制度や経済的問題その他の相談事に対し、まずは家族の思いを受け止め、介護者としての家族というかかわりだけでなく、苦悩する当事者としての家族をサポートする視点が必要になる。

成年後見制度
精神上の障害によって判断力が不十分な人の財産管理と身上監護に関する民法の制度で、任意後見制度と法定後見制度があり、後者は本人の判断能力の不十分さの程度に応じ、補助、保佐、後見の3類型がある。

⑤退院支援
　医療機関は認知症の人が生活する場ではなく、急性期の症状緩和・改善にその役割を限定すべきという認識を院内スタッフ、地域の関係機関、家族に改めて明確にすること。そのため入院の当初から地域とのつながりが切れないような工夫が必要である。また退院後が在宅復帰でも施設入所でも、院内スタッフと地域の関係者との情報交換、情報提供の場を設定し連携の要となることが求められている。
　特に施設入所になった場合、本人の意思を最大限尊重し、施設見学、入所手続きなどが本人不在とならないよう留意する。

⑥各種会議
　毎日病棟で行われている申し送り、認知症クリニカルパスに沿って実施される時系列のカンファレンス、個別の患者のアセスメントを行い、治療や看護の方針を考える事例検討、退院後のケアをめぐって院内外の関係者

アセスメント
assessment

が集うケア会議など多様であるが、それらに参加することで、患者の状況、背景がよくわかってくる。また他職種、他機関の視点や援助方法、その限界も見えてくる。その中で精神保健福祉士の役割を再確認することができる。

⑦記録その他

コンサルテーション、スーパービジョンなどを体験し、ソーシャルワーカーの記録の記述方法とカルテや看護サマリーなどの読み方を学ぶ。生活歴、疾患、治療内容について理解を深め、病気や障害の個別性や特性を学習する。また、2013（平成25）年の精神保健福祉法改正に伴い、退院支援委員会の議事録、定期病状報告の退院に向けた取組欄への記載などが精神保健福祉士に義務づけられた。その記載の意義や方法を学ぶ。

(3) グループ活動の学習

生活機能回復訓練、回想法、音楽療法など各種療法の学習、行事への参加を通して患者のさまざまな活動について具体的に理解する。

(4) 介護技術実習

入浴、食事、排せつなどの介助を体験することで、認知症の人と直接触れ合い、コミュニケーションを図る。

(3)、(4)では特に多職種チームの一員としての精神保健福祉士の役割と他の職種とのかかわり、協働のあり方を学ぶ。

(5) 関係機関の見学

特養、老健、訪問看護ステーションなどの施設が併設されている、あるいは近隣にあれば、見学し、治療病棟の役割を明確化し、連携の仕方を具体的に理解する。

(6) 実習評価

実習記録などを基に実習の反省とまとめを行い、実習生自身の洞察を促し、評価を行う。

実習中に感じた不安や疑問などを率直に表現し、スーパーバイザーなどと振り返る場を持ち、認知症の人やその人をめぐる人たちとのかかわりを通じて得た考察を深め、思いを熟成する機会を大切にしてほしい。

コンサルテーション
consultation

スーパービジョン
supervision

生活機能回復訓練
認知症治療病棟において義務付けられている、精神症状の軽減、生活機能の回復を目的にしたプログラム。食事、排せつ、入浴などの日常生活レベルの個人的リハビリテーションやレクリエーションやグループワークなどの手法を使っての指導、援助がある。

回想法
高齢者のなつかしく楽しい思い出を意図的に引き出すよう働きかけ、自らの人生の意味や価値を肯定的に認めることで、精神的な安定や記憶力の改善を図る心理療法の一つである。

音楽療法
音楽を聴いたり、楽器を弾いたり、歌を歌ったりなど音楽の力を利用して、心身を健康に導いていく治療法。

介助

訪問看護ステーション

▌理解を深めるための参考文献

● 小澤勲・黒川由紀子編『認知症と診断されたあなたへ』医学書院，2006.
　認知症の診断を受けた本人に向けて書かれ、認知症についてのさまざまな情報や現実の問題などを平易な文章で説明・解説し、認知症を生きる人の日常生活に役立つガイドブック。

コラム　相談面接—「受容と共感」だけが援助か

　実習生を引き受けるようになって最近感じることは、大学の実習指導が少しずつ実践を意識した内容に取り組んでいる、ということである。演習などで面接やグループワークの体験学習をし、ロールプレイなどで模擬的な面接を学習している。これはかつての大学の授業を知る者にとっては大変望ましい教育現場の取り組みだと感じられる。しかし同時にある戸惑いもしばしば経験するようになった。それは実習の振り返りで、私の面接に陪席した学生に感想や質問を聞くときに起こる。

　ある学生は「面接ではあまりいろいろと質問しないで、相手の話を傾聴すると思っていましたが、ワーカーさんはずいぶんたくさん質問するのですね」といささか戸惑ったような表情で言っていた。別の学生は「中学卒の人に学歴を聞いてしまうと失礼になるのでは」と聞いてきた。みんなどうやら授業で教えられた面接の印象をもとに言っているようで、こういった学生の感想はここ数年珍しいことではないように思う。そして彼らの中ではどうやら面接とは「受容と共感」という2文字で占められているようにも思えるのである。面接では「そうですか……。大変でしたね」とか「あなたのお気持はよくわかります。おつらかったでしょうね」とワーカーが繰り返すのだと予想していたのだろう。また、学歴について質問した学生は、「クライエントは中卒であることを恥ずかしく思っているようなのに。どうしてワーカーさんは学歴を確認するのだろう、相手が傷つかないのでしょうか」、言いかえれば「相手が気にすることは明らかにせず、痛みを共感するはずなのに」と、面接に対する自分の考えとの食い違いに戸惑っているようである。

　このような面接に対する理解のあり方は地域のボランティアの方々の研修でも感じるが、「受容と共感」だけで面接や援助ができるソーシャルワーカーに私自身は出会ったことがないのだ。渡部律子は著書の中で、面接に活用する13の言語技術を挙げており、この二つだけではない多様なスキルの組み合わせと、面接場面における「傾聴」ということについても詳しく述べている[4]。私自身の戸惑いはこの2文字で学生の頭がいっぱいになっているように感じることと、援助そのものの目的と手段が混同して捉えられ、面接とはあたかも「相手を理解し共感すること」に終わり、その先にある「クライエントの具体的

受容と共感

な問題解決の援助」まで至っていないように思われることである。

　面接とはソーシャルワーク実践の一つの方法である。それは自分自身の問題解決に行きづまり具体的な解決を求めてやってくる方々とワーカーとの間に取り交わされる時間、場、言語表現を介した援助方法なのであって、それを身につけるためには面接そのものを意識化したプロセスとしていくスキルが求められている。そして何より忘れてならないのは「具体的な問題解決」を相互に見つけていくことが課題なのである。

　ある実習生が日誌の中で次のような感想を書いていた。「患者さんと話す機会があり、親しみを示すつもりで普段、友人と話しているように会話をしたら、相手はとても混乱したような表情をされました。このことを通じて、面接は普段とは違うやり取りをしなければならないのだということに気づきました」。

　「専門的方法としての面接」に向けてささやかな一歩を踏み出したこの実習生に、応援したい気持ちになったことを覚えている。

（独立行政法人国立病院機構久里浜医療センター・
医療福祉相談室　藤田さかえ）

3. 精神科診療所における実習

　わが国でも、病院での入院医療から地域医療とケアの時代になり、精神科診療所の数は増加傾向にあり、併設するデイケアは、再発や再入院防止の役割を担っている。こうした地域の診療所での実習の意義は深い。

A. 精神科診療所の役割

　1980年代に入って「入院中心の精神科医療から地域ケアへ」という地域精神医療の大きな流れが生まれ、外来精神科医療にも医療費がより多く配分されるようになると、精神科診療所が全国的に増加するようになった。このように精神科診療所は、精神疾患を抱える人が従来の入院中心の精神科医療ではなく、むしろ地域で治療やケアを受けながら生活をしていけることを可能にするために発展してきたといえる。

　精神科診療所の役割としては、第一に、病院に代わる地域に開かれた第

第一次予防
カプラン（Caplan,Gerald）の地域精神保健活動を第一次予防（健康増進や疾病予防）、第二次予防（早期発見・早期治療）、第三次予防（リハビリテーションや社会復帰）の3段階に分類した。

ACT-K
民間の精神科診療所で実施している、包括型生活支援プログラム。重度の精神障害がある場合も地域で生活できることを実現している。詳しくは本節の理解を深めるための参考文献を参照。

一次予防を実践する治療拠点であるということだ。精神科診療所において早期発見・早期治療が有効に実施されれば精神科医療の悲劇とされる「措置入院」も減少させることができる。第二に、精神科診療所から医師の指示のもと、看護師や精神保健福祉士などが地域や家庭を訪問することで、看護や社会復帰の指導などを実施することができ、症状悪化や入院防止が期待できるという点である。京都の ACT-K などはそのよい例である。第三に、精神科診療所の精神保健福祉士が外来通院の患者に対し、地域で生活していくために必要な障害年金や生活保護の受給等の福祉相談を受けもち、利用できる福祉機関を紹介する窓口的な役割も担っているといえる。精神疾患にかかるとまずは医療機関にかけ込むが、なかなか福祉の社会資源を利用することを知らなかったりする。しかし、地域にある街の診療所から社会福祉的資源の意義や存在を知らされることで、初めて利用するに至るケースは多い。

　このように精神科診療所は単なる医療機関にとどまらず、社会福祉相談の窓口的な役割も担っていることを忘れてはならない。したがって、地域の精神科診療所は、精神疾患を抱える人にとって包括的に再発を防止する第一線の機関と言える。

B. 精神科診療所における精神保健福祉士

［1］生活障害への対応

　精神保健福祉士は治療者ではなく、福祉と精神科リハビリテーションの専門家の役割を担っている。では、医療機関である精神科診療所では精神保健福祉士はどのように必要とされるだろうか。

　精神疾患は他の疾患とくらべて症状からの弊害だけではなく、日常生活にいっそうの障害をもたらすものである。たとえば、統合失調症による幻聴で日常生活を送ることが不安になり、通院や買い物にも支障を来したりする。服薬を守っても、薬の副作用のために決められた時間に起床できず、仕事を始めることが困難になったりもする。このように生活障害が併存することが疾患にも悪影響を及ぼし、症状の安定や軽減を困難にする。精神疾患の症状と併存している生活障害を軽減するために、精神科診療所の精神保健福祉士には、医療従事者の実施する治療と並行させながら生活上の問題に取り組み、環境調整を行うことが求められる。それと同時に、精神保健福祉士は精神科医や看護師と密に連携し、情報を共有し、必要に応じて地域の他機関と連携をとり、活用できる社会資源の調整役になることも求められる。

［2］相談援助とその他の業務

　従来から精神保健福祉士は外来の患者や家族に医療・福祉相談を実施している。それは通院患者のインテーク面接から始まり、家族を含めた受診相談、入院時の病院の紹介、地域の社会資源の利用相談などを含んでいる。

インテーク面接

　具体的な相談方法として、カウンセラーのように相談室の椅子に座ってクライエントを待っているようなイメージを浮かべるかもしれないが、実際はそうではない。地域の生活場面に出向いて相談を受けることも多く、相談室での援助から地域の生活場面での相談援助へと、より動的な支援となっている。これに加えて電話相談やインターネットや電子メールを使った相談サービスも増加している。

　また、精神科デイケアの設置基準において精神保健福祉士は、デイケアスタッフとしての仕事や訪問看護・指導においても不可欠の存在となっている。

訪問看護・指導

［3］連携の要として

　精神保健福祉士は、精神科診療所においては精神科医や看護師と、そしてデイケアにおいては臨床心理技術者（臨床心理士など）などの他職種と、コミュニケーションが円滑に実現するための要の役割を期待されている。同時に社会資源を提供する地域の機関との連携の担い手としての役割も求められている。

　このように精神保健福祉士は多職種との連携や地域の社会資源サービスとの連結（リンケージ）によって得られる多岐にわたる情報を上手に管理し運用する役割も担っている。そしてその際には個人情報保護や人権に注意しながら、他職種との情報共有をいかに行うかという課題を解決していくことも求められている。

連結
linkage
ニーズを満たす資源に利用者をしっかりと結びつけること。

C. 精神科診療所デイケアの概要

［1］歴史

　精神科デイケアは、第二次世界大戦直後の 1946 年頃に、イギリスのビエラやカナダのキャメロンがほぼ同時に始めた治療形態である。どちらもデイホスピタルという構造において入院治療に代わる密度の濃い身体的・精神的治療を、自宅から通院する患者に実施したものが始まりである。特にビエラは、精神科病院に代わる地域での治療機関と考え、入院の回避・予防を目的とし、また運営方式は治療共同体を名乗っていた。

ビエラ
Bierer, Joshua

キャメロン
Cameron, Donald Ewen

　日本は加藤正明がアメリカで精神衛生センターのデイケア活動に出会い、

1958（昭和33）年に国立精神衛生研究所（千葉県市川市）で実験的に始めたのが最初と言われている。1974（昭和49）年に精神科デイケアが医療保険制度に導入され、1988（昭和63）年の診療報酬改定により、これまで病院に設置されていた精神科デイケアが地域の診療所にも認められ、1990年代に入って急速に増えていった。

　また、デイケアの実施が多い精神科病院では、病院の外来部門に併設されることが多く、入院患者にとっては、退院してデイケアに通いたいというイメージが具体的につかみやすい。病院のデイケアの役割は、長期に入院していた患者さんの視点を入院治療から外来治療に変え、病院と地域の橋渡しをすることである。そして、精神科診療所デイケアは、それまでの病院で実施していた「治療」と「ケア」の両方の役割を受け持つことで、地域精神医療の重要な拠点としての役割を担っている。さらに精神科診療所は、比較的郊外にある病院とは異なって立地もよく、通院しやすいことで早期発見・早期治療、再発の防止に役立つといえる。

［2］施設基準

　精神科デイケアは、医療保険制度のもとで実施され、施設基準が設けられている。

　たとえば、デイケアには、大別して小規模デイケアと大規模デイケアの2種類がある。またデイケアの実施時間は6時間であり、午後4時から実施されるナイトケアは4時間である。そして両方の時間帯を合わせたデイナイトケアは10時間と決められている。また、2006（平成18）年から3時間だけのショートケアも実施されるようになった。職員の配置は、小規模デイケアの場合は、兼任可の精神科医1名と看護師1名、専任の作業療法士または精神保健福祉士または臨床心理技術者のうち1名とあり、合計3名以上が必要とされている。

小規模デイケア
定員は30名。

大規模デイケア
定員は50名ないし、70名である。

［3］内容

　デイケアは、プログラムというグループ活動を単位として、1日の活動が決められて運営されている。プログラムは、メンバー（通所者）のニーズに沿って多様なものが用意されている。疾病や薬物療法、健康管理などの医療的な情報を提供するものや、SST、就労プログラムの他、カラオケ、スポーツ、リラクゼーション、ダンス、生け花、茶道、料理など、日常生活にある活動も取り上げる。

　また、こうしたプログラム活動の中で、スタッフとメンバーを交えたミーティングを行う。ミーティングでは、新規のプログラムや内容の見直し、

行事についての話し合いがもたれたりする。朝のプログラム開始時や、終了時のミーティングなども、一日の生活のリズムを自覚したり、デイケアのメンバーとしての所属意識を高めたりすることに役立っている。必要に応じて、デイケアの中で生じた問題を解決するためのミーティングが行われることもある。

　利用者はこのようなグループ活動を通じ、集団の力動を得ながら成長する。その成長過程では、個人活動では体験できないグループならではの感情体験を伴う。そこにデイケアスタッフが寄り添いながら支援を行うことが不可欠となる。

　また、デイケアは個別の相談を受け付けている。デイケアで提供されるプログラムは全員参加を前提としているが、デイケアに通い始めてなかなか集団の中に入れなかったり、あるいはプログラムに参加できるほど体調が安定しなかったり、また緊急性の高い個人的な相談事を抱えている場合などは、臨機応変にスタッフが個別相談を実施しているところが多い。また通所できないメンバーとは電話相談を行っている場合もある。このようにデイケアは、グループの力動を用いた支援だけではなく、必要に応じて個別関係を通した支援も実施しているところである。

　デイケアは、精神科医や看護師などの医療従事者と作業療法士や臨床心理技術者そして精神保健福祉士などの多職種のスタッフで運営され、お互いが連携しながら機能しているところである。したがって医師の診療時間に十分に話せなかった場合でも、臨床心理技術者や精神保健福祉士などがデイケアで補完的に話を聞くことができる。しかもスタッフが複数いるため、メンバーが話しやすいスタッフを通して医療や生活面の相談を受け付けることができる。それによってそのスタッフは同僚の看護師や精神保健福祉士などに相談内容を伝え、それぞれの専門職から直接対応してもらえるように依頼することもできる。したがって、多職種からなるデイケアスタッフに求められるのは、コミュニケーションが通い合うチームワークづくりであるといえる。そうすることで初めてメンバーを総合的に「生活者」として支援することができる。

［4］機能

　精神科デイケアの具体的な役割として「治療の場としての機能」「社会復帰を目指すリハビリテーションの場としての機能」「居場所としての機能」などをあわせもつことが求められている。これにより、多様な通所者のニーズや病状に応え、入院をできるだけ防止する働きを担っている。特にデイケアに通うことで、外出する機会を増やし、その街を知り、街に慣

れる機会を増やすことにつながる。また、デイケアで同じ仲間と接する機会を提供し増やすことが、精神疾患の理解や受容を進めることにもつながる。そのような段階を経るうちに、デイケアが「安心していられる場」となり、改めて人生や生活の回復を目指すことができるようになる。そして、

第三次予防
リハビリテーションや社会復帰。

第三次予防となる適切なリハビリテーションを行い、社会復帰の促進を図る機会を提供する場となるのである。

　一方で家族にとっても、患者がデイケアに参加してくれることで精神的な負担を軽減することができる。このような「安心できる環境」を提供できるのもデイケアがさまざまな場との連携が可能だからである。

D. 精神科診療所デイケアの実際

　デイケアのニーズはさまざまである。たとえば、急性期で症状の悪化をくい止め改善したい人、回復期で病状の一層の安定化を必要としている人、慢性期で再発防止段階にいる人、リハビリテーションを必要としている人など多岐にわたる。それと同時にデイケアは、「昼間の居場所」「仲間と交流する場所」「情報を提供・共有する場所」「家族によるストレスから逃れる場所」など多くの役割を担っている。

ナイトケア

　ナイトケアは、午後4時～8時（計4時間）に実施されるもので、昼間は就労したり、地域の別の施設を利用していたり、保健所のデイケアに参加した後に、夕方から夜にかけて孤立しがちな生活を防ぐ場所として機能している。プログラムとして夕食をつくるところも多い。そしてでき上がった夕食をスタッフも交えて食べることによって、日本独特の家族のような団らんが生まれて、仲間意識が芽生え、「安心感」を共有できる場ができ上がる。そのことは、精神疾患の治療にも大いに効果がある。

デイナイトケア

　デイナイトケアは合計10時間に及ぶもので、「部分入院（デイホスピタル）」とみなされたりもするが、退院直後や症状が不安定な場合は、医療従事者を中心としたケアを外来の通院で長時間受けることができることは、大きな利点といえる。

ショートケア

　ショートケアは実施時間が3時間で、リハビリテーションがデイケア外の地域の社会資源でも行われる場合に有効である。たとえば、地域の就労支援プログラムと3時間実施のショートケアを上手に組み合わせて利用することで、ストレスをうまく回避しながら就労支援を実現することができる。ショートケアは、地域の他の社会復帰のための社会資源を複合的に利用できる機会を提供しているといえる。

デイケアが対象とする精神疾患

　またデイケアは、その対象とする精神疾患が、統合失調症をはじめとし

て躁うつ病やうつ病などの気分障害、摂食障害やパニック障害、人格障害、アルコール依存症や薬物依存症など多様化している。特にアルコール依存症や薬物依存症などを対象としたデイケアも増えている。そして最近では発達障害を対象にしたデイケアも存在するようになってきている。

　最近では、うつ病や躁うつ病などの気分障害や適応障害などで就労を継続することが難しくなり、休職となった方々の職場復帰を支援する「リワークプログラム（職場復帰プログラム）」を専門に提供するデイケアも増えてきている。具体的な内容は、休職中の対象者がプログラムに継続的・規則的に通いながら、仕事に必要なデスクワーク業務をデイケアの中で模擬体験する場を提供するものである。そして会社の業務に欠かせない出社時間の管理（遅刻や欠席の防止）や休憩の取り方（仕事中の服薬）、上司や同僚などとのコミュニケーションの練習も用意されている。このリワークプログラムは、復職を可能にするだけではなく、再発防止にも焦点を当てている。そしてリワークプログラムでは、デイケアの特色である集団の中で実施されることで、自然な人間関係の中で自分の対人関係の傾向に気づくことができる。そしてまた、当事者同士の支援（ピアサポート）の意義を、体験を通して理解することができる。

リワークプログラム（職場復帰プログラム）

ピアサポート

E. 精神科診療所デイケアでの精神保健福祉士の役割

　デイケアにおける精神保健福祉士には、まずグループダイナミックス（集団力動）を活用して、プログラムやデイケアのミーティングを運営・サポートすることが求められる。それによって、メンバー自身が対人関係に必要な技能に自信をつけたり、学習したりするのを側面から支援することができる。そして同時に孤立から孤独を感じる傾向の高かったメンバーには人の中にいることの安心感を少しでも多く共有してもらえるようにグループを一緒に運営することが大切になるといえる。

　精神保健福祉士には、医師の指導の中で看護師などの他の医療従事者と関係を構築し、メンバーの病状の安定と社会性維持を意識したかかわりが必要とされる。そして病状が比較的安定したメンバーには社会性を向上する機会を共に見出し、社会参加を促進するように他機関と連携しながら、側面からの支援を行う役割がある。

　精神保健福祉士には、医療機関である精神科診療所やデイケアで「生活者の視点」をもってかかわることがその専門職としての独自性を維持するうえでも求められている。精神保健福祉士が医療従事者の価値観を尊重することは必要であるが、それに同調して「生活者の視点」を忘れて、せっ

グループダイナミックス（集団力動）
集団において作用する諸力、たとえば、個人と個人、集団と個人、集団と集団などの間に生じる相互の力動的関係。

生活者の視点

かく就労の機会を得ようとしているメンバーに「病状の安定」ばかりを優先させた支援をしてはならない。病状の不安定さの中において本人の生活環境の見直せる点は見直し改善し、就労することのプラスの点を十分に提示して本人とともに就労につながる努力は続けなければならない。

F. 精神科診療所およびデイケア実習のポイント

　精神科診療所およびデイケア実習の目標設定で大切なことは、病院での実習より患者やデイケアのメンバーの顔がよく見える環境であることから、来院する人との出会いや関係から、その人を理解することである。たとえば、地域に開かれた診療所のデイケアのメンバーが何を求めて通所して来ているのかを、一人ひとりのメンバーとの関係を築く中で理解することが大切である。何を求めて通所するかは、みな異なるものである。そして通所するメンバーのかかえている精神疾患や、その疾患の程度、生活環境や状況も実に多様である。したがって、「精神疾患をかかえる人」と一括りにせず、メンバー一人ひとりと丁寧な関係づくりをすることから始め、その人を理解する姿勢が大事である。

　デイケアは、プログラムを中心にして運営されているので、個別支援の視点でメンバーをみることは難しいように見えるが、実習中において、個別支援がどのように行われているのかを学ぶことはできる。その際、実習担当のスタッフに、デイケアでの個別支援の実際をよくたずねてみることが必要である。

　また多くのデイケアのスタッフは白衣を着ておらず、普段着でメンバーと関係を築いている。すると、初めてデイケアに入る実習生は、専門家としてメンバーとの関係に引かなければならない境界をどの程度引いたらよいか、実習を重ねるにつれて大いに悩むことになる。自分のことを棚に上げて相手のことばかりを一方的に聞くわけにはいかなくなる。相手のことを知るには、自分のことも話さなければならないことがある。そして自分のことを話し過ぎたりすると、だれを支援するための実習なのか、わからなくなる。そこで大事なことは、自分と相手との境界について悩むことで、常に境界を意識する体験を積むということである。この体験をすることで、サリバンのいう「関与しながらの観察」が身につくといえる。

　デイケアのスタッフは、基本的には看護師であれ精神保健福祉士であれ、プログラムを実施しているときは、プログラムを運営しながら、一緒に料理をしたりカラオケを楽しんだりする。専門職から離れているように見えるが、その活動の中でもそれぞれの専門的な視点でメンバーの様子をきち

サリバン
Sullivan, Harry Stack
アメリカの精神科医・精神分析医。障害は対人関係の中で認識され、その治療も対人関係の中で初めて可能であると人間関係を重視した。

関与しながらの観察
障害をかかえている人が置かれている環境のなかに共に参加し、同じ現実のなかで相手の感情や言動を理解する姿勢。

んと把握しているのである。精神保健福祉士の場合ならメンバー本人の健康状態を視野に入れながらも、「生活者の視点」を保ち、メンバー自身が自らのストレングスを伸ばし、主体的に回復のプロセスを歩めるように支援することが求められる。そうした点を含めて、精神保健福祉士のメンバーへのかかわりをよく観察し学んでいく姿勢が必要である。同時に精神保健福祉士とだけかかわるのではなく、積極的に看護師や臨床心理技術者など他の専門職ともかかわりをもって、多職種で一つのチームを組んで支援することの意義や難しさを、少しでも体験的に学ぶ姿勢が求められる。

　また、精神科診療所やデイケアでは、初めて来院する患者やメンバーにインテーク（受理）面接を行っている。実習生にインテーク面接を行わせるところはまだ数は少ないが、実習オリエンテーションの際にインテーク面接を行わせてもらえるのか、あるいは陪席（そばで見学）が可能なのかを実習担当者にたずねてみることは必要である。もし、インテーク面接を行わせてもらえるならば、あらかじめ、インテーク面接で何をたずねるのかを十分に実習担当者から聞き、練習を重ねてから臨むとよい。さらに精神科診療所では、外来の患者およびデイケアのメンバーに訪問看護・指導を行っている場合がある。その場合、同行させてもらえるかどうかを、実習担当者にぜひたずねてほしい。同行が可能ならば、スタッフの訪問のやり方、たとえば、訪問の際の会話などを積極的に学んでほしい。

　精神科診療所やデイケアは、地域の保健所や社会復帰を目的とした社会資源とも連携している。実習の際には、こうした他機関との連携の実際にも目を向け、可能であるならば、連携先を訪れて双方から学べるとよい。

■ 理解を深めるための参考文献
● 日本デイケア学会編『新・精神科デイケア Q & A』中央法規出版，2016.
　精神科デイケアについての歴史や仕組み、デイケアの実際と運営など現場の視点も十分に踏まえて解説された実践の書の改訂版。

注）
(1)　公益社団法人日本精神保健福祉士協会『精神保健福祉士業務指針及び業務分類（第2版）』2014，p.108（2017年10月31日取得）.
　　　http://www.japsw.or.jp/ugoki/hokokusyo/20140930-gyoumu2.html
(2)　認知症治療病棟の施設基準の中に、「当該保険医療機関内に専従する精神保健福祉士または専従する臨床心理技術者が1名以上」とある。
(3)　同じく施設基準で、「入院から60日以内は1日につき1450点、61日以上1180点」とされている。
(4)　渡部律子『高齢者援助における相談面接の理論と実際』医歯薬出版，1999，pp.157-190.

コラム　デイケア実習で学ぶもの

　精神保健福祉士の実習は、他職種の実習と比較して実務を経験する機会がほとんどない。一対一の面接、グループワークの実施などを経験できる実習生はほとんどいない。そのため、実習で学べることが限られてしまうのが現状である。それでは、デイケア実習では何を学ぶことができるのだろうか。それは、対象者と向き合い、理解しようとする姿勢ではないかと筆者は考えている。

　実習生はデイケアという構造化された場所で、対象者と活動しながら、苦楽を分かち合う生活者の視点を学ぶ。一方で、対象者の課題解決を支援し、対象者の持つ健康的な側面を引き出していく支援者としての視点を学ぶ。つまり、実習生には、生活者と支援者という両方の視点を持ちながら、一人の人間として対象者と向き合い、理解しようとする姿勢が求められる。

　ある実習生は、対象者とコミュニケーションをとるという漠然とした目標を立て、実習に参加し始めた。彼女は、美術グループに参加をする中で、対象者の作品をうそでも褒めるべきか、という疑問を感じた。

　筆者は以下のように指導した。うそで褒めると対象者に伝わり、対象者を傷つけることさえある。グループワークの目的の一つは、対象者の健康な側面を引き出すことである。そのためには①自分が率直に感じたこと、「色使いが多彩だ」「真面目に取り組んでいる」などを整理し、対象者が持つ強みを探すこと、②対象者の目標や、自分と対象者との関係の形成度合いを吟味した上で対象者にその強みを伝えること。彼女は、感じたことを整理し、対象者の健康な側面に焦点を当てながらかかわりを持つようになった。

　このようにデイケア実習は、対象者と向き合い、支援に必要な関係の築き方、多角的な理解の仕方などを学ぶ機会であり、それは精神保健福祉士の基礎となるものである。

（港区立障害保健福祉センター　精神保健福祉士　石川洋平）

第4章 障害福祉サービス事業所における実習

1
障害者総合支援法に基づく
障害福祉サービスの現状を学ぶ。

2
就労支援にかかわる施設と支援のあり方を理解し、
実習のポイントを学ぶ。

3
居住支援の事業を理解し、
実習におけるポイントを学ぶ。

4
精神障害者を
「地域で暮らす一人の生活者」として捉え、
そこでの支援を学ぶ。

1. 障害者総合支援法と障害福祉サービス

A. 障害者自立支援法〜障害者総合支援法成立までの経過

国際障害者年

　日本の障害者施策は、1981（昭和 56）の国際障害者年を契機として、1982（昭和 57）年「障害者対策に関する長期計画」、1993（平成 5）年「障害者対策に関する新長期計画」、1993（平成 5）年「障害者基本法」の制定へと進んだ。1996（平成 8）年に、身体障害者福祉、児童福祉、精神保健福祉の 3 分野で合同企画分科会が開催され、①身体障害、知的障害、精神障害による施策の統合化、②介護保険制度の導入と障害者施策の再整理、③21 世紀に向けた社会経済の変化、国民意識の変化への対応などが検討された。1997（平成 9）年の中間報告「今後の障害者保健福祉施策の在り方について」を受けて、2002（平成 14）年、社会保障審議会障害者部会精神障害分会が「今後の精神保健医療福祉施策について」で、「入院医療主体から地域における保健・医療・福祉を中心としたあり方へ転換するための各種施策を進めること」などの基本的枠組みを示した。同年、障害者基本法に基づいて、2003（平成 15）年度から 2012（平成 24）年度までの「新障害者基本計画」では、障害者施策の基本的方向性として、①社会のバリアフリー化、②利用者本位の支援、③障害の特性を踏まえた施策の展開、④総合的かつ効果的な施策の推進の視点が提示された。その後、社会福祉基礎構造改革の理念の基に 2003（平成 15）年に支援費制度が施行され、措置制度から「契約によるサービス利用」の個別給付方式が導入されると利用者が急増して財源の不足が生じ、介護保険制度との統合も視野に入れて、2006（平成 18）年に障害者自立支援法の施行に至った。

障害者基本法

社会福祉基礎構造改革

障害者自立支援法

障害者総合支援法

　その後、2012（平成 24）年の改正で「障害者の日常生活及び社会生活を総合的に支援するための法律（障害者総合支援法)」に改められた。

B. 障害福祉サービス提供システム

　障害者自立支援法の趣旨は、三障害について障害の種別や程度にかかわらず、障害福祉サービス体系、公費負担医療の利用の仕方を一元化し、国の財源の確保と、受けたサービスに基づいた利用料の徴収によって、安定した福祉サービスが提供できる体制をつくることにあった。障害者総合支

援法では、法制度の仕組みそのものは障害者自立支援法と同様であるが、以下の内容となった。

①市町村を基本とする一元的なサービス提供。
②福祉サービスに係る自立支援給付等の体系は、「介護給付」「訓練等給付」「地域生活支援事業」の3体系となる。
③入所施設や病院で24時間生活する形態を変え「日中活動系サービス」「居住系サービス」「訪問系サービス」に区分。
④障害者に対する就労支援の強化。
⑤障害福祉サービス支給決定の透明化と明確化を目的とした障害程度区分の認定を、支援の程度を判定する障害支援区分認定とし、ケアマネジメントの実施。
⑥障害福祉サービスを安定・継続して供給するため国と都道府県の費用負担と利用者の応益負担は、応能負担に変更となる。

介護給付
訓練等給付
地域生活支援事業
ケアマネジメント
応能負担

自立支援法以前の旧体系による施設は2012（平成24）年3月までにすべて新体系福祉サービスへ移行することになった。施設体系を個々の福祉サービスに転換することは、従来の「福祉施設」から福祉サービスを提供する事業所として機能することを求められ、福祉事業を行ってきた関係者は大きな意識改革を迫られた（図4-1-1）。

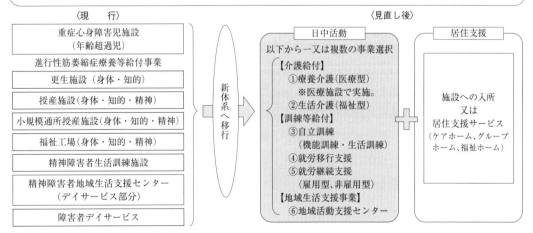

図4-1-1　施設・事業体系の見直し

出典）厚生労働省ウェブサイト「新たな障害福祉サービスの体系」http://www.mhlw.go.jp/bunya/shougaihoken/jiritsushienhou02/3.html（2011年8月30日取得）．

C. 障害福祉サービス事業所の現状

［1］相談支援事業

　利用者の意識が、施設利用から本人にとって必要なサービス利用へと変化し、相談から具体的な日常生活支援へのプロセスを、利用者とサービス提供者が共にサービス利用計画書に基づいて確認し、支援の透明化、共有化が図られるようになった。ケアマネジメントの手法を活用したスタッフの支援スキル向上が求められている。

　相談支援として「計画相談」「地域相談」「障害児相談」があり、相談機能をマネジメントする基幹相談支援センターが設置されている。

［2］就労支援サービス

　就労支援は、自立支援法制定以来、最も強化されたサービスといえよう。障害者雇用促進法の改正で 2018（平成 30）年 4 月から精神障害者が法定雇用率の対象となる。

障害者雇用促進法

法定雇用率

就労移行支援

就労継続支援 A 型（雇用型）・B 型（非雇用型）

　就労支援には、就労移行支援、就労継続支援 A 型（雇用型）・B 型（非雇用型）の 3 種類がある。就労移行支援サービスは、福祉的就労から一般就労を目指すもので、利用期限は原則 2 年だが、1 年の延長は認められている。労働と福祉施策を連動させて関係機関と連携しながら支援を進めている。しかし、利用者が就労すると福祉サービス事業所を退所することになり利用者の人数が減る。利用者が補充されないと事業所の収入は減ってしまう。熱心に支援すればするほど、このような奇妙な現象が起きている。就労して職場に定着するまでの支援も欠かせない。2018（平成 30）年 4 月から、職場定着支援が制度化されることとなった。

　就労継続支援 A 型は、旧体系の福祉工場に相当する。利用者に最低賃金を支払い、雇用契約を交わしている。労働者でもあり福祉サービスを受けている利用者でもある。対象は「一般就労が困難な人」としているが、事業所の業種を自ら選んで利用する人もいる。就労と生活の一体的支援が求められる。

工賃倍増計画

　就労継続支援 B 型は、就労に関する訓練型の事業所であるが、国は「工賃倍増計画」の提出を事業所に義務づけており、利用者の工賃アップが課題となっている。

［3］居住支援サービス

共同生活援助（グループホーム）

　居住支援は、共同生活援助（グループホーム）と地域生活支援事業の福祉ホームとなっている。2014（平成 26）年より、共同生活介護はグルー

プホームに統合された。グループホームは2年の利用期限のため、退去後の生活を描きながら計画的な支援が求められる。夜間や休日、共同生活を行う住居で相談や日常生活上の援助を行う。

［4］地域活動支援センター

地域活動支援センター

　小規模作業所の移行先の一つである。既定の制度の枠組みに束縛されず、当事者と関係者が共に築いてきた活動を継続させているところも多い。地域交流は、地域特性を生かして関係を築き、まちづくり、地域づくりの主要な役割を果たしている。生活していくうえで居場所は誰にとっても必要不可欠なもので、その提供は地域生活支援の原点である。福祉サービスの受け手と送り手の立場を越えた市民としての集まりが保障された場所でもある。

D. 改革の方向と今後の障害福祉サービス事業

　2009（平成21）年12月8日に「障がい者制度改革推進本部」が設置され、「障がい者制度改革推進会議」によって基本的方向と推進課題として、障害者の地域生活の実現とインクルーシブな社会の実現、障害の定義の見直し、障害者基本法の改正とその推進体制、障害を理由とする差別の禁止に関する法律制定、障害者自立支援法に代わる「障害者総合支援法」などが検討され、障害者基本法の一部改正（2011〔平成23〕年8月5日公布、一部を除き施行）も行われた。

インクルーシブな社会
障害があっても社会の一員であり、健常者と同じ権利を保障する共生社会のこと。2006（平成18）年に国連で採択された障害者権利条約で謳われている。インクルーシブ（inclusive）とは「包括的な」という意味。

発達障害

　改正では、障害者の定義の見直しがあり、精神障害の中に発達障害が含まれた。今後、福祉サービス事業所は、発達障害者がニーズに応じて福祉サービスを利用できるよう、障害の理解、支援スキルの向上に努める必要がある。

　2011（平成23）年6月に厚生労働省から「相談支援体制の充実・障害児支援の強化等（基本的枠組み案）」（以下、改革案という）が提示された。今後の施策の方向性を示唆しているので重要な点を挙げておく。

［1］相談支援の充実

　支給決定段階における相談支援事業所のより積極的な活用として、これまで、サービス利用段階で支給決定後のサービスに結び付く、継続した支援が不足していたので、それができるようにサービス利用計画作成費（個別給付）が制度化された。サービス利用計画書の作成とサービス提供が適切に行えるようケアマネジメント手法を機能させ、相談支援スキルを向上

させる必要がある。基幹相談支援センターが設置され、指定相談支援事業所が「計画相談」「地域相談」「障害児相談」と三つの機能に分けられた。

［2］地域移行・地域定着支援の個別給付化

地域移行・地域定着支援事業

　長期入院者や施設の長期入所者に対する精神障害者地域移行・地域定着支援事業は、2012（平成24）年4月から補助金事業でなく個別支援給付事業に変更となった。それによって、これまで地域活動支援センターや相談支援事業所が実施してきた活動や、当事者の互助活動として成果を上げ

ピアサポーター

てきたピアサポーターの活動が充実してきている。当事業は、ようやく障害者の地域生活支援システムの一つとして機能してきたと言える。2018（平成30）年度から地域定着支援の強化策として、定期的な巡回訪問や

自立生活援助事業

随時の対応により支援を行う「自立生活援助事業」が新設される。

［3］協議会

　障害者自立支援法87条1項に基づき、厚生労働省は2006（平成18）年6月、厚生労働省告示第395号「障害福祉サービス及び相談支援並びに市町村及び都道府県の地域生活支援事業の提供体制の整備並びに自立支援給付及び地域生活支援事業の円滑な実施を確保するための基本的な指針」を出し、地域のネットワーク構築に協議会の果たす役割が大きいことを明文化した。しかし、障害者自立支援法の中では明確に位置付けられていなか

都道府県自立支援協議会

ったため、国は積極的に都道府県自立支援協議会、地域自立支援協議会（市町村）の設置を呼びかけ、研修会などを実施してきた。2012（平成

協議会
地域の実情に合わせて柔軟に会の名称を変更できる。

24）年の改正では法制化され、「協議会」として都道府県、市町村に設置の努力義務が課された。

　協議会は、①情報、②調整、③開発、④教育、⑤権利擁護、⑥評価の六つの機能をもっている。これらを有機的に機能させ、地域で生活する人々が、ライフステージにおいて必要なサービスを受けることが可能となるような地域を構築していく大変重要な組織である。構成員には福祉サービス事業所の関係者や当事者が参加することとしている。直接さまざまなサービスを提供している立場から積極的な参加が望まれる（図4-1-2）。

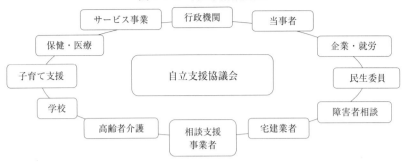

図4-1-2　自立支援協議会

[4] 障害者福祉サービス事業所への期待

　2014（平成26）年に改正された障害者総合支援法は、共生社会の実現をめざして、障害児・者の学習の機会、生活・社会参加の機会を確保するために社会的障壁や社会的排除をなくしていくと共に、一人ひとりの生きづらさや困難な生活状況を改善していくために必要な支援を充実していくことを目的としている。福祉サービスを提供する事業所は法制度を活用しながら、利用者のニーズを第一に尊重し、利用者の主体性を引き出し、より質の高いサービスを提供していくことが求められている。

参考文献
- 「障がい者制度改革推進本部等における検討を踏まえて障害者福祉施策を見直すまでの間において障害者等の地域生活を支援するための関係法律の整備に関する法律」（厚生労働省主幹局長会議資料）2011年6月30日.
- 『精神障害のある方のための早わかり障害者自立支援法』全国精神障害者家族会連合会，2007.
- きょうされん障害者自立支援法対策本部編『これだけは、知っておかなきゃ―新制度のあらましと応益負担への対応』障害者自立支援法緊急ブックレットシリーズ2，きょうされん，2006.
- 「社会福祉法人が提供する障害福祉サービスの在り方に関する提言について」全国経営協・障害福祉事業経営委員会，2015.

2. 就労支援

自立支援給付

地域生活支援事業

　障害者総合支援法では、自立支援給付と市町村事業としての地域生活支援事業に分けられる。就労支援サービスは自立支援給付の中の訓練等給付に位置付けられている。障害者自立支援法施行以前（以下、旧体系）における授産施設、福祉工場は、就労支援の新体系では、就労移行支援事業、就労継続支援事業Ａ型（雇用型）とＢ型（非雇用型）に再編されている。

　これまで障害種別ごとに異なる法律に基づいていた福祉サービスは、共通の制度のなかで提供されることとなり、利用したサービス内容と所得に応じた負担を利用者に求め、福祉サービス事業所は、提供したサービスに応じて、法律上基準を定められたサービス料金を得る仕組みとなっている。

　実習では、実習先の就労支援事業所が、旧体系から移行したところ、新体系から事業所としてスタートしたところなど、どのような経過をたどって現在の活動を展開しているのか、事前学習の段階から学んでほしい。

　ここでは就労移行支援、就労継続支援Ａ型（雇用型）とＢ型（非雇用型）の三つのタイプの事業について概要を解説し、最後に旧体系施設ならびにそれぞれのサービスを組み合わせて利用する場合の例を紹介する。

A. 就労移行支援事業

［1］就労移行支援事業の概要

（1）サービス内容

　就労を希望する65歳未満の障害者であって、通常の事業所に雇用されることが可能と見込まれる者につき、生産活動、職場体験その他の活動の機会の提供その他の就労に必要な知識および能力の向上のために必要な訓練、求職活動に関する支援、その適性に応じた職場の開拓、就職後における職場への定着のために必要な相談、その他の必要な支援を行う。

（2）主たる利用対象者像

　就労を希望する65歳未満の障害者であって、通常の事業所に雇用されることが可能と見込まれる者。具体的には次のような例が挙げられる。

①就労を希望する者であって、単独で就労することが困難であるため、就労に必要な知識および技術の習得もしくは就労先の紹介その他の支援が必要な65歳未満の者。

②あん摩マッサージ指圧師免許、はり師免許または灸師免許を取得することにより、就労を希望する者。

（3）職員の人員配置基準

職員の人員配置は以下で、定員・1日の実利用者数によって基準が定められている。

①サービス管理責任者　1名以上（利用者数60名以下）

②職業指導員・生活支援員・就労支援員　各1名以上

③管理者　1名

（4）特徴

・最低定員20名以上

・工賃の支払い

生産活動における事業収入から工賃として従事している者に支払う。

・職場実習

利用者が個別支援計画に沿って職場実習を実施できるよう実習の受け入れ先を確保する。

・求職活動支援・職場開拓

公共職業安定所、障害者就業・生活支援センターなど関係機関と連携し利用者が行う求職活動を支援する。また、利用者の就労に関する適性やニーズに応じた職場開拓をする。

・職場定着のための支援

利用者の職場定着を促進する観点から、利用者が就労した後、定着するまでの間、定期的に連絡・相談などの支援を継続する。

（5）旧体系の施設例

授産施設、更生施設。

［2］事例紹介―実際の支援

（1）事例の概要

・Hさん：25歳男性、統合失調症、利用期間1年。

・利用目的：就職したいという希望を確認した上で受け入れ開始。

・利用開始時の様子：身だしなみを整えることができず、時間にルーズで遅刻が多い。遊びすぎたという理由で、欠席することも何度もある。

（2）支援方法

①庁内実習に取り組む

市町村が運営主体の就労支援センターがあり、その紹介で就職前準備訓練として庁内実習に取り組むことを筆者から勧めた。作業内容は社会福祉協議会の刊行物を作る仕事である。作業場所は役所で、印刷機の機械操作

> **サービス管理責任者**
> 利用者に質の高いサービスが提供されるように、関係機関をマネジメントし全体を管理する。

ジョブコーチ
job coach
就職に向けた相談から就職に向けての準備、および就職後のフォローアップまで一貫して支援する。

やメモのとり方、報告・連絡・相談のタイミングを学ぶ。事業所スタッフは実習前の面接に同行し仕事開始期におけるジョブコーチ的な役割として、仕事の感想などを聞いて不安感を軽減したり、実習先に必要な情報提供をしたりして、Hさんが実習先に定着できるよう支援をする。

郵便代行の作業にも参加し、仕事に取り組む習慣がついてきた様子が伝わってきたのでHさんにもその事をフィードバックする。

②企業見学と職場実習

本人が企業見学を希望してきたので、仕事のイメージを持つためいろいろな企業を見学し同行する。食事に関係した会社で働きたいという希望があり、職場での実習を開始。庁内実習と同様な支援をする。

③採用試験に臨む

職場実習の企業で募集があり、採用試験を受けることとなり面接に同行する。採用が決定する。

④Hさんの変化

庁内実習では、就労センターのスタッフもかかわり、就労に向けての課題を整理していった。ご本人の「自分はできている」という評価とスタッフの評価に相違があり、しばらく自分の仕事遂行の状態を客観的に理解することはできなかったが、郵便代行の作業がHさんの自信につながり、遅刻が減り、課題をしっかりと理解し、自分の意志を伝えられるように変化してきた。彼の「食事関係の仕事をしたい」という意志を引き出し、彼の仕事に対する積極性を伸ばす支援を行った。現在、採用が決定したことをとても喜んでおり前向きに仕事内容の練習をしている。

［3］就労移行支援事業所における実習のポイント

ストレングス
strengths
強み。利用者の問題・欠陥に焦点を当てるのではなく、その人自身の強さや地域の強さを強め、引き出す。

就労支援プログラム
事業所によって模擬面接・企業体験実習などさまざまなプログラムがある。

職場定着支援
就職した利用者が職場に定着できるように、職場での課題を改善するための支援。作業の向上のための支援や、事業主に対する助言なども行う。

就労移行支援の最も大きな特徴は、サービス提供期間が2年以内を標準としている点である。有期限の支援は、支援する側にとっても受ける側にとっても不安がある。生活歴や職歴を情報収集する過程で本人のストレングスを発見し、引き出して支援計画を立てた上で、就労支援プログラムを作成する。

また利用者を支援すると同時に、企業・職場実習先との信頼関係を構築していくことも求められている。就労した後の職場定着支援もあり、就労を支援することは施設内にとどまらず、利用者それぞれの職場へ出向くことが多いのが特徴である。各事業所がどのような点を工夫して支援しているのかなどを学ぼう。

利用者に対しては、これまでの生活史における就労経験（どのような仕事をしていたのか。その仕事はやりがいがあったのか否か）など利用者の

ニーズを正確にアセスメントし、利用者のニーズと受け入れ先のニーズを
マッチングさせていく技術が求められる。この点を丁寧に行わないと職場
への定着も成功しない。そして利用者の生活にとって働くとはどのような
意味をもっているのかを、利用者との会話やかかわりから学んでいくこと
が重要である。

アセスメント
assessment
利用者の問題点・課題点
などを全体的に把握し、
今後の援助方針・計画を
たてること。

B. 就労継続支援 A 型事業

［1］ 就労継続支援 A 型事業の概要

（1） サービス内容

　企業等に就労することが困難な者であって、雇用契約に基づき、継続的
に就労することが可能な 65 歳未満の下記の対象者に対し、生産活動その
他の活動の機会の提供、その他の就労に必要な知識および能力の向上のた
めに必要な訓練、その他の必要な支援を行う。

（2） 主たる利用対象者像

　企業等に就労することが困難な者であって、雇用契約に基づき、継続的
に就労することが可能な 65 歳未満の者（利用開始時 65 歳未満の者）。具
体的には次のような例が挙げられる。

①就労移行支援事業を利用したが、企業等の雇用に結びつかなかった者。

②特別支援学校を卒業して就職活動を行ったが、企業等の雇用に結びつか
　なかった者。

③企業等を離職した者等就労経験のある者で、現に雇用関係がない者。

特別支援学校
以前は、盲学校・聾学
校・養護学校は、特殊教
育を行う学校として学校
種として規定されていた
が、2007（平成 19）年 4
月 1 日からは同一の学校
種となった。

（3） 職員の人員配置基準

　職員の人員配置は以下で、定員・実利用者数によって基準が定められて
いる。

①サービス管理責任者　1 名以上（利用者数 60 名以下）

②職業指導員・生活支援員　各 1 名以上

③管理者　1 名

（4） 特徴

• 最低定員 10 名以上

• 雇用契約の締結

　利用者と雇用契約を締結し、労働基準法など関係法規を遵守する。

• 利用者および従業員以外の者の雇用

　事業者は、利用定員の 5 割に相当する数を上限として、利用定員とは別
に、障害者以外の者を雇用することができる。

• 実施主体

社会福祉法人

障害者の雇用の促進等に関する法律
略称は「障害者雇用促進法」。

事業の実施主体が社会福祉法人以外の者である場合は、もっぱら社会福祉事業を行う者でなければならない。また、障害者の雇用の促進等に関する法律44条に規定する子会社以外の者でなければならない。

(5) 旧体系の施設例

授産施設・福祉工場。

[2] 事例紹介―実際の支援

(1) 事例の概要

- Iさん：30歳代女性、統合失調症、利用期間2年、作業内容は家庭料理のお弁当の配膳。
- 利用目的：食事づくりの仕事が好きで、働いて生活保護をやめたい。
- 利用開始時の様子：とても真面目に一生懸命作業をする。手先も器用である。薬の量が多く状態も安定していないため、仕事上の判断をすることが難しく、調子を崩すこともある。病状が悪くなると、他の人の嫌なところが気になってトラブルになる。

(2) 支援方法

①作業指導

定例ミーティングや必要に応じて話し合いの機会を設け、各人が役割を意識化し、一般企業の組織に近い仕事の体制をつくる。

②面接

月1回、定期的に面接し、仕事に対する取り組み方の変化や日常生活について振り返る機会をもつ。

③ミーティングの開催

売上確認や作業について話し合うことによって、職場で働く意味や売り上げの計算方法、賃金の決定方法などを学ぶ機会を提供する。

④勉強会開催

当事者の主体的な事業への参画を目的として、当事者主催で勉強会を開催し学ぶ機会をつくる。

⑤Iさんの変化

面接のなかで、他の人に対して嫌になる時の自分の状況を支援スタッフとともに振り返り、嫌になる時は自分の調子が関係していることに気づく。そのことによって、嫌になった時も「自分の調子が悪いのかな」と考えられ、攻撃的になることが徐々になくなる。仕事に対してとても積極的になり、自ら率先して会議でも発言し、売上のアップや経費削減のためにさまざまな意見を積極的に述べることができるようになる。休日出勤も積極的に参加し、病状も安定してきてトラブルをおこすことはなくなった。

調子が安定したIさんの真面目な仕事姿勢に応じて、支援スタッフはIさんの目標に応じて業務を増やし、収入が増えるように支援している。本人は、この職場で働くのが楽しい、一生懸命売上を伸ばし、自分の所得を増やしていきたいと積極的に働いている。

[3] 就労継続支援A型事業所における実習のポイント

利用者と雇用契約を結ぶということがどのような意味を成しているのか、利用者側・雇用者側から考えておく必要がある。利用者は一労働者として働いている一方で、支援の対象者であるという側面もある。支援者はジョブコーチ的な役割や利用者の健康面、生活面での支援もするが、共に働く仲間の一人でもある。その時々の状況によって、スタッフの役割や立場を臨機応変に変えていくことが求められ、ソーシャルワーカーとしてケースワーク、グループワークの技術が問われる現場である。利用者のニーズと仕事のマッチングや、利用者、支援者、健常者で共に働いている人々が、（事業を発展させるために）各々どのような役割と立場を持っているのかを、共に現場で働くなかで学ぶ機会にしていただきたい。また、働く場でのワーカーの業務と役割とは何なのか、考察を深めてほしい。

> **ケースワーク**
> リッチモンド（Richmond, Mary Ellen）が提唱した一連の過程に基づいた社会福祉の個別援助技術。

> **グループワーク**
> グループで生じる相互作用を活用し、利用者の課題の解決やニーズの充足を図る集団援助技術。

C.就労継続支援B型事業

[1] 就労継続支援B型事業の概要

（1）サービス内容

通常の事業所に雇用されることが困難な障害者のうち、通常の事業所に雇用されていた障害者であって、その年齢、心身の状態その他の事情により、引き続き当該事業所に雇用されることが困難となった者、就労移行支援によっても通常の事業所に雇用されるに至らなかった者、その他の通常の事業所に雇用されることが困難な者に対して、生産活動その他の活動の機会の提供、その他の就労に必要な知識および能力の向上のために必要な訓練、その他の必要な支援を行う。

（2）主たる利用対象者像

就労移行支援事業等を利用したが一般企業等の雇用に結びつかない者や、一定年齢に達している者などであって、就労の機会等を通じ、生産活動にかかわる知識および能力の向上や維持が期待される者。具体的には次のような例が挙げられる。

①就労経験がある者であって、年齢や体力の面で一般企業に雇用されることが困難となった者。

②就労移行支援事業を利用（暫定支給決定での利用を含む）した結果、B
型の利用が適当と判断された者。

③上記に該当しない者であって、50歳に達している者または障害基礎年
金1級受給者。

④上記に該当しない者であって、一般就労や就労継続支援A型事業所に
よる雇用の場が乏しいまたは就労移行支援事業所が少ない地域において、
協議会等から意見を徴すること等により、一般就労への移行等が困難と
市町村が判断した者（平成27年度までの経過措置）。

(3) 職員人員配置基準

職員の人員配置は以下で、定員・実利用者数によって基準が定められて
いる。

①サービス管理責任者　1名以上（利用者数60名以下）

②職業指導員・生活支援員　各1名以上

③管理者　1名

(4) 特徴

・最低定員20名以上

・工賃の支払いについて

①生産活動における事業収入から必要経費を控除した額に相当する金額を、
生産活動に従事している者に工賃として支払う。

②工賃支払いの目標水準を、事業所が設定し、都道府県、市町村、利用者
などに対し公表する。

③毎年度の工賃の支払い実績額を、都道府県、市町村へ報告しなければな
らない。

④利用申込者に対し、直近の工賃支払いの実績額を提示しなければならな
い。

⑤事業所の平均工賃は、月額3,000円程度の水準を上回らなければならな
い。

・工賃の目標水準は、地域の最低賃金の3分の1の額を目安とし、かつ、
前年度の実績額以上とすることを目指すものとする。

(5) 旧体系の施設例

授産施設・更生施設・福祉工場。

［2］事例紹介―実際の支援

(1) 事例の概要

・Fさん：40歳代女性、統合失調症、利用期間3年、仕事内容はダイレ
クトメールの封入封緘作業。

・利用目的：安定して働ける力をつけていずれ一般就労したい。

・利用開始時の様子：本人は作業を自分のペースでしか行うことができず、周りを見て合わせることは全くできない。

(2) 支援方法

①作業についての振り返り面接を行う

　周囲のペースに合わせた作業ができないことに対して、継続して一緒に客観的に振り返りをする。

②得意先や連絡などの電話に出ることを提案し、開始する

③共同作業の場合など周りの人に声かけをしてもらう

④Ｆさんの変化

　仕事に慣れてきて積極的になり、周りをきちんと考えた仕事の仕方ができるようになる。就労移行支援事業に移行していくことに意欲的になってきた。本人を中心に、スタッフと共に就労移行支援事業所の利用を準備している。

[3] 就労継続支援Ｂ型事業所における実習のポイント

　対象者の年齢層の幅が広く、障害の種別もさまざまである。次へのステップの一つとして利用している人もいれば、少しでも多くの工賃（仕事をしたことで得られる給料）を得たいと利用している人もいる。ステップアップをしたい人に対してはその人がもっている力を充分発揮・伸ばしていけるようなストレングスの視点で作業場面にさまざまな工夫をし、支援していくことが重要である。一方で、この事業所で工賃を多く得たいと希望している人については、少しでも利益率の良い仕事を提供し、工賃が得られるようにしていくこと、また、仕事にやりがいを感じられるような機会を提供していくことが重要な支援となってくる。もちろん、そこに生活の支援も加わる。就労継続支援Ｂ型を利用する人達は、各々のニーズが多様なので、事業所や支援者が、各利用者のニーズを正確にアセスメントし、作業場面でそれを支援としてどのように生かしているのかを学ぶ機会にしてほしい。

D.旧体系施設

(1) 授産施設

　精神保健福祉法における社会復帰施設である。企業などに雇用されることが困難な者に対し、働く場や必要な訓練の提供によって社会復帰の促進を図ることを目的とした。通所型と入所型がある。

授産施設

精神保健福祉法

福祉工場

(2) 福祉工場

　精神保健福祉法における社会復帰施設である。ある程度の作業能力はもつものの、対人関係や健康管理、通勤の事情や障害に配慮した職場環境が整った職場がないなどの理由により、企業就労が困難な障害者を雇用して社会的自立を支援することを目的とした。

更生施設

知的障害者福祉法

身体障害者福祉法

(3) 更生施設・授産施設（知的障害・身体障害）

　知的障害者福祉法、身体障害者福祉法における施設である。18歳以上の知的障害者を保護するとともに、日常生活自立のための指導・訓練を行うことを目的とした入所および通所施設や、身体障害者にリハビリテーションや職業訓練を行う施設などがある。

E. 各々のサービスを組み合わせて利用する場合

　A.〜C.で述べた三事業は、障害者総合支援法の訓練等給付の福祉サービスにあたる。訓練等給付を受けるためには、障害認定を受け市町村より支給決定が出たら、受給者証を交付してもらう（サービス利用希望があっても、市町村の判断で支給されない場合もある）。

　訓練等給付費は、1日単位での給付（月額＝利用日数×給付単位が給付され、その一部を利用者が利用料として負担する）となる。

(1) 就労継続支援A型事業所を利用しながら就労移行支援事業所も利用希望

　Aさんは、午前中は仕事をしてお金を稼ぎたい。午後は就労移行支援事業で就労の準備をしたい。

　→利用不可（1日単位の給付となるため、半日毎の利用はできない）。

(2) 就労継続支援B型事業所を利用しながら就労継続支援A型事業所も利用希望

　Bさんは、A型で働きたいが不安もあり、慣れた環境を使いながら週に何日かA型で働きたい。

　→日毎の利用で、支援計画に沿った利用であれば可能。支給決定もB型14日・A型14日などという形で給付される。その際、支援計画はいずれA型で働けるようになるための併用利用であることが明示されていなければならない（市町村によって判断が違う場合あり）。

地域活動支援センター
自立支援法の地域活動支援事業に位置づけられ、創作的活動や生産活動の機会を提供するとともに、社会との交流を促進する。

(3) 就労移行支援事業所を利用しながら地域活動支援センターも利用希望

　Cさんは、就労移行支援事業所を利用しているが、生活の相談や話を聞いてもらう場所がほしい。

→利用可能。地域活動支援センターは訓練等給付事業ではなく、市町村の地域生活支援事業のため、支給決定を受けずに利用できる。

F. 終わりに

　実習生が、就労支援事業所での実習後に述べる感想として多いのが、「ワーカーが何をしているのかわからない」「バイトしている感覚です」というものである。「面接をする・電話相談を受ける」などのみがワーカーの仕事であると認識している学生に多い。働くことの支援とはどのようなものなのか、ソーシャルワーカーの役割とは何か、実習に入る事業所に制度上どのような特徴があるのかなどを理解しておく必要がある。就労移行支援事業・就労継続支援A型事業・就労継続支援B型事業、それぞれの特徴、障害者総合支援法やその他の制度なども同様である。幅広く多様な視点で実習に臨んでほしい。

■理解を深めるための参考文献
- 大山泰弘『働く幸せ―仕事でいちばん大切なこと』WAVE出版，2009.
  日本理化学工業での、障害者雇用実践の様子が紹介されている。チョーク工場での仕事を通し、障害者の働くことへの意味について学べる。
- 特定非営利法人「ソレイユ」と12人の支援者『「はたらく・働き続ける」をあたりまえに』特定非営利法人「ソレイユ」，2007.
  障害者の就労支援やジョブコーチにかかわる人のため、Q＆A方式でわかりやすくまとめられている。
- 社団法人日本精神保健福祉士協会『みんなで考える精神障害と権利』2011.
  ワーカーとしてその人らしい生活や人生を送ることができるようになることを権利の回復ととらえ、権利についてQ＆Aでわかりやすく紹介している。

 働く利用者から学ぶ

　実習で、利用者とかかわり、障害について学ぶ。また、施設の運営や制度などについても学ぶ。多くのことを学ぶ大切な機会であるが、私は実のある実習とは、深く考察し自分に気づくことではないかと考えている。

　ある大学の実習生として12日間就労継続支援A型事業所に実習に入ったAさん。実習の振り返りでは、「『障害者は何もできない』と思い込んでいたことが、はずかしいと思います」と感想を話してくれ

た。利用者はできないことが多い、コミュニケーションがとれない、仕事もできない、ワーカーはできないことを教えていくことやサポートしていくことが仕事だと考えていたそうだ。

実際に、働く場での実習に入り、普通に会話も成り立ち、仕事もこちらで教えなくても逆に教えてもらうことを体験し、自分のなかにあった障害者と呼ばれる方に対してのイメージと現実との違いに気づいたようである。

自分が『障害者は何もできない』と思っていたこと自体が、障害者への偏見であったのではないかとAさんは強く感じ、自分のなかにあった偏見に目を向け、偏見をもった理由についても深く考察していた。

どうして「何もできない」というイメージになったのか聞いてみると、「自分のなかにある偏見は、教科書上での『障害者は何もできない』というイメージや、道端の奇声や変わった行動を見聞きしてのイメージでした」という。「そういうイメージをもっていたことは、はずかしいし間違っていた。偏見だったと思います」というAさん。でも、そのイメージが一般社会の考え方なのではないかと筆者は一緒に考え、その偏見をなくすために、社会に伝えていくことも、ワーカー（精神保健福祉士）としての大切な役割であると話した。

自分を見つめるということは、なかなか難しい作業である。実習に限ったことではないが、問題だけを見つめるのではなく、どうして自分がそのように思うのかも掘り下げられると、自分の気づきになるのではないだろうか。「利用者から学ぶ」という一面には、自分への気づきも含まれていると考えている。

（社会福祉法人豊芯会　西　裕子）

3. 居住支援

A. 居住支援とは

精神障害者の生活では「医（衣）・食・住」が基本的な要件といわれ、医療の重要性が強調される。武田によれば、福祉事業における生活支援で

は、その人らしい「生き方」で生きがいや幸せを感じられる場や機会を得られるよう、主に「くらし」を支援する。この「いのち」「くらし」「生き方」という「生活」を構成する三要素のどれが欠けても生活は成り立たず、「くらし」は「いのち」と「生き方」をつなぐ位置で双方に重なっていると考えている[1]。さらに武田は、グループホームは生きがいのある「生き方」を求めて、よりよく生きようとする「くらし」の場であり「いのち」と「生き方」をつなぐ場であると述べている[2]。

　居住支援を行うにあたり、支援者は「生活」とは何かという問いに直面する。利用者が「いのち」をつなぐために必要な服薬の拒否をした場合、本人の主体性を尊重しながらも「いのち」を守るためにはどうするのか。地域社会のなかにある居住支援施設に近隣から苦情が来た場合はどうするのか。共同住居タイプの居住支援施設で利用者同士のトラブルが起きた時にどうするのか。居住支援施設では、さまざまな課題に直面するたびに、利用者・職員・関係者が解決策を出し合い、地域での生活を続けていくための方法を模索してきた。

　24時間365日の生活を支える居住支援は、利用者の支援において、地域社会との関係性において、職員の労務管理においてなど、さまざまな課題に直面させられるのである。実習するにあたっては実習先の居住支援施設の実践を、実習生の五感を使って体験し、居住支援の過去・現在・未来を捉えてほしい。

B. 居住支援施設の歴史

　精神障害者を対象とした共同住居は、浅香山病院「あけぼの寮」(1965〔昭和40〕年)、大原神経科大みか病院(1966〔昭和41〕年)など精神科病院の社会復帰活動として始まり、その後、静岡県、神奈川県、東京都などの自治体で制度化されるようになった[3]。

　1987（昭和62）年施行の精神保健法により、精神障害者社会復帰施設として援護寮（後の生活訓練施設）と福祉ホームが初めて制度化された。援護寮は、精神障害のために家庭において日常生活を営むのに支障がある精神障害者を低額な料金で居室その他の設備を利用させ、必要な訓練を行うことにより、社会復帰を促進することを目的としている。福祉ホームは、現に住居を求めている精神障害者に対し、低額な料金で居室その他の設備を利用させ、日常生活に必要な便宜を提供することで社会復帰と自立の促進をすることを目的としている。なお、援護寮と福祉ホームは2012（平成24）年3月末日までに自立支援法の事業に移行した。

精神保健法
現行法は「精神保健及び精神障害者福祉に関する法律」（精神保健福祉法）。

援護寮（生活訓練施設）
精神保健法50条の2。

福祉ホーム
精神保健法50条の2。

精神障害者地域生活援助事業（グループホーム）
精神保健法10条の2。

共同生活介護事業（ケアホーム）
障害者自立支援法5条11項。

福祉ホーム
障害者自立支援法77条3項。

地域生活支援事業
地域の特性や利用者の状況に応じて柔軟に実施することにより、効率的・効果的な事業実施が可能である事業。

退院支援施設
厚生労働省通知「精神障害者退院支援施設加算を算定すべき指定自立訓練（生活訓練）事業所及び指定就労移行支援事業所の運用の取扱い等について」。

共同生活介護（ケアホーム）を共同生活援助（グループホーム）に一元化
2014（平成26）年4月改正、障害者総合支援法5条15項。

1993（平成5）年、精神保健法の一部改正により精神障害者地域生活援助事業（グループホーム）が法定化された。地域生活援助事業（グループホーム）は、「精神障害者の社会復帰や自立の促進を図るため地域において共同生活を営むのに支障がない精神障害者につき共同の住居において食事の提供や相談その他の日常生活上の援助を行う事業」である。グループホームの利用対象者は、①日常生活で援助が必要な者、②一定の自活能力があり共同生活ができる者、③就労（福祉的就労を含む）をしている者、④日常生活を維持する収入がある者とされていた。グループホームの定員は概ね5〜6人とされた。

1999（平成11）年、長期在院患者の療養体制整備事業として精神障害者福祉ホームB型が法定化された。

2006（平成18）年に障害者自立支援法が施行となり、障害福祉サービスの一つとしてグループホームは共同生活援助事業として位置付けられ、新たに共同生活介護事業（ケアホーム）が新設された。ケアホームの利用者は、障害程度区分が2以上であり、日常生活を営む上で介護や支援が必要な者とされた。

障害者自立支援法の福祉ホームは地域生活支援事業とされた。また、長期に入院をしている精神障害者の地域生活への移行を図るための必要な支援の一つの選択肢として退院支援施設が新設され、精神科病床転換型と精神科病棟転換以外の2種類が、精神科病棟の内外に施設を設置できることとなった。

2013（平成25）年4月に障害者の日常生活及び社会生活を総合的に支援するための法律（以下、障害者総合支援法）が施行されたことにより、居住支援の制度も大きな変化があった。障害者総合支援法では、障害者の高齢化・重度化に対応して、介護が必要になっても、本人の希望によりグループホームを利用し続けることができるよう、共同生活介護（ケアホーム）を共同生活援助（グループホーム）に一元化した。一元化後のグループホームは、介護を必要とする者としない者が混在して利用することとなり、介護を必要とする利用者の人数も一定ではないことから、すべての介護サービスをグループホームの職員が提供することは効率的ではない側面がある一方、障害者自立支援法下のケアホームのように、なじみの職員により介護が提供されることを望むニーズも少なくないと考えられた。そこで、グループホームが提供する支援を「基本サービス（日常生活援助等）」と「利用者の個々のニーズに対応した介護サービス」の2階建て構造とし、介護サービスの提供については、①グループホーム事業者が自ら行う（介護サービス包括型）か、②グループホーム事業者はアレンジメント（手

配）のみ行い、外部の居宅介護事業所に委託するか（外部サービス利用型）のいずれかの形態を事業者が選択できる仕組みとなった。

また、障害者総合支援法では、サテライト型住居の仕組みが創設された。サテライト型住居は、一人暮らしをしたいという利用者のニーズに応え、地域における多様な住まいの場を増やしていく観点から、グループホームの新たな支援形態の一つと位置付けられた。具体的には、グループホーム本体より概ね20分以内の距離にあるアパート等の単身用居室を、サテライトとしてグループホーム事業所が部屋を確保する。サテライト型住居利用者はグループホーム本体の食事や余暇活動、職員の定期的巡回等グループホームの機能や支援を利用する。一定の利用期限（3年）を設け、利用期間の長期化を避け、単身生活への移行を目指す。

長期入院をしている精神障害者を対象とした、精神科病院敷地内のグループホームである地域移行支援型ホームは、対象者・職員の条件・ホームの構造などさまざまな条件を設けて実施する制度で、2015（平成27）年4月から2025（平成37）年3月まで事業の運営が認められている。なお2018（平成30）年度において、この制度の実施状況を踏まえて制度のあり方を検討する予定となっている。

2018（平成30）年4月より、地域生活を支援する新たなサービスとして自立生活援助が創設される。このサービスの対象者は、障害者施設やグループホーム等を利用していた一人暮らしを希望する障害者である。サービスを行う自立生活援助事業所は、定期的に一人暮らしをしている利用者の居宅を訪問すると共に、電話やメールによる相談も受け、必要に応じて関係機関の調整等も行う。

サテライト型住居

一定の利用期限（3年）
入居して3年を超える場合であっても、引き続きサテライト型住居を利用することにより単身生活への移行が見込まれる場合等については、市町村審査会による個別の判断により3年を超える利用を認める場合もありうる。

C. 居住支援施設における実習のポイント

[1] 事前学習

(1) 居住支援施設がある地域を知る

事前学習として、実習する居住支援施設の地域性を理解することが重要である。まず、実習先の市町村のウェブサイトや広報紙をみて、人口、産業、地域の歴史、福祉行政の特色、交通網、福祉施設や機関の種類や数などを調べ、地域の状況を把握する。市町村には、さまざまな冊子やパンフレットがあるので、可能ならば入手してほしい。

(2) 居住支援施設を運営している組織を知る

多くの場合、居住支援施設は単体での運営ではなく、その他の事業を運営している組織に属している。たとえば、都道府県や市町村・医療法人・

社会福祉法人・NPO法人などである。まずは、施設を運営している組織のウェブサイトをみて、組織の成り立ちや、事業展開、居住支援施設の概要を把握する。さらに、事前にその組織のパンフレットや活動報告などの冊子が入手できたら目を通し、疑問などをピックアップしておくとよい。

(3) 実習先となった居住支援施設の法的根拠や設置基準を知る

居住支援施設はどの法律に基づいて設置され、どのような基準で運営されているのか確認をする。実習先は、障害者総合支援法以前の法律で設置された施設なのか、スタートから障害者総合支援法の施設なのかなど、確認するとよい。また、利用者の定員、職員の配置基準、夜間支援体制サービス内容なども確認する。

［2］実習時

以下に実習時のポイントを挙げるが、実習先の事情や実習計画によっては、実際にはできないものもあると思う。意識して視点を持つだけでも吸収できることはある。また、当初予定していたことが、利用者の状況や緊急の対応など実習先の都合によりできなくなることもある。そうした状況こそ、まさに現実である。できなくなったことを残念に思うのではなく、現に起きている事象に居合わせたことから学びを深めてほしい。利用者の個人情報にかかわる場合、詳細な事情を実習生が知ることができないかもしれない。それもまた学びであるといえる。

(1) 食事を共にする

食事は生活リズムをつくる基本である。また、共同住居タイプの施設の場合、利用者が一堂に会して食卓を囲むことが多く、その施設の雰囲気を感じることができる。職員のグループへのかかわり方や利用者個人へのかかわり方もみることができる。また、実習生が食事を共にすることで、利用者や職員との関係の構築にもなる。食事の後に服薬をする利用者もおり、服薬支援の状況をみることができるかもしれない。また、使用している食器・メニューや味付けから、感じられることもたくさんあるはずである。

(2) 実習先の1日・1週間・1か月・1年の流れを理解する

たとえば、食事の時間はいつか、門限はあるのか、定期的な面談やミーティングはあるのか、利用料の支払いはいつか、個別支援計画の更新はいつか、レクリエーションや季節の行事はあるのか、家族面談はあるのかなど、居住支援施設としての1日から1年の生活の流れをつかむことで、居住支援施設のサービスを時系列で理解できるので、確認してみよう。

(3) 交流室などの掲示物から入居者や施設を理解する

アパート型の施設の場合は交流室に、共同住居型の施設には居間などに

共同住居タイプの施設
一戸建てやアパート等を改装して、世話人の支援を受けながら4～6人で共同生活を行う。各自の個室はあり、玄関・風呂・トイレ・リビング等は共同で使用する形態で、食事の提供がある場合が多い。

アパート型の施設
アパートやマンション等の集合住宅の全戸あるいはその中の数戸をグループホームとする。集合住宅内の1室が、交流室とされていることが多く、世話人や入居者とミーティングや食事会など交流する機会がある。世話人は各人の居室を訪問して支援を行う。

さまざまな掲示物がある。施設からの利用者に対するお知らせや、行事の案内・報告などである。こうした掲示物からも施設の状況を読みとれるので、注意して見てほしい。

（4）記録や施設で使用している書式から運営やサービスを理解する

可能であれば、業務日誌や利用者の記録などを読ませてもらうと、多くのことを学ぶことができる。しかし、プライバシーの保護などで実習生に見せていないところも少なくない。記録を見ることができない場合は、書式を見せてもらうか、コピーさせてもらえるとよいだろう。書式はその構成から学べることがたくさんある。書式には、業務日誌、体験宿泊関係書類、入居申込書、利用契約書、重要事項説明書、サービス等利用計画、個別支援計画書、ケース会議用書式、行事報告書などがある。

（5）利用者の入居・退居の流れを理解する

利用年限のある施設では、入居や退居は定期的に行われる。また、原則利用年限がない施設でも、頻回ではないが入居・退居ということはあり、利用者の生活の節目に立ち会うという点で重要な場面といえる。どのような手続きでどのようなネットワークを活用して入居支援・退居支援を行っているかを確認してみよう。

（6）支援体制を理解する

利用者の支援は、居住支援の職員だけではなく、医療・福祉・地域関係者など、フォーマル・インフォーマルな組織の人々が状況に応じてかかわっている。可能な範囲で、職員にチーム支援の実際を聞いてみよう。

（7）利用者の権利擁護のための取り組みを理解する

居住支援施設の場合、利用者と職員が一対一の関係となる場面が多い。そのため、職員は支援だと思っていることも、利用者にとっては権利の侵害となってしまう危険性もある。このようなことを解決するために、苦情解決窓口の設置など、各施設での取り組みがあるので確認してみよう。

（8）施設の安全管理体制について理解する

2015（平成27）年4月の消防法施行令の一部改正を受け、経過措置はあるものの2018（平成30）年3月末日までに、就寝施設があるすべての福祉施設において、自動火災報知設備が設置義務となった。スプリンクラーは、介助がなければ避難できないとされる障害支援区分4以上の者が概ね8割を超える福祉施設では、総床面積にかかわらず設置が義務付けられた。24時間365日の生活を支援するうえで、安心・安全の確保は最も重要といえる。実習先では、消防計画・危機管理体制・防災訓練などがどのようになっているのか、また、居室などの具体的な安全対策等を確認してみよう。

利用年限のある施設・ない施設
通過型（概ね3年）といわれる利用年限のある施設では、利用期限内に単身生活等への移行を目指し、必要な訓練や調整を行う。滞在型といわれる施設では、契約更新手続きはあるが、利用期間の定めはなく長期間の利用が可能となる。

自動火災報知設備の設置義務
2013（平成25）年2月の長崎県の認知高齢者のグループホームの火災や、新潟県のグループホームの火災という背景を踏まえ、消防法令が改正された。自動火災報知設備とは、火災による煙や熱を感知器が早期に自動的に感知して、警報ベルなどで、建物内の人たちに火災を知らせる設備である。

［3］ 実習終了時

（1） 実習中の疑問をそのままにしないで表明する

どんなに素晴らしい施設でも、完璧なものはない。実習生として感じた疑問は実習の振り返り面接などで施設の担当者に伝えてほしい。施設の職員も利用者主体を守り権利侵害をしないよう日々努力をしているが、気づかないこともある。実習生という第三者からの疑問や意見は、施設の見落としていたことに気づく機会であり、施設が実習生を受け入れる動機の一つになっているのである。

（2） 実習先の組織を理解するためには十分な確認をする

実習先の組織について事前学習をしても、正しく理解することは案外難しいものである。実習が進むと、文字や図などでしか理解できなかった組織のことが、利用者や職員と触れ合うことで少しずつ実感を伴ってくるものである。実習ノートなどに実習先の施設や組織について記述する場合は、実習終盤に、自分が理解したことに間違いがないか、また、よく理解できなかった点などについて、職員とじかに話す機会をとってもらい確認するとよいだろう。

理解を深めるための参考文献

● 精神保健医療福祉白書編集委員会編『精神保健医療福祉白書 2017 年版─地域社会での共生に向けて』中央法規出版，2016.
最新の精神保健福祉の動向を簡潔にまとめてある。また、統計資料もあり具体的な数値を確認できる。
● 障害者生活支援システム研究会編『障害者の「暮らしの場」をどうするか？』かもがわ出版，2009.
利用者、家族、職員への調査をもとに生活支援の課題を明らかにしている。利用者・家族・職員の生の声も掲載されており、実態を理解することができる。
● 世田谷区精神障害者共同ホーム連絡会編『グループホーム生活支援マニュアル─世話人が困ったとき役立つヒント集』世田谷区精神障害者共同ホーム連絡会，2004.
世話人の業務や具体的な支援の方法や視点がわかりやすく書かれており、世話人の入門書として活用できる。

コラム　その人らしい「生き方」を守るために

　誰しも、自身の生活の場所は、安全で自分らしく自由に生活できる場所であってほしいと思うだろう。居住の支援者は、利用者の住まいがその人らしい生き方で安心して生活できる場所となり得るよう、利用者と共にさまざまな工夫を考え、実践している。食事の提供、金銭管理への支援、服薬支援、身辺の衛生管理支援、居室の維持管理等、どれも利用者の生活の価値観に直接触れる支援である。

　では、「その人らしい暮らし」を守るためにはどうしたら良いのだろうか。

　たとえば、物が溢れて雑然とし、掃除がしづらいAさんの居室は、「不衛生になってしまう」から物を減らし、整理整頓する支援をすれば良いのだろうか。Aさんにとっては、物に占領された窮屈そうな寝具は、大好きなキャラクターグッズに囲まれた「安心して」就寝できる場所になっているかもしれない。しかし、掃除や洗濯がしづらい状態は不衛生であり、安全な住まいとは言えない。支援者は、Aさんから「何を大切にしたいのか」を聞き取り、「どうしたら、Aさんの大切にしたいことと安全な生活が守れるのか」を一緒に考えるのである。良い解決法が見つかるときもあれば、見つけられないこともある。時には、半年かけて入居者が納得できる範囲で少しずつ環境を変える支援を行い、その快適さを感じてもらいながら環境を整えることもある。

　上記のように、支援者のイメージする「安全で安心な生活」と利用者のそれとが合致しないことはよくある。食事や入浴、金銭管理などの価値観は、当然のことではあるが千差万別である。支援者が利用者の健康や安全を心配するような生活であっても、利用者本人にとっては、障害特性や生活歴から、今までしてきた当たり前の生活であることも少なくない。「その人らしい生き方」を尊重しながら「安全、安心な生活」をどうつくり支えていくのかはとても難しく、しかしとても大切な支援である。利用者の生活感と自身の生活感、居住支援の役割の間で葛藤し、ひとりよがりではない地域生活を提供する視点が大切なのではないだろうか。

（社会福祉法人富士福祉会　金崎良子）

4. 地域生活支援・地域活動支援

　精神障害者は、その障害特性から「生活のしづらさ」を抱えている。地域で暮らす精神障害者が気軽に立ち寄れ、相談できる場所が「地域活動支援センター」（旧地域生活支援センター）である。ここでは、地域の中でいきいきと生活するための支援拠点である「地域活動支援センター」での実習をとりあげる。

A. 地域活動支援センターとは

障害者総合支援法

　地域活動支援センターの運営・設置の法的根拠は障害者総合支援法にあり、その内容は5条25項で以下のように定義されている。

　「地域活動支援センター」とは、障害者等を通わせ、創作的活動または生産活動の機会の提供、社会との交流の促進その他の厚生労働省令で定める便宜を供与する施設をいう。

市町村の地域生活支援事業

　また、同法77条では、地域活動支援センターは、「市町村の地域生活支援事業」に位置付けられており、各市町村で、地域の特性を活かしながら事業展開をすることとしている。

精神障害者地域生活支援センター

　現在は障害者総合支援法の中の施設となっている地域活動支援センターだが、元々は精神保健福祉法の中に精神障害者社会復帰施設「精神障害者地域生活支援センター」（以下、地域生活支援センターという）として位置付けられていた。地域生活支援センターは、1996（平成8）年当時の国の運営基準要綱では「地域で生活する精神障害者の日常生活支援、日常的な相談への対応や地域交流活動などを行うことにより、精神障害者の社会復帰と自立と社会参加の促進を図ることを目的」として設置された精神障害者社会復帰施設であるとされていた。現在ある地域活動支援センターは上記の地域生活支援センターの特徴をそのまま引き継いだものも多い。そのため、名称も地域生活支援センターのままの施設もあれば、地域活動支援センターと名称変更した施設もある。

　地域活動支援センターは、市町村地域生活支援事業において、機能強化のためにⅠ型・Ⅱ型・Ⅲ型に分類されている[4]。

(1) 地域活動支援センターⅠ型

・専門職員（精神保健福祉士など）を配置し、医療・福祉および地域の社

会基盤との連携強化のための調整、地域住民ボランティア育成、障害に対する理解促進を図るための普及啓発などの事業を実施する。なお、相談支援事業をあわせて実施または委託・指定を受けていることを要件とする。

- 基礎的事業による職員の他1名以上を配置し、うち2名以上を常勤とする。

- 1日当たりの実利用人員が概ね20名以上。

(2) 地域活動支援センターⅡ型

- 地域において雇用・就労が困難な在宅障害者に対し、機能訓練、社会適応訓練、入浴などのサービスを実施する。

- 基礎的事業による職員の他1名以上を配置し、うち1名以上を常勤とする。

- 1日当たりの実利用人員が概ね15名以上。

(3) 地域活動支援センターⅢ型

- 地域の障害者のための援護対策として地域の障害者団体などが実施する通所による援護事業の実績を概ね5年以上有し、安定的な運営が図られている。このほか、自立支援給付に基づく事業所に併設して実施することも可能である。

- 基礎的事業による職員のうち1名以上を常勤とする。

実習を始めるにあたっては、施設の類型や法人の沿革、地域活動支援センターの成り立ち、その市町村の状況などを、事前に調査しておくことが必要であろう。本節では、筆者がかつて精神保健福祉士として勤務していた地域活動支援センター（Ⅰ型）での実習指導の内容をもとに、実習上の留意点や学習課題、おさえてもらいたいポイントなどを述べる。

B. 地域活動支援センターでの学習課題

学生によって、学習課題はさまざまであるかと思うが、概ね、以下のような内容が挙げられる。

①地域で生活している精神障害者と接し、精神障害者である以前に、地域で暮らす「生活者」として全体的に捉える視点を学ぶ。その上で生活の様子を個別的に理解し、精神障害により、生活のしづらさや不利益を被っている実情を学習し、問題点と課題を考察する。

②精神保健福祉士としての相談支援、日常生活支援の取り組みとそのあり方を学ぶ。

③地域住民との関係づくりや住民主体の地域づくりの現状と今後の課題を
学ぶ。

④地域活動支援センターの機能と役割を学ぶ。

⑤地域活動支援センターにおける精神保健福祉士の業務と役割を学ぶ。

⑥実習を通して、精神保健福祉士としての自己の資質について振り返り、
自己覚知の機会をもつ。

自己覚知

C. 地域活動支援センターでの実習上の留意点

　地域活動支援センターにおける実習では、以下の点について留意し、実
習に臨んでほしい。

①地域活動支援センターは原則として、活動時間内であればいつでも来所
できるところであり、多様なニーズを受け止める機関なので、職員は臨
機応変な対応を求められ、突発的な出来事に迅速に対応しなければなら
ない場合もある。そのため、実習プログラムどおりに実習が進まない時
がある。その時はその状況を憂慮せず、現状を受け止め、活動全体を理
解するように努める。

②意欲的に実習に取り組むために、積極的に利用者と会話をし、活動に参
加することが望ましいが、それが歓迎される状況かどうか判断の必要な
場合もあるため、事前またはその場で職員に確認した上で参加する。

③利用者の疾病や障害を学習することに重点を置くのではなく、利用者を
地域で暮らしている「生活者」として捉える視点をもつ。

④利用者の個人情報や、地域活動支援センターの重要事項について、秘密
保持を厳守する。

⑤活動時間が夜間になる場合や、曜日により異なる場合、地域活動や啓発
活動などで土曜・日曜になる場合もある。実習先にあわせた実習プログ
ラムになることを理解しておく。

D. 実習プログラムと内容

[1] オリエンテーション

　実習機関によっては、実習開始前であったり、実習初日であったりとさ
まざまだが、はじめにオリエンテーションを行う。オリエンテーションで
は、地域活動支援センターの開設経過、事業目的・理念、活動内容・プロ
グラム、法人内の関係施設の概要、地域の特性や関係機関との連携、社会
資源の状況などについての具体的な説明がある。

オリエンテーションでは、実習先の概要を指導者から一方的に聞くだけではなく、実習生が事前に（あるいはオリエンテーション時に）提出した実習計画をもとに、実習目標の再確認を行う。実習生が実習中に学びたいと考えていることと、実際に指導者が実習先で提供できる内容とのすり合わせをする、いわば実習生と指導者との最初の共同作業である。

このオリエンテーションで、具体的な実習プログラムが組まれることになる。より充実した実習を行うには、オリエンテーションでの実習目標の再確認がとても大切になる。実習生は、オリエンテーションに臨む際には、自分の学びたいことをしっかりと主張できるように準備する必要がある（**表4-4-1**）。

表 4-4-1　地域活動支援センターにおける実習プログラム（例）

	前　半	後　半
1 日目	オリエンテーション	FS でのコミュニケーション
2 日目	FS でのコミュニケーション	
3 日目	食事づくりに参加	プログラム（SST）に参加
4 日目	市内就労継続支援 B 型事業所 1 日体験	
5 日目	FS でのコミュニケーション	地域交流事業会合に出席
6 日目	プログラム（生活教室）に参加	実習担当教員による巡回指導
7 日目	市内就労移行支援事業所 1 日体験	
8 日目	相談支援事業・訪問に同行	電話・面接相談に陪席
9 日目	ピアサポート事業に参加	地域移行支援事業会議出席
10 日目	自立支援協議会部会に出席	法人内（GH）半日体験
11 日目	市内家族会例会に出席	ケース研究
12 日目	ケース研究	実習全体の振り返り

注）FS＝フリースペース、GH＝グループホーム

就労継続支援 B 型事業所
障害者総合支援法における訓練等給付サービスの一つで、就労の機会を提供し、必要な訓練等を行う施設。A 型＝雇用型、B 型＝非雇用型。

就労移行支援事業所
就労を希望する障害者に対し、生産活動やその他の活動の機会を提供し、就労に必要な知識および能力の向上のための必要な訓練等を行う施設。

［2］実習開始〜導入期

初日〜 3 日目は導入期として、主にフリースペースでの利用者とのコミュニケーションを中心に実習を行う。利用者との談話、コミュニケーション通して、利用者を「精神障害者」ではなく、「生活者」として捉える視点を学んでもらいたい。これまで筆者が指導してきた実習生の記録には、「どこに障害があるのかわからない」「実際に話してみたら、私たちと変わらないと思った」などの感想がみられた。こうした素直で率直な「驚きや感想」を表現することはとても大切であり、自分が感じた心の動きを言語化することが、その後の考えるきっかけとなり深い考察につながっていくことになる。

フリースペース

生活者の視点

また、利用者とのコミュニケーションの中で、話しやすい利用者とそうでない利用者とが出てくることもあるだろう。その時に、なぜ自分がその人と話しやすいのか、あるいは苦手なのかといった、自分自身の対人関係のもち方や、人と話すときの癖、考え方の特徴、行動特性などを振り返り、自己覚知につなげてもらいたい。

［3］実習中盤

一通り利用者とのコミュニケーションを図り、センターの雰囲気にも慣れてきたところで、近隣の就労支援事業所やグループホームなどに体験実習に行くことがある。これには、各事業所の機能・役割を知るという目的ももちろんあるが、利用者の別の顔を知ることにより、利用者を生活者として捉える視点をさらに広げてもらうという狙いがある。

導入期でコミュニケーションをとった利用者が、就労支援事業所ではまったく違う顔をしていたことに驚く実習生も少なくない。実習生は、同じ利用者とさまざまな場面で出会うことにより、彼らを「生活者」として捉えていく視点を深化させていくのである。

中盤での教員の巡回指導は、振り返りの好機である。実習前半で学んだことの振り返りをし、実習目標と照らし合わせながら、後半の実習目標の再確認や再調整ができる。実習生はこの機会を上手に生かし、前半で感じた疑問点や後半に向けての不安などを、きちんと話せるようにしておくとよい。

［4］実習後半

実習後半では、それまで利用者個人に向けていた関心をもう少し広げて、地域活動支援センターの機能と役割、センターが地域の中でどのような役割を担っているのかなどを学んでいく。

地域活動支援センターの機能と役割

実習生は、さまざまな事業・プログラム・会議などに参加・陪席しながら、その中で精神保健福祉士がどのようにかかわり、動き、活動しているのかを知り、考察を深める。

以下に、実際の地域活動支援センターの機能や役割を、いくつかの項目にまとめ、実習生に学んでもらいたいポイントを挙げる。

（1）相談支援

フリースペースでの日常生活場面相談から、構造化された面接室での相談や電話相談、サービス等利用計画作成とそれに付随する同行や訪問など、実習中はさまざまな相談場面に立ち会うことがあるだろう。精神保健福祉士がどのように利用者と向き合い相談支援を進めているか、面談・同行・

訪問などの機会に、考察を深めてもらいたい。

(2) 計画相談

　地域活動支援センターでは、特定相談支援事業の指定を受け、サービス等利用計画の作成を行っているところもある。利用者が地域の中で生き生きと生活をしていくために、計画相談の担当スタッフ（相談支援専門員）はケアマネジメントの手法を用いながらサービス等利用計画を作成している。「利用者が希望する生活とはどのようものなのか」「利用者の将来の夢を実現するにはどうすればいいのか」、利用者と共に寄り添い計画を考えていくプロセスでは、エンパワメントやストレングスの視点が大切であるということは言うまでもない。実習中に計画相談について学ぶ機会があるならば、その施設で使用している計画相談の書式やアセスメントシートなどを拝借し、実習中に関わりをもった利用者の生活について考えてみると良いだろう。

サービス等利用計画

エンパワメント
empowerment

ストレングスの視点

(3) 地域移行支援・地域定着支援

　地域活動支援センターによっては、一般相談支援事業の指定を受け、地域移行支援や地域定着支援を行っているところもある。精神障害者の社会的入院の解消に向けた国の動きなどの施策については、事前学習でおさえておきたい事項である。社会的入院により未だ地域で暮らすことのできない多くの精神障害者がいることを把握しておくとともに、社会的入院解消に向けて地域活動支援センターがどのような活動をしているのかを実際の場面に同行しながら学んでもらいたい。地域移行支援では、アウトリーチの視点や、ピアサポーターの活躍なども忘れてはならない。

地域移行支援・地域定着支援

社会的入院（者）

アウトリーチ
out reach

ピアサポーター
peer supporter

(4) 生活支援

　地域活動支援センターでは、食事提供や入浴・洗濯といった具体的な生活支援を行っている。また、さまざまなプログラムが用意されており、利用者はそれらに参加しながら、自分らしい生活を送っている。実習生は、食事づくりやセンター内のプログラムやイベントに参加することによって、利用者とのかかわりを深めながら、支援センターの機能・役割について考える。

(5) 地域交流・普及啓発

　地域における精神保健福祉の普及啓発も、地域活動支援センターの大きな役割の一つである。地域連携会議や地域の祭りやイベントに参加した際には、精神保健福祉士が、どのように地域住民に働きかけているのか、ソーシャル・アクション、ソーシャル・インクルージョンなどのキーワードを念頭に置きながら参加する。

ソーシャル・アクション
social action
社会活動。

ソーシャル・インクルージョン
social inclusion
社会的包摂。

［5］実習終了〜まとめ

　実習の終盤では、今まで学んできたことを振り返り、もう一度利用者とのかかわりに目を向けてみる。信頼関係ができている利用者がいるのなら、その利用者について、実際にケース研究をしてみるのもよいだろう。一人の生活者である彼（彼女）は、この地域で暮らす一市民として、どのような暮らしを求め、どんなことを将来の夢としてもっているのか。その夢を実現するために、地域活動支援センターは何ができるのか、また精神保健福祉士として何ができるのかについても考えられるとよいだろう。

参考文献
- 日本精神保健福祉士協会監修，牧野田恵美子・荒田寛・吉川公章編『実習生のためのPSW実習ハンドブック』へるす出版，2002.
- 住友雄資『精神保健福祉士のための地域生活支援活動モデル―対人援助職の成長プロセス』金剛出版，2007.
- 坂本洋一『図説よくわかる障害者自立支援法（第2版）』中央法規出版，2008.

■理解を深めるための参考文献

- **谷中輝雄『生活支援―精神障害者生活支援の理念と方法』やどかり出版，1996.**
　埼玉県にある「やどかりの里」の実践をもとに、精神障害者の生活支援の理念と方法をまとめた文献。地域の中に精神障害者の生活支援体制を創っていく社会資源開発の過程や、精神障害者をごくあたりまえの生活を送る「一人の生活者」として捉える視点などがわかりやすく書かれている。

注）
(1) 武田廣一「障害者の居住福祉」全国精神障害者家族会連合会・全国精神障害者地域生活支援協議会編『精神障害者グループホーム設置・運営ハンドブック』中央法規出版，2005，pp.10-18.
(2) 前掲書（1），p.12.
(3) 日本精神保健福祉士協会・日本精神保健福祉学会監修『精神保健福祉用語辞典』中央法規出版，2004，pp.116-117.
(4) 厚生労働省社会・援護局「地域生活支援事業の実施について」障発第0801002号，2017，pp.19-20. http://www.mhlw.go.jp/file/06-Seisakujouhou-12200000-Shakaiengokyokushougaihokenfukushibu/chiiki.pdf（2017年11月19日取得）

コラム 地域活動支援センター利用者の声

「オープンスペースでぽつんと座ったまま、口もきかず挨拶もしない実習生がいるけど、利用者の観察でもしているの？」

これは地域活動支援センター（以下、センターという）の利用者の声である。なぜこのような状況が生まれてしまうのだろうか。

センターのオープンスペースとは、施設内にある利用者の交流の場で、多くのセンターに設けられている。ソファやテレビ、キッチンなどがあり、一見したところは家の中の茶の間や、ちょっとした喫茶室のような雰囲気だ。そのような場で、だれとも交流せずにただいるだけの実習生に、利用者が違和感をもつのは当然のことだろう。

センターは、地域の中で精神障害をもつ方々の相談の場、憩い、交流の場として活用されている。センターでの実習の目標は、精神障害をもつ人々がどのように地域で暮らし、その課題は何か、そしてサポートがどのように行われているか、などを理解することが中心となる。さらに、実習の中で利用者とのいろいろなかかわりを経験することで、自分がどんな人間なのかと考える機会にもなっている。

さて冒頭の状況について、この実習生はどんな気持ちでセンターの実習に臨んだのだろうか。これはよくある状況だが、多いのは、「何か言うことが利用者に影響を与えてしまうのではないかと緊張して、何もしゃべることができなくなってしまった」「傾聴を心がけなければいけないと思い、問いかけられるまで待っていた」などである。このことに対し利用者たちは、以下のような声を寄せている。

「センターは地域生活をしている回復者が多い。挨拶は普通に必要なことでしょ」「オープンスペースは、小さな社会。社会の中で行われる普通の会話でいい」「精神障害者も一人の人間ですからね」「人としての普通のやりとりができることが必要でしょ」などである。

精神疾患は青年期以降に発病することが多いので、子どもの頃や学生時代の楽しい思い出を持っている方がたくさんいる。また社会経験を積んでいる方も多く、さまざまな専門的な知識を持っておられる方もいる。利用者からは「実習では肩の力を抜いて自分の特技や得意なことを話してくれるといい」「自然なコミュニケーションができるように、自分自身や利用者に対して"こころをほぐす技"を身に付けておいてほしい」という声が寄せられている。

（元 さるびあ生活支援センター　精神保健福祉士　小川純子）

第5章 行政機関における実習

1

行政機関として位置付けられる
精神保健福祉センターと保健所を中心に
各機関の歴史と関連法規、組織や主要業務を概観する。

2

各機関の現状と課題を整理し
地域精神保健福祉活動を実践していくうえで
行政機関の担う役割や機能について述べる。

3

具体的な実習内容を大まかに解説し
効果的な実習に向け学ぶべきポイントを提示する。

1. 精神保健福祉センターにおける実習

A. 精神保健福祉センターの役割と機能

精神保健福祉センター（以下、センターという）は、精神保健福祉法6条に規定され、全国の都道府県および指定都市に設置される精神保健福祉に関する技術的中核機関である。現在、全国には69か所（都道府県49か所、指定都市20か所）のセンターがある[1]。

センターは、1965（昭和40）年精神衛生法改正時に保健所が地域精神保健行政の第一線機関として位置付けられたことに伴い、その保健所の指導援助を行う各都道府県の精神保健の技術的中核機関として設置された。法の改正に伴い、1987（昭和62）年の精神保健法では「精神保健センター」、1995（平成7）年の精神保健福祉法では、「精神保健福祉センター」とそれぞれ改称された。また、2002（平成14）年の改正では、法施行業務である通院医療費公費負担および精神障害者保健福祉手帳の審査判定業務、精神医療審査会の事務局業務といった役割が追加されたことに伴い、センターは公の機関から行政機関に位置付けられた。また、名称の弾力化が進められ、一部のセンターでは「こころの健康センター」などの名称が使われるとともに、すべての都道府県（指定都市）への設置が義務付けられた。

2003（平成15）年、医療観察法[2]において、センターは地域処遇に関する機関間の相互連携の役割を担うこととなり、さらに、2006（平成18）年施行された障害者自立支援法では専門的および技術的なものに対する助言・支援などの役割が明記された。

センターの業務は、精神保健福祉に関する知識の普及、精神保健福祉に関する調査研究、精神保健福祉に関する複雑困難な相談指導を規定している。また、精神保健福祉センター運営要領（2006〔平成18〕年改正。以下、運営要領という）[3]によれば、センターの目標は、地域住民の精神的健康の保持増進、精神障害の予防、適切な精神医療の推進から、社会復帰の促進、自立と社会経済活動への参加の促進のための援助に至るまで広範囲にわたっている。この目標達成のため、センターでは9本柱といわれる次に掲げる業務を行っている。①企画立案（主幹課などに対する精神保健福祉施策への提言など）、②技術指導および技術援助（保健所や市町村業務へ

精神保健福祉法
正式名称は「精神保健及び精神障害者福祉に関する法律」。

通院医療費公費負担
精神障害者通院医療費公費負担制度（2006〔平成18〕年4月廃止）。現行は自立支援医療（精神通院医療を含む）。

精神障害者保健福祉手帳

精神医療審査会

公の機関、公共機関
公共的な機関全体を総称した概念。その範囲は、教育、交通、医療、金融、政府関係機関など幅広い。

行政機関
政策の執行や行政の事務に関する政府機関の一部門、国および地方公共団体の行政事務を行う機関。

医療観察法
正式名称は「心神喪失等の状態で重大な他害行為を行った者の医療及び観察等に関する法律」。

地域処遇

精神保健福祉センター運営要領

の支援活動など）や、③教育研修（専門職や精神保健福祉ボランティアなど一般市民を対象とした研修など）、④普及啓発（精神科医療や精神障害者に対する正しい知識の啓発活動）、⑤調査研究（精神保健福祉対策などに役立つ調査研究活動）、⑥精神保健福祉相談（一般の精神保健福祉相談だけでなく、アルコールや薬物、思春期、高齢者を対象とした認知症の専門相談などの特定相談も含む）、⑦組織育成（断酒会やアルコホリクス・アノニマス（AA）などの当事者活動、精神障害者家族会などの組織育成支援）、⑧精神医療審査会の審査にかかわる事務、⑨自立支援医療（精神通院医療）および精神障害者保健福祉手帳の審査判定などである。さらに、⑩その他、診療機能やリハビリテーション機能（精神科デイケアや社会復帰施設を併設するなど）を有することが望ましいとされている。さらに近年では、医療観察法による地域処遇を行うための機関相互の連携や支援に関する業務、精神科救急医療システムにおける精神科救急情報センターの機能など、センターは特にその地域特性から必要とされる多様な業務を役割として担っている。

精神保健福祉ボランティア

特定相談

アルコホリクス・アノニマス
AA；Alcoholics Anonymous
「無名のアルコール依存症者たち」。匿名のアルコール依存症者たちによる自助グループ。

精神障害者家族会

精神科デイケア

精神科救急医療システム

B. 精神保健福祉センターの現状と課題

[1] 精神保健福祉センターの現状

運営要領によれば、センターの組織は、原則として「総務」「地域精神保健福祉」「教育研修」「調査研究」「精神保健福祉相談」などの部門により構成されるが、診療や薬剤部、精神科デイケア部門など各センターによって、その組織構成や組織名称はさまざまである。職員構成は、精神科医師（精神保健指定医など）の他、精神保健福祉士、臨床心理技術者、保健師、看護師、作業療法士、その他の事務職員など、センター業務を行うに必要な職員が複数配置される。なお、職員のなかに精神保健福祉相談員を配置すること、所長には精神保健福祉に造詣の深い医師を充てることが望ましいとされる。

精神保健指定医

精神保健福祉相談員
本章コラム（p.133）を参照。

センター規模は、都立中部総合センター、都立多摩総合センター、埼玉県センター、大阪府立センターなど、大規模なセンターがある一方、岩手県センター、福井県センターなど、小規模なセンターもあり、全国的な格差は大きい。

実際の業務内容をみると、現在業務量においては「精神保健福祉相談」の他、法律に規定される「自立支援医療の判定業務」「精神障害者保健福祉手帳の判定業務」「精神医療審査会業務」などの業務、「他の関係機関に対する技術協力」「普及啓発事業」「自殺予防対策」など近年の社会問題に

関連した新たな業務が上位を占める。一方いままでセンターの主要な業務と考えられてきた「調査研究や教育研修」などの比重が低くなっている。さらに、一部のセンターでは、運営要領にあるすべての業務（いわゆる9本柱の業務）を行うのではなく、たとえば、群馬県などのように精神科救急情報センターに特化した事業展開を行うセンターもある。このようにセンターは、規模や組織、予算、構成する職種・マンパワー、実施している事業内容と業務量（法施行業務を除く）などにおいて、各センターで相当異なっており、全国すべてのセンターが同様ではないことを知っておく必要がある[4]。

［2］精神保健福祉センターの課題

センターの今日的な課題を見てみると、自殺予防対策やひきこもり支援などが挙げられる。

2016（平成28）年のわが国の自殺者数は2万1,897人であり、2010（平成22）年以降7年連続で減少しているものの、年間2万人を超えており、わが国の自殺率の高さは世界的にみて非常に高い水準にある。わが国では2006（平成18）年自殺対策基本法、翌年の自殺総合対策大綱[5]に基づき、自殺予防対策の総合的な取り組み（自死遺族支援や多重債務問題支援など）が行政や民間団体、専門職団体などとの連携の中、一丸となって、全国で実践されてきた。この喫緊の課題に対し、全国のセンターでは2008（平成20）年から「自殺予防・全国精神保健福祉センター共同キャンペーン」[6]を全国精神保健福祉センター長会の啓発活動の一環として実施し、さらに、一部のセンターでは、自殺を未然に防ぐ危機介入として、統一ダイヤルの電話相談を設置し自殺関連相談として実施を継続している。

ひきこもり支援では、全国に26万世帯にいると推計されるひきこもりの人たちに対し、全国センター内に「ひきこもり地域支援センター」を設置するなど、都道府県内の各保健所や市町村など関係機関との連携を通じて支援を行っていくこととしている[7][8]。

センターは、いままで保健所が担う精神障害者支援を中心とする地域精神保健福祉活動を実効的に後方支援する機関として位置付けられてきた。しかし、近年では、いままでにない大きな社会的な変動や危機（東日本大震災や原発事故など）を背景として、災害被害者支援、PTSD（心的外傷後ストレス障害）対策、自殺予防対策や思春期危機への対応、児童虐待やいじめ対策、犯罪被害者支援など、広く一般市民を対象とした心の健康問題への対応が増加しており、心の健康に関する総合的な専門機関としてさらなる役割が期待されている。

C. 実習プログラム

業務が多岐にわたるセンターでの実習は、利用者などへの直接的な援助の割合が精神科医療機関や地域施設などに比して低く、個別援助技術（ケースワーク）や集団援助技術（グループワーク）の機会が少ない面がある。しかし一方では、間接的ではあるが、新しい情報を基にした精神保健福祉対策への企画立案や新たな制度創設が可能となるなど、多面的な視点からの援助技術や政策提言の過程を知ることが可能となる。つまり、センターの実習には、他の実習機関では経験することができない業務や実習プログラムが数多くあることを理解する必要がある。センターの実習内容は、その多くが講義やさまざまな会議、研修会、イベント、講座などの参加となることもあるが、実践現場と行政の中間に位置する、その都道府県および指定都市唯一のセンターでの実習の意義は非常に大きい（**表5-1-1**）。

表5-1-1　精神保健福祉センターの実習プログラム（4週間）例

1週目	● オリエンテーション（実習に関する注意事項の確認）。 ● 挨拶（センター職員・関係部門）。 ● センターの概要および施設の説明（講義形式）。 ● 精神保健福祉行政の現状と課題（講義形式）。 ● 各部門の業務概要（講義形式）。 ● 各自の実習目標設定。
2週目	● 面接相談の実際。 ● インテークおよび診療の実際（陪席）。 ● 電話相談の実際。 ● 精神科デイケアへの参加（所外活動含む）。 ● 記録の書き方や支援計画の作成。 ● 事例検討会（ケースカンファレンス）参加。
3週目	● 精神保健福祉担当者会議の準備および参加。 ● 障害者福祉サービス事業所等職員研修への参加。 ● こころの健康フェアなど、イベントの計画準備と参加。 ● セルフヘルプグループ（家族会、断酒会や薬物依存者の会）への参加。 ● 精神保健福祉ボランティア講座参加。 ● 精神医療審査会の準備と見学（法施行業務）。 ● 自立支援医療および保健福祉手帳にかかわる事務処理（法施行業務）。 ● 医療観察法関連会議などへの参加見学。
4週目	● 地域施設や市町村への技術協力（出張支援）。 ● 実習中に学んだ事柄や気づいた点の整理。 ● 実習の総括（達成度の確認）と振り返り。

※毎日、実習指導者との打ち合わせを忘れない。
※実習ノートの記録は丁寧にわかりやすく記載する。
※疑問点は早期に確認し、理解するよう努める。

D. 実習にあたって

センターの実習では、その多様なプログラムを通じて、特に精神保健福祉行政の実際を把握することが可能となる。わが国の精神保健福祉行政を背景に、その地域で生活する精神障害者が利用できる諸制度や精神科医療機関や社会復帰に向けた施設の状況を知ることは、精神障害者への適切な医療提供や地域生活支援には不可欠なものである。また、同時にセンターが行政機関である以上、センター業務の多くに根拠法令があることを知ることは、各都道府県および指定都市の精神障害者支援の枠組みを把握することにつながる。

一方、センターは地域の精神保健福祉分野の専門的中核機関であることから、全国の精神保健福祉に関するさまざまな新しい情報が届く場所となる。実習期間中は、可能な限り新たな情報に触れながらセンター業務を学んでいく姿勢が必要であり、豊富な情報を把握しつつ関連する文献を読み、実習指導者やさまざまな他職種とのディスカッションを積極的に進めることが実習効果をより高める[9]。

なお、センター業務には難解な法律用語や表現が多く見られることから、センター実習にあたって、最低限、精神保健福祉法6条、および運営要領などには事前に目を通し、センターの定義や設置目的、業務と役割について事前学習をしておくことが、実習をより有益なものとする。

> **新しい情報**
> 精神保健福祉に関連する法制度などの最新情報の他、各種リーフレットや冊子、各地域の精神科医療や障害福祉サービスに関する情報。

2. 保健所における実習

A. 保健所の役割と機能

> 保健所
>
> 地域保健法

保健所は、地域住民の健康や衛生環境の保持増進を図る公的機関であり、1994（平成6）年の地域保健法により地域保健対策の広域的、専門的、技術的推進のための拠点として位置付けられ、都道府県、指定都市および中核市、地域保健法施行令に定められた政令市、特別区に設置されている。

保健所業務は、環境衛生、食品衛生、感染症対策、母子保健、成人保健、精神保健福祉、防疫、衛生統計などがあり、保健所に配置される職員は、医師、歯科医師、獣医師、臨床検査技師、放射線技師、管理栄養士、保健師、看護師、精神保健福祉士（精神科ソーシャルワーカー）などの多職種

で構成される。なお、保健所には精神保健福祉士などの精神保健福祉相談員を置くことができることとなっている[10]。

精神保健福祉相談員

保健所の精神衛生業務は、1965（昭和40）年の精神衛生法改正時に、地域における精神衛生行政の第一線機関として位置付けられたことに始まる。保健所は、各都道府県の精神衛生の技術的中核機関とされる精神衛生センターとともに相談から訪問活動、保健所デイケア、地域の作業所や精神障害者家族会の育成支援などに取り組んできた。また、この法改正時に精神衛生相談員（現在の精神保健福祉相談員）が規定され、保健所精神衛生活動は精神衛生相談員を中心に実践された。具体的な精神衛生業務内容については1966（昭和41）年「保健所における精神衛生業務運営要領」に規定されたが、その後の精神保健法改正や1993（平成5）年の障害者基本法、1994（平成6）年の地域保健法、1995（平成7）年の精神保健福祉法の成立を受け、旧要領は1996（平成8）年「保健所及び市町村における精神保健福祉業務運営要領」[11]に改正された。新要領では保健所業務は、①広域的視点による企画調整、②普及啓発、③研修、④組織育成、⑤相談、⑥訪問指導、⑦社会復帰および社会参加への支援、⑧入院および通院医療関係事務、⑨ケース記録の整理および秘密の保持、⑩市町村への支援協力および連携などが規定された。

保健所における精神衛生業務運営要領

障害者基本法

保健所及び市町村における精神保健福祉業務運営要領

2002（平成14）年の地域保健法の改正以降、精神保健福祉業務の中でも身近な障害福祉サービスについては、できるだけ市町村が行うこととなり、保健所のもつ機能は、広域的かつ専門的、技術的な支援を担う役割に移行することとなった。さらに2006（平成18）年4月から障害者自立支援法が施行され、保健所精神保健福祉業務は大きく変化してきている[12][13]。

障害者自立支援法

なお、その後、2013（平成25）年、障害者自立支援法は「共生社会の実現」など法の基本理念を定め、障害者の範囲を見直した障害者総合支援法となった。

障害者総合支援法

B. 保健所の主な業務

[1] 精神保健福祉相談

精神保健福祉相談窓口を随時設置し、面接・電話相談を実施している。統合失調症や神経症、気分障害の他、アルコールや薬物依存、思春期や認知症高齢者に関する受療相談、社会復帰に向けた相談対応をも行う。月に1～2回の定例の相談日（精神科嘱託医による）も開催する。保健所の精神保健福祉相談の利点の一つは、来所しやすいことである。保健所は健康であるなしにかかわらず、誰もが利用する公衆衛生の公共機関であること

精神科嘱託医

から、精神科医療機関よりも相談に行きやすく、ハードルが高い精神科医療につなげる相談窓口としてはとても有効である。

［2］訪問指導

受療援助

　　家族などの要請から対象者の自宅を訪問し、受療援助（受診勧奨）や社会復帰支援、生活指導などを行う。在宅精神障害者の生活支援を中心とする定期的な訪問や病状の悪化に伴う危機介入など緊急対応が求められる場合もあり、必要に応じて嘱託医や保健師などの他職種が同行する。

［3］法施行業務

　　法施行業務とは、精神保健福祉法に規定される申請、通報、届出業務をさす。これには、一般人の申請（22条）、警察官通報（23条）、検察官通報（24条）などがある。申請や通報があると精神保健福祉相談員など担当者は、事前調査の上、精神保健指定医による診察の依頼、診察時の立ち会い、措置入院（行政処分）決定時には、告知と受け入れ医療機関との調整、移送業務などがある。これらは、待ったなしの業務であり他の業務に優先して行う。法施行業務では、迅速な対応が求められることから、特に警察、消防、精神科医療機関との緊密な連携が不可欠となる。

一般人の申請
警察官通報
検察官通報
措置入院

［4］保健所デイケア（ソーシャルクラブ）

保健所デイケア

精神障害者社会復帰相談
指導事業

　　保健所デイケアは、在宅精神障害者の居場所づくりと仲間づくり、社会参加と生活圏の拡大などを目的としたグループ活動（ソーシャルクラブ）である。1975（昭和50）年「精神障害者社会復帰相談指導事業」が開始され、全国の保健所に展開された。月に1回〜週1回程度と開催頻度はまちまちだが、在宅精神障害者を対象とし、料理教室やスポーツ、文化活動、レクリエーション活動などのプログラムを通じ、生活リズムの改善や対人関係能力の改善などを図り、社会適応能力を身につけ、社会復帰を目的としている。担当スタッフには、相談員や保健師、栄養士などの他に精神保健福祉ボランティアなどの参加が期待される。なお、この事業は治療目的の精神科デイケア（メディカルサービス）とは異なるソーシャルサービスである。

［5］精神障害者家族会

セルフヘルプ・グループ

　　精神障害者家族会は、同じ悩みや不安を抱える家族同士が支え合い、学び合う場として、重要な役割をもつ。保健所には組織育成としてのセルフヘルプ・グループの視点に立った支援が求められる。家族の高齢化に伴う

「親亡き後の問題」だけでなく、入院制度と家族の役割など、家族会の抱える課題も多く、保健所の積極的な支援が今後も必要である。

[6] 事例検討会（ケースカンファレンス）

事例検討会とは、保健所がかかわる精神障害者支援の処遇に関し、相談員や保健師、精神科嘱託医など精神保健福祉業務担当者による定期的な会議である。事例は、生活支援や受療援助でかかわった在宅精神障害者であるが、その具体的な処遇内容や今後の処遇計画などについて検討を重ね、処遇方法や方針の修正や各関係機関との連絡調整も行う。近年では医療観察法の地域処遇に関した事案も、事例検討の対象となってきている。

事例検討会（ケースカンファレンス）

医療観察法

地域処遇

[7] その他（地域精神保健福祉関係機関会議）

地域精神保健福祉関係機関会議は、各保健所管内における精神保健福祉業務に関する問題や課題について定期的に意見交換、連携調整をする場である。管内各市町村障害福祉担当課・福祉事務所の他、精神科医療機関や警察、消防、福祉事務所などが参画し、地域精神保健福祉活動を推進していく重要な会議となっている。なお、各保健所で会議の名称は異なる。

C. 保健所の現状と課題

全国保健所長会によれば2017（平成29）年6月現在、全国の保健所は、481保健所（都道府県363か所、指定都市41か所、中核市48か所、政令市6か所、特別区23か所）である。全国の保健所をみると、広域な管轄をもつ保健所と都市部に位置する保健所では、その性質、役割や機能に地域間格差がある[14]。

全国保健所長会

近年、保健所の相談支援は、精神保健福祉領域の相談対応のみではなく、児童や高齢者の虐待に関連する福祉的問題や生活保護や母子保健に関する相談まで幅広く行われている。全国保健所長会が2007（平成19）年度に行った「保健所の充実強化に関する提言」の精神保健福祉領域では①予防対策では、「うつ病・自殺予防対策」「ひきこもり支援」、②母子関係では「児童虐待対策」、③医療では「精神科救急と危機介入」「精神科医療の質の向上」「回復者の退院促進」、④地域ケアでは、「地域生活支援の体制の整備」（退院促進・社会復帰に加え、地域生活支援ネットワークを形成）、「障害者自立支援法に基づく支援」が提起されている[15]。

保健所の充実強化に関する提言

現在、保健所は日々、地域における危機介入や法施行業務など、処遇困難事例への医療面での対応が数多く求められる。中でも、喫緊の課題とな

相互支援のネットワーク

っている長期入院者の退院促進および地域移行支援、自殺予防対策の拡充、精神障害者に対する社会的偏見や誤解の払拭に係る啓発活動などの新たな課題に積極的にかかわっていかなくてはならず、そのための管内市町村や各関係機関との重層的な相互支援のネットワーク形成が不可欠である[16]。

D. 実習プログラム

　前述したように保健所の業務は、環境衛生や食品衛生などに代表されるように広く公衆衛生にかかわる業務が多く、精神保健福祉業務はその一部である。その業務は多岐にわたり、その業務の一つひとつが対象者個人のプライバシーにかかわる大変重要な事項である。特に法施行業務や危機介入では、緊急時の混乱状態の中でのその対応が求められることも少なくなく、業務の責任性、適切な公務執行の観点から考えても、実習生が業務すべてにかかわることは難しい。しかしながら、保健所の精神保健福祉業務は、受療援助から退院後の地域生活支援まで幅広く、そこに勤務する相談員の担う役割機能を学ぶことは、学生にとって大変貴重な経験となる。

　保健所の実習は、行政機関という性質上、限られた範囲の実践になる可能性もあるが、適切な精神科医療の提供、地域生活支援における他機関との連携、多職種連携、さらには、地域責任性を有する保健所を理解する大変よい機会となる[17]（表5-2-1）。

E. 実習にあたって

　保健所の精神保健福祉業務担当は、主に専任の相談員や保健師が担うがその配置実態は充分であるとはいえない。中には相談員未配置の保健所があるなどばらつきがあり、実習生への適切な対応ができないとする保健所も少なくない。また、保健所では当事者と直接かかわる場面が少なく、精神保健福祉援助実習施設として、プログラムを組むのが難しい面があることを理解しておくことが大切である。

　行政機関における精神保健福祉援助実習では、精神科病院や地域の障害福祉サービス事業所などの他の実習施設と異なり、実施機関に直接依頼するのではなく、受け入れの手続きを各自治体で定めてある場合が多い。そのため、実習依頼の際には保健所などの担当者に確認した上で、各自治体の主幹課などに問い合わせることが大切である。

　配属実習では、法施行業務にかかわる法的手続きと入院形態、移送制度などの用語の理解が必要となるため、最低限、精神保健福祉法を中心とし

表 5-2-1　保健所の実習プログラム（12 日間）例

1 日目	●オリエンテーション（実習に関する注意事項の確認）。 ●挨拶（保健所職員・関係部門）。 ●精神保健福祉担当課の業務および保健所の機能の説明（講義形式）。
2 日目	●保健所精神保健福祉活動の現状と課題（講義形式）。 ●各自の実習目標設定。
3 日目	●面接および電話相談の実際。
4 日目	●保健所デイケア（料理教室）への参加。
5 日目	●地域生活支援センター見学。
6 日目	●事例検討会参加。 ●断酒会に参加（夜）。
7 日目	●精神保健福祉相談日（嘱託医による相談）見学。
8 日目	●精神保健福祉相談員の訪問に同行。
9 日目	●医療観察法の CPA 会議への参加。
10 日目	●精神保健福祉ボランティア講座参加。
11 日目	●自殺予防対策講座に参加。
12 日目	●家族会支援（例会参加）。 ●実習中の学んだ事柄や気づいた点の整理。 ●実習の総括（達成度の確認）と振り返り。

※通報など緊急対応などもあり、実習の予定が変更になることがある。
※法施行業務の立ち会いなどの際には、実習学生であることを自覚し、実習指導者の指示に必ず従う。
※ケース記録などの閲覧が許可される場合もあるが、個人情報の取り扱いに充分に注意する（守秘義務）。

CPA 会議
Care Programme Approach meeting
入院処遇中の医療機関などで開催される対象者の処遇を検討する会議。

た事前学習はしておかなくてはならない。実習の前に、以下の文献（法律関係）などに目を通しておくことが実習をより理解しやすいものにする。

●『我が国の精神保健福祉―精神保健福祉ハンドブック（平成 27 年度版）』日本公衆衛生協会，2016.
●精神保健福祉研究会監修『精神保健福祉法詳解（四訂）』中央法規出版，2016.

3. 市町村における実習

A. 市町村の役割と機能

　1999（平成11）年の精神保健福祉法改正により、従来保健所が担ってきた精神障害者保健福祉手帳や通院医療費公費負担の申請窓口、社会復帰に関する相談援助業務の一部が市町村に業務移管され、2002（平成14）年度から実施された。これまでの地域精神保健福祉活動の多くは都道府県や保健所を中心に実施されてきたが、医療中心から地域中心に支援が拡大するにあたり、在宅精神障害者の身近な行政機関である市町村の役割が大きくなった。

保健所及び市町村における精神保健福祉業務について

　今まで保健所の主な業務として位置付けられてきた精神保健福祉業務は、2000（平成12）年「保健所及び市町村における精神保健福祉業務について」の通知により、在宅精神障害者に対する地域生活支援について市町村の役割が明確化されるとともに、障害者のより身近な行政機関である市町村に業務が移行した。その一方、在宅精神障害者に対する日常生活支援については、2006（平成18）年施行の障害者自立支援法により、障害によって異なっていた福祉サービスを一元化して行うなど、身体・知的障害者福祉に加えて精神障害者福祉に関する支援の主体としての市町村の役割がさらに拡大、変化してきた。

B. 市町村の精神保健福祉業務

保健所及び市町村における精神保健福祉業務運営要領

　市町村における精神保健福祉業務については、前述した「保健所及び市町村における精神保健福祉業務運営要領」に規定されており、①企画調整、②普及啓発、③相談指導、④社会復帰および自立と社会参加への支援（障害者総合支援法の障害福祉サービスの実施、障害福祉サービス等の利用の調整等、市町村障害福祉計画の策定、各種社会資源の整備、精神障害者保健福祉手帳関係事務）、⑤入院および自立支援医療費（精神通院医療）関係事務、⑥ケース記録の整理および秘密の保持、⑦その他である。この運営要領にあるように、市町村の担う精神保健福祉業務は多岐にわたっている。

　全国の市町村は、政令指定都市、中核市、特例市やその他の市や町村な

ど、その人口規模や財政状況によって、業務の実施体制（職種や職員数、組織体制など）にも格差がある。また、特に実習を担当する部署は、市町村の障害支援担当課や保健指導担当課、市町村保健センターなどであり、実習指導者（精神保健福祉士等）の配置状況や具体的に行われる実習項目も大きく異なる。

C. 実習にあたって

　市町村の実習では、精神保健福祉士の業務を考えた場合、まず相談指導として、精神障害者の障害福祉サービス利用に関する相談を中心に取り扱うことになる。相談窓口の相談内容は幅広く、精神科医療に関する受療相談から社会復帰に向けた相談支援や就労支援、居住支援などに関する相談を担当するため、精神疾患に関わる基本的な知識、地域における精神科医療機関の情報、日常生活支援に関わる福祉サービスや制度に関する情報を理解しておくことが重要である。また、精神障害者の社会参加の実現と社会資源開発に向けた地域住民に対する啓発活動への関わりも大切である。中でも実習における個人のプライバシー保護と守秘義務の理解では、特に小さな自治体の場合、精神障害者保健福祉手帳の申請などでも精神科医療機関の利用状況や診断と治療内容などについて、利用者の側に立った個人情報の取り扱いや人権上の配慮が求められる。

精神保健福祉士の業務

個人情報の取り扱い

　市町村は行政機関であり、その業務はすべて法的根拠に基づいて行われていることを常に意識し、精神保健福祉法や障害者総合支援法などの関連法規には目を通しておくこと。また、地域特性や在宅精神障害者のニーズを的確に把握し、総合的かつ包括的な地域生活支援のあり方について、精神保健福祉士が担う特に関連分野の専門職との連携の具体的な実践活動を理解すること。精神障害者の置かれている現状と問題や課題に対する対応能力を学び習得できる配属実習にしていくことがとても重要である。

注）

(1) 日本公衆衛生協会編『我が国の精神保健福祉─精神保健福祉ハンドブック（平成27年度版）』日本公衆衛生協会，2016，pp.843-844.

(2) 前掲書（1），pp.329-366.

(3) 前掲書（1），pp.675-678.

(4) 中島豊爾他「精神保健福祉センターに所属する精神保健福祉士の役割に関する研究」医療観察法による医療提供のあり方に関する研究平成18年度総括・分担研究報告書，2007，pp.311-338.

(5) 前掲書（1），pp.688-701.

(6) 「平成21年度版自殺対策白書」内閣府，2009，p.132.

(7) 精神保健福祉白書編集委員会編『精神保健福祉白書2011年版　岐路に立つ精神保健医療福祉─新たな構築をめざして』中央法規出版，2010，p.71.

(8) 精神保健福祉白書編集委員会編『精神保健福祉白書2010年版　流動化する障害福祉施策』中央法規出版，2009，p.59.

(9) 牧野田恵美子・荒田寛・吉川公章編，日本精神保健福祉士協会監修『実習生のためのPSW実習ハンドブック』へるす出版，2002，pp.113-121.

(10) 金子晃一・伊藤哲寛・平田豊明・川副泰成編『精神保健福祉法（2002年施行）─その理念と実務』星和書店，2002，p.87.

(11) 前掲書（1），pp.673-683.

(12) 前掲書（9），p.40，pp.104-106.

(13) 全国精神保健福祉相談員会編『精神保健福祉相談ハンドブック』中央法規出版，2006，p.40.

(14) 全国保健所長会ホームページ（保健所一覧）http://www.phcd.jp/HClist/HClist-top.html（2011年8月3日取得）

(15) 全国保健所長会「地域保健の充実強化に関する委員会」・地域保健総合推進事業「医療制度改革の推進に関する研究」『平成19年度保健所の充実強化に関する提言』2008年3月.

(16) 前掲書（8），p.58.

(17) 村田信男『地域精神保健─メンタルヘルスとリハビリテーション』医学書院，1993，pp.135-138.

▎理解を深めるための参考文献

● 田中英樹・菱沼幹男『**社会福祉士・精神保健福祉士になるには**』なるにはBooks 61，ぺりかん社，2011.

社会福祉士および精神保健福祉士になるために必要な基本的事項と実践現場で活躍している複数の方々のインタビューで構成されている。精神保健福祉士では医療現場、企業、精神保健福祉センターに勤務する精神保健福祉士の業務がわかりやすく紹介されている。

● 全国精神保健福祉相談員会編『**精神保健福祉相談ハンドブック**』中央法規出版，2006.

行政機関で行われる精神保健福祉相談を概観し、実施機関、相談形態、相談問題種別、相談記録の取り方や保管について、行政機関が担う精神保健福祉相談業務をわかりやすく解説している。

● 大谷實『**精神保健福祉法講義（新版）**』成文堂，2010.

法律家である筆者が、精神科医療と法律学、人権擁護の観点から、法とは何かから始まり、精神保健福祉法の説明と解釈、具体的な運用まで、コンパクトにまとめわかりやすく解説している。

コラム　精神保健福祉相談員

　精神衛生法改正（1965〔昭和 40〕年）により、保健所が地域の精神保健行政の第一線機関と位置付けられ、精神衛生相談や在宅精神障害者や家族のための訪問事業を行う目的で精神衛生相談員制度が創設された。精神衛生相談員（以下、相談員）は、精神保健福祉業務に係る専任従事者（行政職）であり、国家資格成立以降、相談員の任命要件は精神保健福祉士有資格者となった。なお、相談員の名称は、法改正に伴い改称されてきた。

　全国精神保健福祉相談員会が行った「相談員（専従者）の全国調査」によれば、相談員の全国配置状況は、47 都道府県のうち、全保健所に配置 24（一部配置保健所含む）、未配置 23 と約半数が未配置であり、一方、特別区・指定都市・保健所政令市（全 31）では、全保健所に配置 28（一部配置保健所含む）、未配置 3 と比較的配置されてきた。自治体別では、千葉県、埼玉県、神奈川県、新潟県、大阪府、愛知県、川崎市、横浜市、大阪市、名古屋市、神戸市、広島市などに専任の相談員が複数配置されているものの、他の未配置の自治体では保健師（一部精神衛生相談員資格取得講習会受講を条件に相談員として任命）などが、精神保健福祉業務を主に担っており、全国の配置格差は、なかなか解消されず現在もなお課題となっている。

　保健所精神保健福祉業務は、精神保健福祉相談や訪問・受診援助、家族会や断酒会などの組織育成、啓発活動などの他、法施行業務（申請、通報、届出業務）など多岐にわたる。特に都市部の保健所では、警察官通報（24 条）や受診勧奨、近隣苦情など危機介入や緊急対応が、求められることも少なくなく、緊急時に適切な精神科医療をいかに迅速に提供するか、警察や消防、精神科病院など関係機関との緊密な連携は不可欠である。また、法に規定される措置入院（29 条）は「行政処分」であり、「指定医診察の立ち会い」（27 条 3 項）から「告知業務」などの法の執行も相談員（事務吏員）の重要な役割の一つである。

　さらに、行政庁（以下、本庁）に所属する相談員は、精神保健福祉の専門援助職としての役割だけでなく、行政職として一般行政事務（関連法規の理解と法解釈、行政システム・他領域の組織との調整、財政対応と当該予算執行、新たな法制度に向けた企画立案、議会対策）など、幅広い事務遂行能力も必要となってくる。いままでの本庁

保健所

相談員の名称
精神衛生法では精神衛生相談員、精神保健法では精神保健相談員、精神保健福祉法では精神保健福祉相談員という。

全国精神保健福祉相談員会
全国の都道府県や指定都市、市町村など自治体の精神保健福祉業務専従者で組織。福祉・心理職、保健師などの職種で構成される。

相談員（専従者）の全国調査
1995（平成 7）年「精神保健福祉相談員（専従者）全国調査」（全国精神保健福祉相談員会、全国精神保健福祉センター長会）。

精神衛生相談員資格取得講習会

法施行業務

受診勧奨

措置入院

行政処分

指定医診察の立ち会い

（主幹課）では、立案される施策の多くが行政事務職員（事務屋）中心であったが、昭和50年代後半から相談員の精神保健福祉に関する専門性が評価され、千葉県や埼玉県など、各自治体の本庁への相談員の登用が始まった。現在では、各自治体の本庁や保健所に相談員が複数配置され、相談員が管理職ポストにも就き、専門的な視点から施策立案に直接関与することになった。精神障害のある当事者のさまざまなニーズを精神障害者施策に具体的に反映すること、まさにここに行政組織に所属する相談員（ソーシャルワーカー）の存在意義がある。

（順天堂大学スポーツ健康科学部　四方田清）

第6章 実習計画

1

実習にあたり、どのように施設を選択し、
実習計画を立てていくかを考える。

2

自分の実習の目標、課題を整理し、
それを達成する方法を考える。
また、文章化の留意点を学ぶ。

3

事前訪問と実習計画の見直しについて知る。

1. 実習施設の選択と実習計画

A. 実習施設の選択

　実習の準備段階で、学生は事前学習を行いながら、自分の実習を思い描き、希望を明確にしていくであろう。実習先の選択にあたっては、所属する教育機関で毎年どのような実習が行われているのかを把握する必要がある。実習担当教員から実習施設の一覧や配属先の候補が提示されたら、施設と実習内容などについてさらに情報を集めて検討し、希望を出す。このとき、実習施設のパンフレットやホームページを参照したり、先輩の実習報告書を閲覧したりすることはもちろん、実習報告会に参加するなどして直接先輩から話を聴く機会も、大いに役立つ。

実習報告会

　実習施設には医療機関か福祉施設かといった種別の違いに加えて、同じ種別でも施設ごとの特色があり、実習内容や実習指導者の方針もそれぞれ異なる。実習指導者は、これまで実習生を受け入れる中で作成した基本のプログラムを、個々の実習生の目標や要望を考慮して修正し、他の部署などとも調整を行って実習プログラムを作成することが多い。これが実習プログラミングである。

実習プログラミング

　施設内のいくつかの部署や関連施設を数日ずつ経験する実習もあれば、同一の部署や施設内で多くの日数を過ごすところもある。どんな活動に参加するか、対象者とどのように接するかもさまざまである。学生は自分がどんな施設でどのような活動を行うかをイメージしながら、学びたいことを明確化するであろう。その上で実習担当教員と話し合い、必要な情報や助言を得て実習施設を決定していくことが望ましい。

　実習施設の選択にあたっては、通所の手段・所要時間などを調べ、通所に無理がないかどうかを検討することも必要である。毎日実習記録を作成し、充分な睡眠と休養を取って実習に臨むには、施設があまり遠いと負担が大きい。施設によっては宿泊形式の実習が可能な場合もある。一方、通所時間の短い施設ほど好都合とも限らない。自宅から近い施設で実習することのプラス面とマイナス面については、この機会に考えておきたい。

　実習施設や時期を決定する際、特に社会人の場合などは、職場や家庭の協力を得るなど事前の調整も必要になろう。早めに実習担当教員との連絡や相談を行うことが求められる。

B. 実習計画のプロセス

実習施設が決定すると、さらに施設に関する学習を進め、取り組む目標や課題を設定して、実習計画書を作成する。実習は、必ずしも当初の希望通りの施設・内容になるとは限らないが、与えられた機会を最大限活用して学ぶためには、実習計画書が重要な役割を果たす。

計画書については、担当教員から指導を受けて推敲を重ねる。教員は、学生と話し合いながら考えの進展と明確化を促し、事前学習についても助言を行う。事前学習や計画書の作成などでは、個別の作業と指導が続けられる。しかし、実習に臨む学生同士で、調べた内容を共有したり、計画書の内容を発表しあったりすることも有意義である。他の学生の着眼点や意見が参考になって事前学習が進展することも多いからである。実習で何をどう学ぶのかを実習先に行く前に考え、学生同士で情報交換をし、問題意識を高めておくと、同じ場面に臨んでも見るもの聞くものが違ってくるであろう。

計画書は、実習開始の1か月ほど前までには実習に関する他の書類とともに施設に送付を終えるとよい。その後に行われることの多い事前訪問では、実習指導者と面談し、計画書の内容について質問やフィードバックを受けるであろう。また、目標達成のためにはどのように取り組めばよいか、どんなことが実習中に可能であるか、指導者に相談するよい機会でもある。指導者は、目標設定に無理やあいまいな点はないかを確認し、可能な実習プログラムについて話し合う。この時点で、当初の目標や課題を修正し、計画を立て直す必要もあるかもしれない。この後、指導者は、施設の内外で調整を行って実習の準備を進める。

学生の側では、事前訪問を期に、新たに学習すべきことや復習が必要なことがわかる場合もあり、その後も事前学習を続行して、配属実習の開始に備える（図6-1-1）。このように実習計画は、学生、実習担当教員、実習指導者の三者がかかわってつくられていくのである。

図6-1-1　事前学習と実習計画

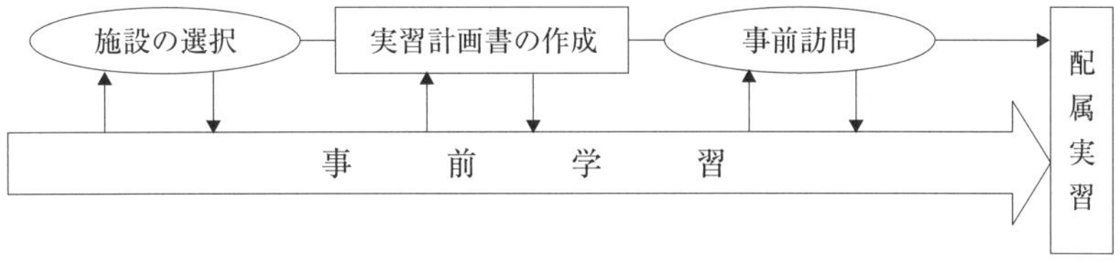

コラム　計画から始まった実習の成果

　精神科病院やクリニック、福祉サービス施設、精神保健福祉センターなどの見学実習では、当事者、家族、職員、機関に初めて出会い、触れた。そしていよいよ現場実習、ワクワクする気持ちと少しの不安を抱えながら実習先を選び、目標を定めたことを思い出す。

　「実習計画書」の作成は、なぜその実習先を選んだのか、どんなことを、どのように学びたいかを具体的に整理する作業から始まる。身の丈に合った入門的なものから挑戦レベルの学術的なものまで、さまざまな文献を読み、見学実習や体験での気づきも総動員して一枚の紙に凝縮する。最後には先生から、背中をポンと押されるような励ましの言葉が短く綴られた。実習先では、目標に沿って学習が進むこともあれば、そうはいかないこともある。職員の方は忙しく、記録などのフィードバックもすぐに頂けず、ときにはコミュニケーションさえ難しいと感じた。巡回指導の先生の、いつもの笑顔に救われたこともある。

　一生ものの学びを得るのも実習だ。特色ある複数の通所施設で実習を行ったときのこと。当時、私は同じ法人のグループホームで夕食サービスのボランティアを始めていた。趣味を楽しみ、仲間とのんびり過ごす入居者が、働く場で見せた厳しい真剣なまなざしは、今も心に残る。個別支援計画の振り返り面談に同席する機会を得た。睡眠が不安定のため通所が思い通りにならず、自信をなくした利用者に対し、日頃から作業を共にする担当ワーカーは不安に耳を傾け、率直にご本人の特性や日々の頑張りを伝え、睡眠を安定させる具体的方法を提案した。すると、その方の表情は和らぎ、目には力強さが感じられた。いかに信頼関係を築き、寄り添うか、という学びは、私自身が個別支援計画を作成するときの根っことなった。卒業後は地域移行や就労支援に携わり、お一人おひとりの夢や希望、不安や課題を共有し、その方らしい社会との繋がり作りに努めてきた。

　学生の私は精神保健福祉士の仕事が自分に務まるだろうかと、ずっと問い続けていた。しかし３回目の実習の最終日、さほどかかわりのなかった方から「卒業後はどこで仕事をするの」と関心を持って尋ねられ、長く一緒に過ごした方からは名残惜しそうに「必ずPSWになってください」と励まされた。利用者の期待や思いに触れたその瞬間、この道に進もうと決意した。これは計画になかった成果だった。

（生活支援センター西　精神保健福祉士　井上純子）

2. 実習計画書の作成

A. 計画書の意義と目的

　実習計画書は、何のために作成するのであろうか。まず、計画書の果たす役割を考える。

[1] 目標明確化のプロセスとしての計画書作成

　実習計画書は、実習目標や学習課題を明確化し、ゴールを定めるのに役立つ。ゴールを定めずに開始したなら、どこに注目して何を学ぶのか、目標をどう達成するのかが曖昧なままとなってしまう。書いていくうちに、自分の理解や学習に不充分なところが見つかれば、調べて補う。こうして完成した計画書は、実習生にとって自分が達成したいことの言明であり、それが達成への第一歩である。

実習目標、学習課題

[2] 伝達手段としての計画書

　計画書は、実習指導者に実習生の学びたいことを伝える手段である。
　実習指導者は、計画書を通して実習生の動機や目標、希望する実習内容などを、あらかじめ知り、実習プログラミングに活用することができる。また、実習生の学びたい内容だけでなく、個性や学習状況を把握する一助ともなり、どのように実習指導を行うかの参考にもなる。文章には書く人の個性が表れるものであり、自分の言葉で率直に書くことが望ましい。

実習指導

[3] ナビゲーターとしての計画書

　実習生は、自分の日々の活動の目標を確認するために実習の間たびたび実習計画書を見直すとよい。毎日の目標も、実習全体の目標と課題を念頭に置いて立て、実習日誌に記載する。途中で取り組むテーマや活動計画を変更する場合も、実習指導者や教員と相談し、意識して行う。

B. 実習計画書の内容

　実習計画書には、どのような内容を盛り込んでいけばよいであろうか。
「実習に行く前の12の質問」（第2章1節**表2-1-1**）に答えてみると、そ

の準備となろう。計画書には、①実習の動機、②実習の目標と課題、③事前学習の三つが含まれることが多い。

　実習にあたっての自分の問題意識や目標設定の背景を伝えるのが①であり、何をどのように学びたいかを述べる中心部分が②、そのためにこれまでに学習している内容を伝えるのが③である。つまり、①から③のすべては関連しており、一貫性をもつ内容となる。参考として、実習計画書の例（**表6-2-1・表6-2-2**）を挙げておく。

実習の動機

［1］実習の動機

　自分がなぜ精神保健福祉という分野を学び、実習に臨んでいるのか、どのような分野や援助に関心をもっているかなどを述べる。また、なぜ今回その種別の施設を選択したのか、中でもその実習先を希望する理由は何かを述べる。これが、実習の目標と課題につながる。

　既に社会福祉（または精神保健福祉）の実習経験があり、問題意識をもち、学びたいテーマを発見していることもあろう。二度目の実習であれば、前回学んだことを思い返し、次の実習への動機をまとめてみよう。

実習の目標と課題

［2］実習の目標と課題

　実習計画書の中心となるのが、実習の目標と課題を述べる部分である。実習でどんな経験をし、そこから何を学び取りたいか、ゴールを明らかにすることによって施設での時間の過ごし方と行動計画が決まる。

　「精神保健福祉援助実習」の目的・目標（第1章）や、実習施設の種別ごとに学ぶべきポイント（第3章〜第5章）を参考にしながら、目標と学習課題を設定していくとよい。養成校や施設から課題が指示される場合もあり、それに自分自身の考えた目標や課題を加えて計画書に盛り込む。

（1）実習における着眼点

　現場では初めての経験の連続であり、学びたいことは多くあるであろう。まず、限られた日数の中でどこに着目するかをあらかじめ定めておくと計画しやすい。実習の場を構成している要素を**図6-2-1**に示す。自分の実習では主としてどこに焦点を当てて学ぶのかを、考えてみよう。

　実習には、「職場実習」（施設の役割や機能を理解する）、「職種実習」（精神保健福祉士の業務全般を理解する）、「ソーシャルワーク実習」（精神保健福祉士が行うソーシャルワークを学ぶ）の三つの要素が区別される[1]。このうち、精神保健福祉士の新しいカリキュラムにおいては、利用者のニーズの把握、アセスメント、それに基づく支援計画の作成、支援というソーシャルワークのプロセスを学ぶ実習が重視されるようになった。

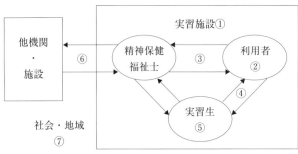

図6-2-1　実習における着眼点

①実習施設の機能・役割
②利用者の生活・特性・ニーズ
③精神保健福祉士の業務・支援
④利用者とのかかわり
⑤実習生の自己覚知
⑥他機関・施設との連携
⑦社会・地域の現状、制度・施策

　ソーシャルワークのプロセス全体を学ぶことは、短期間の実習では困難なことも多いが、クライエントの了解を得て面接に陪席する、相談記録を読む、支援方法を検討する会議に同席するなどの方法は可能であろう。一つの場面・機会から、これまでと今後のプロセスを思い描き、自分が精神保健福祉士であればどのような支援をするかを考えることが重要である。

(2) 行動プランの具体化

　目標に比べて課題は、より具体的な行動プランを含んでいる。記述を具体的にするためには、5W1Hという要素を意識すると考えやすい。実習に当てはめると、どのような動機で（Why）、どの段階・場面で（When）、どの施設・部署で（Where）、どんな行動を通して（How）、何を（What）学びたいかを明確にすることである。実習の主体（Who）は、もちろん実習生自身であるが、図6-2-1のように利用者や、指導者をはじめとする職員とのかかわりを視野に入れて具体的な行動計画を立てたい。5W1Hでとりわけ重要なのは、どのようにして学ぶか（How）、つまり目標を達成するための方法を考え、記述することである。

　実習の形態と内容の一般的な例は、第1章表1-2-1に示されている。事前学習から想定されるプログラム（例：精神科デイケアへの参加、関連施設での実習など）を頭に置いて、どんな場面にどのように参加し、自分は何をし、何を学び取りたいのか、できるだけ具体的に考えるとよい。

　たとえば、「精神障害者の就労支援の実際を学ぶ」という目標を立てたとする。目標達成のためには、利用者と共に働く、利用者から就労についての考えを聴く、職員から話を聴く、などいろいろな方法があり得る。

　また、たとえば、利用者との目標設定の面接に陪席したい、家族教室などの家族支援プログラムに参加したい、など、自分が参加を希望する機会や活動があれば、伝えておくとよいであろう。

表 6-2-1 実習計画書の例①：精神科病院実習

実 習 へ の 動 機
初めて精神科病院を見学した際、鍵を開け閉めしながら病棟に出入りすることに改めて入院治療の重みを感じた。また、案内してくださる精神保健福祉士の方に、患者さんが次々と声をかけてこられる様子も印象に残った。患者さんは、日々どのような心配や問題を抱えておられるのか、また精神保健福祉士は患者さんやご家族からどのような相談を受け、支援を行っているのかを実習で学びたいと考えている。また、先輩の実習報告会に参加して、貴院の実習では面接への陪席や訪問看護への同行など、精神保健福祉士の個別支援を間近で学ぶ機会が多くあることを知り、実習を希望した。

実 習 の 目 標 と 課 題
①患者さんとの交流の中から生活の様子とニーズを知る。 　病棟やデイケアで患者さんとのコミュニケーションを図り、生活の中でどのような関心やニーズを持っておられるかを理解したい。 ②精神科病院における精神保健福祉士の相談業務を学ぶ。 　精神保健福祉士は、電話や面接でどのように相談を受けるのか、可能であれば陪席させていただいて学びたいと考えている。面接で求められる態度や必要な情報収集について事前に考えて臨み、後で指導者の方に確認や質問をして理解を深めたい。 ③退院支援のプロセスを事例に基づいて学ぶ。 　退院の際、生活のどんな点について患者さんご本人やご家族などと話し合う必要があるのか、どんな準備が行われるのかを、個別の支援事例に基づいて具体的に理解したい。そのために、患者さんのお話や記録から得た情報を基に自分でも支援計画を考え、実際の支援について指導者からお話を伺いたいと考えている。

事 前 学 習
施設の概要と特色については、病院のウェブサイトや先輩の報告書を読んで学習した。精神科病院における精神保健福祉士の業務と役割について、下記の文献で学んだ。 •柏木昭・荒田寛・佐々木敏明『これからの精神保健福祉（第4版）』へるす出版，2009. 　また、制度や社会資源については、下記で学習している。 •伊藤千尋・杉本豊和・森谷康文『精神障害のある人と家族のための生活・医療・福祉制度のすべてQ & A』萌文社，2015. 　現在、精神障害者の家族への支援に関心を持ち、家族教室と家族のSSTについて、ゼミでの文献学習を進めている。

表6-2-2　実習計画書の例②：就労継続支援事業所実習

実 習 へ の 動 機
私は、最初の実習は精神科病院で行い、次には退院後の生活支援について就労支援施設で学びたいと希望していた。入院された方が経験される道をその順にたどりたいと思ったためである。病院実習では、病棟やデイケアで数日ずつ患者さんと接したが、なかなか思うように話せず、もっと時間をかけて関係を築き、利用者の生活の実感やニーズを感じとりたいと考えた。 　今回の実習では、利用者の方々とかかわりを多く持ち、地域での生活や就労においてどんな支援が必要とされるのかを学びたい。また、コミュニケーションを通して自己理解を深め、進路を考える手がかりにしていきたい。

実 習 の 目 標 と 課 題
①利用者が生活する上での希望、目標、ニーズを知る。 　施設で共に作業を行う中で、利用者の方々からお話を伺い、生活においてどんな希望や目標を持っているのか、またどんな楽しみや生きがいを持っているのかを理解したい。利用者のミーティングなどにもぜひ参加したいと思う。 ②就労継続支援事業所における精神保健福祉士の役割を学ぶ。 　精神保健福祉士が行う就労に向けた支援を、集団で作業に参加しているときと、個別支援の両方に注目して学びたい。作業時に職員が利用者にどうかかわるかを見て学ぶとともに、可能であれば利用者の面接に陪席させていただいて支援の実際を理解したい。 ③実習施設と、地域の他機関・施設との連携を知る。 　実習施設が地域の中でどのような役割を持ち、他の機関や施設とはどのように連携しているのかを学びたい。また、同じ法人内の事業所で地域移行支援にも取り組んでいることを知り、会議などに参加の機会をいただければと希望している。

事 前 学 習
大学の授業で、当事者の方の体験談をお聞きし、相談できる人が身近にいることと生活の中で楽しみを持つことの大切さを学んだ。また、私はボランティア活動として、地域活動支援センターのオープンスペースで、利用者との交流の機会を持ち、リカバリーという考え方に関心を持っている。 　リカバリーと就労支援について、下記を参考に学習している。 • レーガン，M. 著／前田ケイ訳『ビレッジから学ぶリカバリーへの道—精神の病から立ち直ることを支援する』金剛出版，2005. • 上野容子「精神障害者の働く生活を支援する意味」精神保健福祉38（4），2007，pp.347-350.

(3) 課題達成の確認

立てた目標や課題が達成されたかどうかを、どのようにして確認することができるかも、考えておきたい。たとえば精神保健福祉士のデイケアにおける支援を理解することが目標であれば、実習を終えて振り返りをする際、学んだ支援のポイントをいくつか具体的に挙げることができるであろう。

事前学習

［3］事前学習

配属実習を行うにあたり、どのような学習を行っているかを述べる。一般的には、施設（目的・概要・事業内容）、利用者（特徴・現状・ニーズなど）、精神保健福祉士の業務などについての下調べが不可欠である。自分の目標と課題を書こうとすると、知識不足な点や、理解が不充分でイメージがつかめない部分などが明らかになってくることがあろう。それらが事前学習でさらに取り組むべきポイントである。

事前学習の記載は、養成校での学習、実習に関連するボランティアなどの経験、文献学習といった要素を簡潔にまとめるとよい。

計画書を書き上げる時点では、事前学習は継続中であることが多いが、記載したことはスローガンに終わらせず、実行するのはもちろんのことである。文献は、メモをとりながら読み、資料の重要な部分はコピーをとる。用語や制度などで不明な点があれば、調べる習慣をつけよう。

(1) 授業で学んだことと関連づける

実習は、これまで授業などで学んだことが実践の場でどう活かされているのかを知る機会である。たとえば、精神保健福祉士の相談面接に陪席して個別支援の実際を学ぶ場合、授業で学習したソーシャルワークの知識だけでなく、精神障害とその治療の理解、面接技術、制度・サービスの理解などが関連してくる。手元の教科書や配布資料を読み返すことも役立つ。また、ゲストスピーカーの講義や見学実習などから学んだことにもふれておくとよい。

既に実習を経験しているならば、どんな施設で主に何を学んだか、簡単に記載しておくと、指導者の実習プログラミングに役立つであろう。

(2) ボランティア活動などの経験

実習に関連してこれまで行った福祉現場での経験、ボランティア活動やアルバイトなどがあれば、簡潔に記しておくとよいであろう。

文献学習

(3) 文献学習

知りたいテーマに応じて、多くの参考資料や文献の中から、どんなものにあたればよいかは、実習担当教員から助言を得ることができよう。以下、

いくつかの例を挙げる。

- 利用者の理解：当事者や家族の体験談を読む。精神保健福祉士の援助事例を読む。疾患や障害の特性についての知識を持つ。
- 施設についての理解：運営の根拠となる法律を理解する。施設の概要や沿革、事業内容を知る。
- 課題に関連する精神保健福祉士の知識・技術・価値の理解：精神保健福祉士の用いる援助技術・援助方法を理解する。社会資源に関する知識を整理しておく。事例を通した理解も有用である。倫理綱領や精神保健福祉法・精神保健福祉士法の主要な部分には、目を通しておく必要がある（巻末資料参照）。

　参考文献の記載は、著者・題名・出版社・発行年という要素を含め、一般的な方法に従う。読んだ文献を挙げるだけでなく、そこから何を学んだか、どんなことを理解したかを書くと問題意識が明確になる。

　さらに、自分の実習テーマ、あるいは指導者から提示されたテーマに沿った事前学習の内容をレポートにまとめると大変役に立つ。それを授業で互いに発表し合うことも有意義である。

参考文献

問題意識の明確化

C. 文章化のポイント

　ここでは、計画書の文章化について、留意すべき点を挙げる。
①簡潔でわかりやすいこと。

　そのためには、まず一つの文を短くすること、そして複文を避けることである。80字程度までを目安として文を区切ることが望ましい。声を出して読んで、途中何度も息つぎが必要になる文は、見直しを要する。また、同じ言葉の繰り返しは避ける、順接の「が」で文をつながない、修飾語は近くに置くなどの点に注意したい[2]。
②主語が述語と対応した文であること。

　主語が何かを意識し、述語と対応しているかどうかを確認しよう。

　例：　原　文→私の実習目標は、……を学びたい。
　　　　修正後→私の実習目標は、……を学ぶことである。

---

③具体的に記述すること。

　学習課題であれば、どんな場面で何をして、そこから何を学ぶのかを、具体的に書く。事前学習であれば、単に「施設の特徴を学んだ」ではなく、どんな資料にあたって、どのような内容を把握したかを例示する。
④よくわからない言葉をそのまま使わないこと。

「地域との連携を学ぶ」というとき、地域とは、連携とは何だろう。精神保健福祉士は、どんな機関と連絡をとり、どんな会議に出るか、地域に他にどのような施設があるのか、そうしたイメージを持って言葉を使いたい。教科書に載っている抽象的な言葉を用いるときには、それがどんなことをさすのか、自分なりに説明を試みるとよい。わからなければ、それを具体的に知ることがまず学習課題の一つになるかもしれない。

⑤関連のあることはまとめ、順序立てて述べること。

利用者とのコミュニケーションに関する課題、精神保健福祉士の援助の理解、施設の役割の把握など、テーマごとにまとめて記述する。思いつくままに書くのでなく、記述する順序を工夫すると読んでわかりやすい。

⑥自分の考えや希望を伝えること。

学習する課題としては、教科書にあるような一般的な内容を列挙せず、自分が行いたいことにしぼって述べる。また、2度目の実習であっても、これまでの経験の説明は必要最小限に留め、これから行いたいことを書く。これまでの学習の反省点や「わからない点は積極的に質問する」といった心構えは、目標や課題とは異なるので注意したい。

以上のような点に注意して計画書を推敲した後、友人などと互いに読み合うと、わかりにくい点や説明不足の箇所を指摘してもらうことができる。

 ソーシャルワーカーに求められる「伝える力」

　対人援助を生業とするソーシャルワーカー（SW）に必要とされる基本的な力は「コミュニケーション力」であろう。この基本的な力は「伝える力（発信力・文章力など）」と「受け取る力」だといわれるが、これは日頃の自身の人間関係の中で築いていくものだと思う。

　30数年前、民間病院にSWとして就職した私は業務内容の曖昧さと社会的認知の低さにとても驚いたものだった。病院は多職種で構成されている。その中で、少人数のSWが業務を遂行する上で最も重要なことは、他職種に医療チームの一員としてどう認めてもらうか、SW業務の内容をいかに理解してもらい、どう支援してもらうかであり、まさにプロとして「コミュニケーション力」を試される日々であった。

　この経験から、実務的な「伝える力」の日常的な場面を一部紹介したい。①外来や入院時での種々の相談援助やインテーク面接などの内容をどう文章化するか、それを患者・家族の利益につなげるように、

他職種に文書で、あるいは口頭でどう伝えるか、②ケース記録は他者が理解できる記載内容か、また、事例検討会などで発表できる資料にもなっているか。③患者・家族、関係機関、院内他部署、関係職種との連絡・調整に必要な面接、文書、電話対応などが適切にできているか、④院内外でのカンファレンスや会議などでのSWとしての発言や記録ができているか、⑤院内外での研修会参加での資料・報告書の作成や提出、受けた研修内容の伝達ができているか、などなど。もちろん、これには、さまざまな出来事に向き合う自分自身の「受け取る力」が前提にある。それは、家庭や生活、教育環境など、成育過程の中で培われたその人なりの「価値観」「感性」「想像力」などの反映であり、人生経験が総合力として土台になっている。

　最後に、「伝える力」の実務的な「文章力」について考えてみたい。基本的なことは「自分がどう考え、どうしたいのか」と「何が、どうして、どうなったか」が書けることだと思う。そして、「T（時）P（所）O（場合）」など、自分が置かれている状況を確認し、よくいわれるように「5W1H」「起承転結」など、構成をチェックすれば大丈夫であろう。それでは「文章力」を磨くにはどうしたらよいか。やはり、日頃から新聞や本などの文章に親しみ、読解力、理解力、想像力、感性を養う、手紙やレポートなど、やや長い文章を「自分の言葉」で作成する、これらのことを積み重ねていくことが最短の上達方法であると考える。

（医療法人財団良心会青梅成木台病院地域連携部部長　萬沢せつ子）

3. 事前訪問と実習計画の修正

　事前訪問は、実習計画書について指導者からフィードバックを得ると共に、実習の実際的な事項（日程、交通手段、服装、注意事項など）を確認するのに重要な機会である。事前訪問のアポイントメントをとる前に、自分の予定を確認し、電話で確認したいことのメモを用意しておくとよい。訪問の前に、自分の実習計画書を読み返して説明できるようにしておく。　**事前訪問**

　事前訪問がなく、初日がオリエンテーションの場合もある。その場合、電話で日程や初日の予定などを確認するとともに、指導者に会う機会はな　**オリエンテーション**

くとも、一度は施設の前まで足を運んでおこう。

　時間をかけて練り上げた計画書であっても、実習を行うにあたって修正や変更が必要になることは珍しくない。一つは、事前訪問やオリエンテーションで、指導者との話し合いを経て修正する場合である。実習先の状況や日程などからみて、希望する内容はプログラムに組み込めない場合もあり得る（例：希望した病棟での実習は、今回行うことができないなど）。また、目標を施設の実際と照らし合わせると、テーマを絞ったり、着眼点を変えたりして取り組む方がよい場合もあろう。こうした場合、実習指導者の助言を受けて、現実に合わせた柔軟な修正が必要である。

　また、実習を進める中で新たなテーマに関心を持ったり、取り組むべき課題が見えてきたりして、目標や課題を変更する場合もある。指導者のスーパービジョンや教員の巡回指導でもヒントや助言が得られることがある。実習は、机上で立てた計画書通りに進まなくても当然であり、現場での体験の中から新たに見つかった課題を大切にしてほしい。

　このように現実に合わせて計画を軌道修正する場合、実行したいのは、そのことを意識し、修正した目標を文章化しておくことである。最初の実習計画書は時間をかけて作成したのに、実習中は日々の予定と目標に追われて、あまり省みなくなるようなことも起こりがちである。しかし、「計画書通りにはいかないもの」と軽視するのはもったいない。もともとの目標は何であったか、今、どんな課題に直面し、どちらの方向をめざして進んでいるのかを、自覚することが重要である。

モニタリング
monitoring

　進行する過程での評価（モニタリング）を行い、計画を修正して取り組むことは、ソーシャルワークでも必要である。いつの間にか忘れた、変わってしまった、のではなく、今取り組む課題を意識し、指導者・教員とも共有しておくことが望まれる。中間の振り返りや巡回指導でも、計画書を参照して、問題意識を明確にしておきたい。

注）
(1)　日本社会福祉士会『社会福祉士実習指導者テキスト（第2版）』中央法規出版，2014.
(2)　小笠原信之『伝わる！文章力が身につく本―できる人は文章も上手い！』高橋書店，2011.

■ 理解を深めるための参考文献
●杉本浩章・田中和彦・中島玲子『実習生必携　ソーシャルワーク実習ノート』みらい，2011.
　ワークシートの記入を通して、事前学習から実習計画書の作成への方法が学べる。実習記録や振り返りについても具体例を挙げて解説されている。

第7章 実習における記録

1
精神保健福祉援助実習における
記録の意義と目的を理解する。

2
「実習記録ノート」全体の構成と記録の種類
および内容を理解する。

3
記録の具体的方法を学ぶ。

4
記録における基本的ルールと留意点を学ぶ。

1. 実習記録の目的と方法

A. 精神保健福祉援助実習における記録の重要性

[1] ソーシャルワーク実践と記録

　記録はソーシャルワークに欠かせない要素である。精神保健福祉士の実践は、利用者とのかかわりや他職種・他機関とのやり取りなどの動きだけで成り立つわけではない。さまざまな動きを記録することで、出来事に対する理解を深め、記録に基づいてサービス内容を検証することが求められる。

　ソーシャルワークにおける記録の主な目的として、以下の4点が挙げられる[1]。

(1) ソーシャルワークサービスの向上のため

　記録を書く過程は、利用者と環境に対する理解を深め、自らの実践を振り返りサービス内容を点検することである。また記録を通して、利用者のニーズの明確化や適切なアセスメントによる支援を展開し、さらに結果の評価に役立てる。

ニーズの明確化

アセスメント
assessment

(2) 機関の支援機能の向上のため

　記録は支援の連続性や一貫性を保障するためにも必要である。ケース担当の精神保健福祉士が不在のとき、ケースを引き継ぐとき、また他機関と連携するときなど、記録は支援において人と機関をつなげる重要な機能である。

(3) 教育・研究のため

　質のよいソーシャルワークを展開するためには、精神保健福祉士の教育および研鑽、そしてサービス内容の改善や開発を目的とした研究は不可欠である。記録は実践に即した教育・研究の貴重なツールとなる。

(4) 法的な証拠資料のため

　記録はサービスの利用契約やサービス内容の適正さを示す根拠資料としても活用される。記録を残すことによって利用者への説明責任を果たし、利用者の権利擁護に資することができる。

　以上からいえることは、ソーシャルワークにおける記録とは、直接的・間接的にサービスの質を評価・管理する公的な資料ということである。つまり、個々の精神保健福祉士がそれぞれ書きたいように書くものではなく、共通の枠組みと技能が必要なのである。

［2］実習における記録の意義と目的

　実習における記録の意義は、以上に述べたソーシャルワーク実践における記録の重要性と共通する。実習生は、実習記録を通して利用者や自分自身の理解を深め、ソーシャルワークの視点を確認し、ソーシャルワーク記録の概念と技能を学ぶのである[2]。

　以下に実習記録の具体的な目的を挙げる[3]。実習生は、実習での学びをより深めるために、ぜひ記録の目的を意識して取り組んでほしい。

（1）体験の概念化（理論と実践をつなぐ）

　実習では現場の現実的問題や複雑さの中で、実にさまざまなことを体験する。それら一つひとつが貴重な学習の素材であるが、ともすると出来事のインパクトの大きさに目を奪われて「印象的な体験」で留まってしまうことも少なくない。記録を書く作業を通して、体験したことを客観化し出来事の意味や背景を考えることこそが、実習の最も重要なプロセスである。このプロセスによって、実際の場面では想起しなかった疑問が生まれ、異なる角度から出来事を捉えることができるようになる。精神保健福祉士が基盤とする「人と環境の相互作用」に着目した包括的な視点を養う作業といってもよいだろう。

　また、記録は理論と実践とつなぐ媒体でもある。実習で直面し体験する事象と教室で学んできた知識や理論とは、すぐには結びつかないものである。記録という体験の概念化を経て、それまで抽象的に捉えていた「自己決定の尊重」や「地域生活支援」などの言葉が、具体的な手ごたえを伴って迫ってくる。こうしてソーシャルワークにおける諸理論の具体的内容と重要性を理解することにつながっていくのである。

（2）利用者に対する理解を深める

　体験の概念化は、利用者理解にも通じる。記録を通して利用者とのかかわりを振り返り、利用者の言動の意味を改めて考え理解を深めていく。実習中、特定の利用者について、そのニーズを理解し、実習生なりにアセスメントを試行し、個別支援計画を立てる機会があるだろう。日本の実習システムでは、実習生が個別のケースを担当することは稀である。だからこそ記録を通して、実際にかかわりのあった利用者について理解する力を養い、具体的な支援を考えることが、精神保健福祉士の価値・知識・技術を総合的に学習する機会となるのである。

（3）自己覚知

　記録は、利用者や利用者を取り巻く環境への理解を深めるだけでなく、実習生の自己覚知を促進する。ある場面における実習生自身の感情や言動を振り返り、その意味を文章化することで自分に対する理解が深まってい

人と環境の相互作用
「生活モデル」の基本的視点。私たちの生活は環境との絶え間ない相互作用によって成り立っており、人が抱える「生活問題」は個人に原因があるのではなく、人と環境との間の不具合によって発生すると捉える。

体験の概念化

利用者理解

個別支援計画

自己覚知

く。精神保健福祉士は自らを支援過程の資源として活用する。実習生はその準備として、自分の強みや課題を発見し、精神保健福祉士としての自己資源を活性化させ、自らの成長につなげていくことが求められる。

スーパービジョン
supervision

実習指導者

（4）スーパービジョンに生かす

実習記録はスーパービジョンの有効かつ不可欠なツールである。現場では実習指導者が実習生と常に一緒に行動できるわけではないし、そのつど実習生が感じていることや考えていることを直接確認できるわけでもない。実習指導者は、記録を通して実習生の感情や思考の流れを理解し、利用者とのかかわり方や場面ごとの対処の仕方を理解することになる。そして、実習生が直面している課題を把握し、適切なフィードバックや必要な助言を提供するのである。

記録をスーパービジョンに充分反映させるためには、実習生が自分の思いや考えを実習指導者に伝わるように書くことが大切である。建前を書くのではなく、自分が体験したことやそのとき感じたことを大切に育み、それらを自分の言葉で書く労を惜しまないことである。

（5）記録技能の学習

ソーシャルワーク記録は、実践を考察し、検証し、新しい見通しを得て、サービスを改善する有効な手段になるという[4]。こうした記録を書くためには、状況を観察し、さまざまな情報を整理し関連付け、論理的に考察していく技能が求められる。実習記録は、そうした技能を学習する一連の流れを含んでいる。つまり、実習生は実習記録を書くことを通して、ソーシャルワークサービスの質を高める記録技能を体得しているといえる。

B. 実習記録の方法と内容

［1］「実習記録ノート」の構成と内容

実習記録ノート

「実習記録ノート」は、配属実習中に記録する実習日誌や事前・事後学習で活用する記録用紙など、複数の用紙によって構成される。いずれも実習の学びを深めるための大切なツールなので、実習生は各用紙の目的を理解して充分に活用することが望まれる。用紙の種類や書式は養成校によって多少の違いはあるが、以下に代表的なものを紹介して説明する。

（1）事前学習記録

実習生個人票

①実習生個人票

配属実習施設の実習指導者や関係職員に対して実習生自身を紹介する記録である。氏名や所属、連絡先などの情報に加えて、実習生の関心テーマや特に力を入れて学んでいること、これまでの実習や見学およびボ

ランティアの経験、趣味や特技などを記載し、実習先に提出する。

②実習の動機と目的（レポート）

実習の動機と目的
（レポート）

　配属実習前に、実習の動機と目的を改めて文章化する記録である。実習生自身の整理にもなるし、実習指導者が指導する上で知っておきたいことである。上記個人票と合わせて実習先に提出する。

③実習先の概況

実習先の概況

　事前に実習施設の機能や特徴を把握することは、人と環境の相互作用を重視する精神保健福祉士として大切な作業である。実習先の設置主体や所在地はもちろん、組織の理念・方針や沿革、職員構成と配置数、地域特性や利用者の特徴などの項目を参考に調べてみるとよいだろう。近年、精神科医療機関では精神保健福祉法の改正に伴う体制整備が進められ、診療報酬上のさまざまな規定に対応した組織運営が求められている。また、障害福祉サービス事業所では障害者総合支援法におけるさまざまな規定に基づいて事業運営を行う必要がある。こうした実習施設を取り巻く仕組みを事前に理解することが、実習先で体験する事象の背景や意味を考える助けになる。概況調査で不明な点や疑問点について、事前訪問時に確認し、記録に加えていく。

④実習計画書

実習計画書

　上記①～③を踏まえて、実習目標と課題および目標・課題の達成方法を検討して実習計画書を作成する。精神保健福祉援助実習は機能の異なる二つ以上の施設で行うが、共通の目標を設定してもよいだろう。実習課題は各実習先の特徴を踏まえ、目標に向かって具体的に取り組む内容を記載する。

⑤事前訪問の記録

事前訪問

　事前訪問では、実習プログラムの検討、実習スケジュールの設定、実習中の留意点など具体的で重要なことが話し合われるので、丁寧に記録していつでも確認できるようにしたい。また、実習施設の資料やパンフレットも実習記録ノートと同じファイルに綴じておくとよい。

(2) 実習中の記録

⑥実習日誌

実習日誌

　実習期間中、毎日一日の体験を振り返り記録する。実習生が記載したものを実習指導者に提出し、指導者はフィードバックのコメントを記載し実習生に返却する。実習および実習指導において中核となる記録ともいえる。具体的な記録の方法は次項［2］で述べる。

⑦プロセスレコード

プロセスレコード

　プロセスレコードとは、利用者との具体的なかかわりを記録として再

153

現し、精神保健福祉士の視点や自身のあり様を再考するためのツールである。実習中に何かひっかかりを感じた会話やコミュニケーションの難しさを感じた場面があれば、ぜひ活用するとよいと思う。ただし、プロセスレコードの作成を意識した会話は避けるべきである。あくまでも体験の意味を振り返ることが目的であり、作成することが目的ではない。プロセスレコードも、作成したら実習指導者に提出しフィードバックのコメントをいただく。

個別支援に関する記録（個別支援計画書）

⑧個別支援に関する記録（個別支援計画書）

　精神保健福祉援助実習における学習課題として利用者への個別支援を経験し、相談援助に係る専門的知識と技術について具体的かつ実際的に理解することが挙げられている。実習生が直接出会う利用者とのかかわりを通して、利用者のニーズの把握に努め、心理社会的アセスメントに基づく状況理解や社会資源に関する知識を活用し、実習指導者の指導のもとで個別支援の方向性を検討することが想定される。各養成校が作成した個別支援に関わる記録用紙や実習先で使用している個別支援計画書等を活用し、実習生はこれまで学んできた精神保健福祉士の価値・知識・技術を総動員させながら特定の利用者に対する理解と専門職としての支援について学びを深めてほしい。

(3) 事後学習記録

実習終了レポート

⑨実習終了レポート（実習生自己評価）

　1か所の実習が終了した時点で、そこでの実習全体を振り返り、実習の基本姿勢、実習目標・課題の達成度、精神保健福祉士の価値・知識・技術の理解度・習得度などについて自己評価を行う。実習生にとってさまざまな経験の整理になり、新たな課題も見えてくるだろう。また実習指導者と実習担当教員にとっては、実習評価に活用できる。

実習報告書

⑩実習報告書

　最終的な実習の総括レポートである。実習生の中には、この報告書を作成する過程で実習中にはわからなかったことが明確になってきたり、新たな課題が浮び上がってきたり、自己覚知が進んだりすることも少なくない。実習直後には咀嚼できなかったことが、時間を経て改めて記録にまとめることを通して学びが深化するといえる。

(4) 契約・管理記録

誓約書

⑪誓約書

　誠実義務や秘密保持、事故防止に努めることなど、基本的な約束事項を実習施設と取り交わす文書である。原本は実習施設に提出するが、実習生は控えを自分で保管しておく。

⑫出勤簿

　規定の時間、実習を実施したことを証明するもので、管理上とても重要な記録である。日付と実習時間を記録し、実習施設の証明印をいただく。実習後は養成校に提出する。

[2] 記録の実際

(1) 実習日誌の記録

　実習中に毎日書く日誌は、日々の体験を丁寧に振り返り、それを積み重ねていくものである。その日誌のサンプルと記録例を**表7-1-1**に記す。なお日誌はA4サイズ2頁程度の様式が一般的である。

　記録は「書きっ放し」では、その意義が半減してしまう。日々異なる体験をしているようでも、精神保健福祉士として共通する課題は多い。自分の書いた記録を読み返すことで、異なる場面の共通項を見出し、考察を深めることができる。また、自分の実習目標の達成度や残された課題を確認することも大切である。

(2) プロセスレコードの記録

　先述したとおり、プロセスレコードは利用者とのかかわりを通して精神保健福祉士としての自分のあり様を振り返り、自己覚知につながるツールである。プロセスレコードのサンプルと記録例を**表7-1-2**に記す。

[3] 記録が書けないとき

　記録に負担を感じる実習生は少なくないが、記録自体が実習を構成する要素なので、書く苦労は学びのプロセスだと肯定的に捉えたい。しかし、どうしても書けないとき、あるいは自分の書きたいことが書けていないと感じたときは、その理由を考え早めに対処することが大切である。

　記録が書けない理由はさまざまであるが、実習に対する姿勢や取り組み方が関係している場合が多々ある。たとえば、疲れがたまっていたり、「自分がどう見られているだろうか」ばかりを気にしていると、どうしても目の前の事象や相手の話に集中できない。気持ちが目の前の事象に向かっていなければ、そこから何かを感じ考えること自体を抑圧してしまうだろう。そしていざ記録を書こうとすると、「書きたいことが浮かんでこない」という状況に陥ってしまう。

　記録が書けないときは、自分の実習の姿勢を見直すチャンスでもある。この作業を実習生一人の力で行うのは難しいので、早めに実習指導者や実習担当教員と相談し、支援や助言を受けながら取り組むとよいだろう。

出勤簿

表7-1-1　実習日誌の記録例

病院・施設名	○○病院	実習生氏名	
実習　5日目		○　月　○　日　（　　　　）	

本日の目標

＊前日の記録の記入後、今日1日自分が学びたいことや、何を意図して実習に臨むかを記述する。

時　刻	スケジュール（参加した活動内容）	実習生の動きや観察したこと
	＊時間軸に沿って、実習内容（プログラム）ごとに、自分の動きや観察したことを記述する。	
例）9:00～	相談室ミーティング陪席	相談室の1日の予定、精神保健福祉士間の申し送り事項、事務連絡などの内容を確認した。
9:30～	急性期治療病棟オリエンテーション	病棟師長から病棟機能や入院者の状況、実習における留意点などの説明を受けた。
	（以下、省略）	

1日の実習を通して特に印象に残った出来事について自分の所感を述べ、考察を加える。

＊1日を通して、特に印象に残った出来事や、気になった場面を取り上げ、そのとき自分が感じたことや疑問に思ったこと、その場面を振り返って考察を深める。

＊【出来事・場面】【その場面での所感】【考察】と区別して記述すると、書きながら整理ができるし、読み手にもわかりやすい。

実習指導者コメント欄

＊上段の項目を記述し、実習指導者に提出して助言やコメントを記入してもらう。

実習指導者名　　　　　　　　　　　印

156

表 7-1-2　プロセスレコードの記録例

〈場面紹介〉

実習場面　男性社会復帰病棟での実習 3 日目。午前中の OT に同行実習し、病棟に戻ってきたところでデイルームの椅子に座っていた A さんに話しかけられた場面。

記載日　○　月　○　日

利用者紹介　A さん　／　男・女　／　年齢　57 歳　／　その他

A さんが言ったこと・行ったこと	その時の自分の意図・思い	自分が言ったこと・行ったこと
①「実習生さん、ずっと探していたんですよ」 （急いで近づいてきて早口で話しかけてくる）	② A さんの話、昨日も随分聞いたのになぁ……　昨日と同じこと言われても困っちゃうなぁ……　でも嫌な顔しちゃいけないから、落ち着いて。	③「私を探してくださっていたんですか」
④「だって、昨日『また明日話しましょう』って言ってたじゃないですか」	⑤そうだった。話がなかなか終わらなかったから、そう言って相談室に戻ったんだ。	⑥「そうでしたね。すみません」
⑦「昨日の私の話、実習生さんはどう思います？」	⑧何て言えばよいのかわからないよ。A さんの満足いく返答はできないんだけど……。 （以下、省略）	

プロセスを振り返って気づいたこと・精神保健福祉士としての自分の課題

　今日 A さんに話しかけられたときから自分がとても構えていたことがわかる。A さんの意見には実習生としても肯定できないので、それで答えを求められることが苦痛になって話を避けたい気持ちが強くなってしまったと思う。「何と言えばいいのか」ばかりが気になって、なぜ A さんがそれほどこだわりを持っているのか全く気持ちが向かわなかった……（以下、略）

実習指導者コメント欄

＊上段の項目を記述し、実習指導者に提出して助言やコメントを記入してもらう。

実習指導者名　　　　　　　　　　　　　　　印

2. 記録における留意点

A. 文章化の基本的ルール

記録は、以下の基本的ルールとマナーに留意することも必要である。

①誤字脱字がないこと

記録に限らず、文章化の基本である。普段から正しい日本語の表記を心がけておく。

②公的文書として取り扱うこと

鉛筆ではなく、黒のボールペン等で記入する。修正液は使用しない。

③わかりやすい文章を心がける

記録はスーパービジョンの有効なツールである。よいスーパービジョンを受けるためには、実習指導者や実習担当教員が読むことを念頭に置いて、わかりやすい文章を心がける。

B. 実践記録としての留意点

上記の文章化の基本的ルールに加えて、実習記録は精神保健福祉士の実践記録として、以下の留意点を踏まえる必要がある。

プライバシーへの配慮

[1] プライバシーへの配慮

精神保健福祉士の倫理として、また実習施設との誓約を遵守する立場として、記録におけるプライバシーへの配慮は不可欠である。記録には利用者が特定されないよう、氏名や固有名詞は記載せず、Aさん、B氏、C学校、D会社、などの任意のアルファベットを当てる。イニシャルの表記（例：田中さん→Tさん）も控える。プライバシーへの配慮は、記録用紙の記載だけでなく、メモ書きも同様である。

[2] 文章表現における配慮

ソーシャルワーク記録には、正確さ、適切さ、客観性が求められる。実習生として自分が観察したこと、感じたこと、考えたことを書くことは大切だが、自分の文章表現の適切さを検討することも必要である。たとえば、「利用者Aさんが突然怒り出した」という表現は適切だろうか。一方的

で短絡的な解釈による表現になっていないだろうか。Aさんにとっては「突然怒り出した」わけでなく、「正当な理由のある自己主張」だったことも充分考えられる。自分の表現内容を改めて検討することは、利用者の視点に立つ一歩となる。そして、事実を正しく認識する力や多角的に状況を理解する力を養い、ソーシャルワーク記録の技能を身につけることにもつながるだろう。

注）
(1) 岩間文雄編『ソーシャルワーク記録の研究と実際』相川書房，2006，pp.25-27.
(2) ケーグル，J. D. 著／久保紘章・佐藤豊道監訳『ソーシャルワーク記録』相川書房，2006，p.101.
(3) ここでは次の文献を参考にしてまとめた。前掲書（1），pp.101-106.
(4) 前掲書（2），pp.175-177.

参考文献　●武蔵野大学人間科学部人間科学科精神保健福祉援助実習「実習記録ノート」2016.
●宮本真巳編『援助技法としてのプロセスレコード—自己一致からエンパワメントへ』精神看護出版，2003.
●岩本操「精神保健福祉援助実習における『記録』に関する研究—実習生へのグループ・インタビュー調査からの考察」『武蔵野大学人間関係学部紀要』第8号，2011，pp.27-38.

■理解を深めるための参考文献

●ケーグル，J. D. 著／久保紘章・佐藤豊道監訳『ソーシャルワーク記録』相川書房，2006.
　ソーシャルワーク記録について、その目的・内容・方法・様式・管理・基本原則などが網羅されており、充実した内容になっている。ソーシャルワーク教育における記録に関する記述は、北米型の実習形態が前提であり、日本の実習状況とは異なるが、記録について詳しく学びたい人には薦めたい一冊である。
●岩間文雄編『ソーシャルワーク記録の研究と実際』相川書房，2006.
　記録の目的や方法についてわかりやすくまとめられており、ソーシャルワーク記録の基本について学びたい人、確認したい人にお薦める。日本のソーシャルワーク実習に対応した記録の実際や、各領域別の実践例などが具体的に紹介されている。
●宮本真巳編『援助技法としてのプロセスレコード—自己一致からエンパワメントへ』精神看護出版，2003.
　本文でも紹介したプロセスレコードの目的や方法について詳しく説明されたものである。もともと看護領域で活用されたツールであり、本書も看護実践・教育の場面を想定したものであるが、広く対人援助職の基本姿勢およびコミュニケーションのあり方を問う上で参考になる。

コラム　実習記録についてのあれこれ

　慣れないペン書きの実習記録を、実習生は毎日どうやって書いているのか。記録用紙に鉛筆で書いて上からペンでなぞり、後で下書きを消す学生をよく見かける。実習巡回指導で、頁の終わりの方になると急にあっさりと結論づける日誌を読み、学生に聞いてみると、「スペースがなくなって……」という。思いつくまま書き始めず、テーマを選んで別紙に下書きした後、全体のバランスを見て手直しするよう助言した。書く手順は内容に影響するようだ。

　パソコンなどで入力して推敲してから、手書きで清書する方法もある。『伝える力』（池上彰著，PHP ビジネス新書，2007）では、大事な文書は画面上で読むだけでなく、一度印刷すると第三者の視点で見直しができると勧めている。これを伝えると毎日実行した学生もおり、なるほど丁寧な記録であった。

　実習指導者から、実習生が日誌の下書きを携帯電話で入力しているようだが、あんな小さな画面に打つのはどうなのか、と指摘されたこともある。全体が見えないと文字通り「視野が狭まる」かどうかはわからないが、「ケータイ小説」というものがあるように、どこでどんなツールで書くかによって、思考と文章が影響を受けても不思議はない。いずれにせよ、一度全体を読み返して推敲するプロセスは重要である。

　毎日苦労して作成する日誌は、大切にしてほしい。卒業後も読み返すと初心に返ることができ、当時とは違う考えや感情も生まれるであろう。指導者のコメントも違う読み方ができるかもしれない。ある指導者は、日誌の指導に頭を痛め、実習生にご自分の学生時代の日誌を見せてくださったという。どんなに助けになったことだろう。

　大切な実習記録だが、毎日持ち歩くものである。汚したり、散逸させたり、置き忘れたりしないように気をつけたい。乗り物の中などはもちろん、施設内でも注意が必要である。

　ようやく最終日の日誌や自己評価などを書き終え、お礼状を添えて書類を施設に送る。その時、できればコピーを手元に残しておくと、学校での振り返りに役立つ。そして最後が肝心で、控えが残り到着まで追跡できる手段（レターパックやメール便など）で送ることを勧めたい。送付を終え、養成校に報告して、配属実習は終了となる。

（桜美林大学健康福祉学群　河合美子）

第8章 実習体験とスーパービジョン

1

実習生は現場実習におけるスーパービジョンや
プログラムを、どのように活用して学ぶのかを理解する。

2

現場で行われる実習指導者によるスーパービジョンの
枠組み、機能、形態について理解する。

3

現場実習期間を中心とした
実習担当教員によるスーパービジョンの
目的、内容、期待される効果について理解する。

1. 実習の体験

A. 実習生の体験

[1] 精神障害のある人とのコミュニケーションの体験

コミュニケーション

　精神保健福祉士の現場実習において、施設の種別を問わずほぼ全ての実習生が体験しているプログラムは、精神障害のある人とのコミュニケーションである。これは、医療機関では「病棟実習」「デイケア実習」、地域の施設では「フリースペースでの対話」「プログラム参加」など呼び方は多様だが、精神障害者と実習生のコミュニケーション場面の提供である。

　実習生は、このプログラムを自己の目標や課題と照らし合わせて活用することになるが、同じようにコミュニケーションをとっていても、実習生によって着目するポイントや試行する事柄には違いがある。

　たとえば「精神障害について理解を深めたい」なら、実習生は相手の障害部分に焦点を当てて会話や観察をするだろう。「利用者の希望や支援ニーズを理解したい」なら、傾聴に努めて利用者の置かれている環境や状況を知ろうとし、そこから利用者の気持ちを共感的に理解しようとするだろう。

　このように、現場実習においては実際に精神保健福祉現場に身を置き、精神障害のある人と接触をもつ体験をしながら、自分の学習課題について実践的に考えることができる。これは学内ではできない学習である。

[2] 体験からの学習

　実習生の多くは「精神障害者とのコミュニケーション」について、目的に適っていて有意義だったという。一方、中には病棟やフリースペースに"放置"され、どうしてよいかわからなかったという声や、現場の精神保健福祉士がどのような仕事をしているのかわからなかったという声もある。

　これは、各実習生が、①どのような目標をもち実習中の行動に関するイメージづくりをしていたか、②実習施設の概要や地域特性などの事前学習をどの程度行っていたか、③精神保健福祉士の理念や実務に関する知識・技術をどの程度習得していたか、などとの関連で、同じ体験であっても学習への活用の仕方やプログラムの捉え方に違いが生じることを意味する。

実習スーパーバイザー

　また、学生の事前学習の程度の影響とは別に、実習スーパーバイザー

（以下、実習指導者という）との関係形成の具合や、実習スーパービジョンの活用が充分であったかどうかも大きく影響すると考えられる。

以下に、実習を終えた学生の声を紹介する。

Aさん　なかなか自分から動けず、受け身なことが多かったため、利用者さんとの関係をつくれず、また一度苦手と感じた利用者さんにはおっかなびっくりの対応になってしまった。"クライエント主体"と授業で学んだが、いざ利用者さんと向き合うと、どうすればよいかわからず苦しかった。
Bさん　指導者から何度も問いかけられて、利用者さんとのかかわりを振り返るうちに、その方が言葉や態度で何を伝えようとしていたのか、どういう気持ちなのかを考えることができた。そこから、利用者さんへの働きかけを深めることができ、信頼関係づくりの入り口に立てた気がする。

Aさんのように、実習先では緊張感や、何をしてよいかわからないことから、積極的に行動できなくなる実習生は少なくない。そして、どうしてよいかの突破口がつかめないまま実習日程を終えてしまう結果になりがちである。これは、「体験をもとに考察する」というプロセスをうまく歩めていないために、実習生が戸惑い委縮してしまっている姿である。

一方、Bさんは、実習指導者からの問いかけをヒントにして精神障害のある方の気持ちを考えたり、そこから新たな試みを展開したりして考察を深めることができ、一定の手応えを得ることができている。

このように、実習生は体験を振り返って考え、そこから出た答えを基にして再び行動を起こし、その結果を踏まえて考察を深める、という循環を繰り返すことによって実習での学びを深める。そのため、自分の思考や感情とも向き合う必要があり、そこでは実習指導者の支援が有意義である。

B. 自己理解と自己覚知

自分が遭遇した出来事や体験を振り返り、その時にどう感じたかを吟味し、言語化することは自己理解の第一歩である。普段の生活や学内の授業でもその機会は得られるが、実習中には精神保健福祉の現場に固有の出来事や体験がある。それらに直面して衝撃を受けること、思考や感情を自分で整理できないことなども起こるかもしれない。そうした"混乱した自分"、これまでに感じたことのない気持ちなどをしっかりと味わい、じっくり吟味して言葉にしていく作業を行うことで成長につなげることができる。

さらに、これらの出来事や体験以前の自分の理解や考えと引き比べ、偏

自己覚知

った認識や思いこみ、固定的な考え方や性格傾向などに気づき、新たな自分なりの理解や捉え方に発展させるプロセスが自己覚知に通じる。実習生の言葉で紹介すると、「精神障害者とは会話が通じないというイメージをつくっていたことに気づいた」「長期入院患者を退院させるべきだと決めつけていた」「相手に嫌われないように曖昧な応答をしている自分がい

自己の価値観

性格傾向

た」など、誤認や思いこみ、自己の価値観や性格傾向への気づきがある。

　しかし、こうしたプロセスを歩むことには、得手不得手があり、また独力では限界があるので、実習スーパービジョンを活用することが望ましい。

C. スーパービジョンの機能

スーパービジョン
supervision

スーパーバイザー
supervisor

スーパーバイジー
supervisee

事前訪問

オリエンテーション

　スーパービジョンとは、ソーシャルワークを実践する専門職同士の契約に基づき、一定程度の経験を有する先輩ソーシャルワーカー（スーパーバイザー）が、ソーシャルワーカーを目指す新人や後輩・学生（スーパーバイジー）の、現場での学びを手伝うプロセスのことをいう。精神保健福祉援助実習においては、個人対個人での契約は交わされないことが多いが、事前訪問やオリエンテーションによって、実習生の目標や希望を確認するところに始まり、実習指導者がプログラムを用意し、実習中に実習生が体験した事柄を基に考察を深めるプロセスを支援する形でスーパービジョンが行われる。

　スーパービジョンは、一般的に三つの機能をもつといわれている。

［1］管理的機能

　スーパーバイジーである実習生が、実習施設でソーシャルワーカーとして機能できるようにするための環境を整えることをいう。これは、職員と利用者に実習生受け入れに関する周知をしたり、休憩場所やロッカーの手配をしたりすることや、実習プログラムの作成など実習受け入れ施設にふさわしい環境整備として実習開始前に行われることもある。

　実習生には、①施設の果たす役割と、そこでの精神保健福祉士の役割、②施設の保健・医療・福祉に関するサービス内容とプログラム、③業務内容や同僚、チームを組む他の専門職との関係、④実習プログラムの内容と指導の方針、⑤実習中に遵守すべき規則や注意点などを理解させるような指導が行われる。

［2］教育的機能

　精神保健福祉士という専門職に必要な知識・技術・価値の伝達、学習の

動機付けの向上をサポートすることをいう。実習先では、実習指導者や他のスタッフが提供する講話、参考書の紹介のほか、精神保健福祉士の実務を観察する機会の提供やその解説などによって行われる。

これは実習生が、①利用者のニーズを把握し、問題をアセスメントする力、②面接などの援助技術に関する知識、技術、③ソーシャルワーカーとしての倫理、人権意識、障害者観、④記録の書き方や保管方法に関する知識、⑤社会資源に関する情報、他の専門職との連携のあり方に関する具体的な知識、などを習得できるようにするための指導である。また、実習生が課題に積極的に取り組むことができるよう支援する。

[3] 支持的機能

実習生の自己洞察の支援、不安や防衛などマイナスの感情を含む表現の促進とカタルシス、励ましなどのことをいう。実習指導者は、評価もするが、実習生が安心してよりよく自分と向き合い自己覚知を深めることができるように、実習生のさまざまな思考や感情を受けとめながら、気持ちの整理を手伝う。実習記録の活用や、「振り返り」の時間を設けて行われる。

ここで扱われるのは、①実習生自身の抱えている未解決な問題、②援助関係における利用者との距離の問題、③専門職になることへの不安や自信喪失、自分は向いていないといった悩み、④事前に学習している知識や技術の再確認、⑤実習生の価値観の特徴、⑥実習生の優れた点や努力への労いや評価などである。また、安心感をもって実習を継続し、失敗してもよいという保証や、繰り返し試行する機会の提供、実習生自身のもつ課題や感情を受容し、それらと向き合えるように支援することも含まれる。

自己洞察

カタルシス
catharsis

実習記録

振り返り

D. 実習スーパービジョンの活用

実習指導者はいくつかの場面や方法を用いて、実習生が専門職としての学びを深めるための支援を行う。実習生は、これらの機会を活用して実習体験から考察を深め、自己の学習課題を追究することになる。

以下に、実習スーパービジョンの具体的な方法を紹介する。

[1] 実習プログラムの活用

実習プログラム

実習生は、実習先に精神保健福祉士として勤務しているわけではないので、専門職としての実務を行うことはできない。そこで実習プログラムの形で専門職として考える機会を意図的に用意してもらう必要がある。

実習プログラムは、実習生が目的を達成するためにどのような体験をし、

165

そこから何を考察することが課題であるかを指導者が検討しながら作成する。実習生は、実習施設の日課や行事自体を利用者と同じように体験するのではなく、それらの場面を自身の学習のために活用する。たとえば、調理実習のプログラムでも実習生は調理を練習するのではなく、調理作業を通して利用者との関係を築いたり、利用者の能力を把握したり、利用者同士が協調する様子や精神保健福祉士の支援方法を観察したりする。

[2] 実習記録の活用

実習記録

実習記録には、①当日の実習課題（何をして、そこから何を学ぼうとしているか）、②実習体験（実習生が行ったこと、見学や観察した事柄など）、③体験からの考察（体験を事前に学習していたことに照らして考えたこと）、④翌日以降への課題（実習目的の達成のために次にすべきことや、してみたいこと）を書き、疑問や整理のつかない感情なども記載する。

記録を基に、指導者から実習生が考えるためのヒントが出され、精神保健福祉士としての実践を観察する機会や実習生が考えたことを基に再度試行できる場面が与えられる。実習生がその時々の体験と考察をつぶさに書き記しておくことでスーパービジョンもよりよく機能する。

[3]「振り返り」の機会

言語化

多くの場合、実習期間中に何回か自分の体験や思いを言語化する機会を与えられる。実習生は、実習指導者の助けを受けながら、自分の知識、理解、考え方を省み、学習してきたことを現場体験に引きつけて理解するための手掛かりをつかむことができる。そのために、悩みや不安も含めて率直に自分の思いを語り、実習指導者からの問いかけを受けてさらに考えることが求められる。

[4]「実習総括」の実施

実習総括

実習期間中に、どの程度「振り返り」の機会が与えられるかは、実習施設や指導者の業務の都合によっても異なるが、実習終了時には「実習総括」の場面が提供される。これは、現場実習の全体を振り返る形で、当初の目的に照らして実習生が学べたこと、今後の学習課題とすることなどを整理するための貴重なスーパービジョンの機会である。

ここでは主に、①実習生が体験したこと、②そこから学んだこと、③学ぶ過程で生じた自己の変化（理解や考察の深化、感情の変化など）、④新たに発見できた課題（養成校での事後指導の課題、精神保健福祉士として将来に渡って考え続けるべき課題）を整理する。重要なことは、ここで

事後指導

"正しい答え"を出そうとすることより、前述したように自己覚知を深め、自分の専門職としての成長に向けた課題を発見しようとする姿勢で臨むことである。また、この段階では言語化しきれず、未整理なままの課題については、養成校での事後学習に持ち越す。そのため、無理に整理して終えようとするのではなく、未整理な課題として記憶に留めておくことが必要である。

理解を深めるための参考文献

- 相川章子・田村綾子・廣江仁『かかわりの途上で―こころの伴走者PSWが綴る19のショートストーリー』へるす出版,2009.
  3人の精神保健福祉士(PSW)が、「PSWとはどういう職業か」を読者に知ってもらうことを目的として、PSWとしての体験を紹介し、実践の中でのさまざまな思いを綴った短編集である。失敗や無念、喜びやこの仕事の醍醐味などが率直に書かれており、実習生の話も登場する。
- 田村綾子編『ソーシャルワークプロセスにおける思考過程』中央法規出版,2017.
  精神保健福祉士のさまざまな実践事例を取り上げ、ソーシャルワーカーとしての着眼点や専門的思考について言語化している。ベテランPSWの実践を具体的にイメージすることができる。

 実習施設との協働による精神保健福祉士の養成をめざして

巡回指導を通して、いつも思うことがある。現場のきわめて多忙な業務のなかで、実習指導者の方々は、実習生と丁寧に向き合い、さまざまな創意工夫による学びの場を提供してくださっている。日々の振り返りはもとより、たとえば、スタッフミーティングで実習生の発言を促したり、また、カンファレンスで発表の機会を与え、それにコメントしたりといった多様なスーパービジョンによって、精神保健福祉士としてのモデル像を示してくださっている。精神保健福祉援助実習の実施において、実習担当教員として、実習生一人ひとりと向き合いながら、悩み、考えることも多い。そのようなときに、実習指導者の方々と、個々の学びの状況や、一人ひとりがもつ動機、関心、姿勢や態度などについて共有し、精神保健福祉士になっていくためには何が必要なのかを協議できる巡回指導の機会は、学生はもとより、私たち教員にとっても大変有意義で、心強いものである。

あるとき、実習指導者の方からの「実習生が小さくまとまっている。もっとのびのびしてもよいのではないか」というご指摘に、はっとさせられた。教員である私が、「○○をしなければ実習には行けません」「実習生は、(各養成校の)看板を背負っています」などと口うる

さく言っているうちに、実習生を必要以上に縛り、萎縮させてしまっていたのである。養成校として、挨拶をはじめとするマナーなどはいわゆる「実習以前のこと」として、臨む姿勢や態度を整えていくことは必要な役割といえる。しかし、そこに終始してしまうと、実習生の自律した専門職としての育ちの可能性を阻むことになってしまうのではなかろうか。

　私たち教員にとって、精神保健福祉士の養成は重要な課題であるが、これには、実習指導者の方々の協力がなくては成り立たない。精神保健福祉援助実習が、実習施設との有機的な連携・協働関係のもとに行われるよう努めると同時に、実習生の人間的成長を図り、その後の人生に深く影響していくであろうことも意識して、その過程に寄り添い、支持できる教員でありたい。

（山口県立大学社会福祉学部　宮﨑まさ江）

2. 実習指導者によるスーパービジョン

　実習指導者によるスーパービジョンは、現場実習全般にわたり行われ、実習のプロセスに沿って展開される。その目的は実習生の現場での体験をサポートし、学びをバックアップすることである。現場実習施設におけるスーパービジョンでは、実習指導者はスーパーバイザー、実習生はスーパーバイジーと位置付けられる。ここでは、筆者の精神科医療機関での経験を基に、実習指導者によるスーパービジョンについて述べる。

スーパーバイザー
スーパーバイジー

A. 実習準備と計画

［1］現場における実習スーパービジョン体制

　実習指導者によるスーパービジョンを述べるにあたり、まずは実習教育全体のスーパービジョン体制における、現場実習の位置付けを、実習生、実習指導者共に確認しておきたい（図8-2-1）。

（1）教育機関との契約

　実習指導者によるスーパービジョンは、教育機関と現場実習施設との実習契約に基づいて成立する。実習指導者は教育機関から委託を受けた組織

図 8-2-1 実習教育スーパービジョン体制

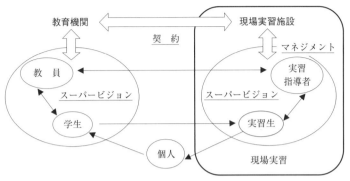

出典) 日本医療社会事業協会監修, 福山和女・田中千枝子編『新医療ソーシャルワーク実習―社会福祉士などの養成教育のために』川島書店, 2008, p.8 (図1), 一部筆者改変。

の一員として、一定期間実習教育に携わることになる。よって、依頼元の教育機関がどのような教育理念をもち、実習生に現場実習で何を学んでほしいと考えているかを確認しておくことが必要である。そして、教育機関での事前学習から引き継ぎ、事後学習につなげるという実習教育の流れや、教育機関でも教員・学生間のスーパービジョンが並行して行われていることを把握し、実習教育全体において実習指導者が請け負う範囲を事前に確認しておく必要があるだろう。実習生も現場実習におけるスーパービジョンの位置付けや、自らの学習の流れを改めて確認しておきたい。

事前学習
事後学習

(2) 組織内マネジメント

現場実習施設での実習指導は実習指導者が一人で行うわけではない。プログラムの内容や状況により、他の精神保健福祉士(以下、PSWという)や他部署、他職種の協力が不可欠となる。実習指導者は実習プログラムの中で、どの段階でどこの誰に何を頼むのか、実習計画を立てながら、依頼目的や内容を組織内で事前に担当者に伝えていく。

これら、組織内でのマネジメントはスーパービジョンを効果的に行うためにも重要となる。医療機関などでは日によって担当者が変わることもあるため、スーパーバイザーの役割を担う実習指導者を明確にしておく必要がある。実習生もスーパービジョンを受ける上で、日々の担当者と実習指導者の違いは確認しておくとよいだろう。

(3) 実習生の位置付け

スーパービジョン体制を考える上でもう一つ重要な点は、組織内での実習生の位置付けである。実習生は個人として現場実習を行っているわけではない。教育機関の学生という立場で、実習科目を履修することにより、現場実習施設に実習生として出向いていくのである。

倫理綱領の遵守

報告・連絡・相談

オリエンテーション時に実習指導者から誓約書などを通し、守秘義務などの倫理綱領の遵守についての説明があるだろう。なぜ専門職の倫理綱領に準じて、実習を行うのかについて考えてもらいたい。また、実習時間の設定、実習指導者への報告・連絡・相談などの義務も必須である。これは、実習期間中、実習生は一時的に組織の一員となることを意味する。

これらのやりとりは、実習生の位置付けだけでなく、現場で働くPSWが一人の専門職であると同時に、組織の一員でもあるという位置付けを学ぶ絶好のスーパービジョンの機会となる。

一方、実習生であるからこそ見えること、感じること、考えられることは大切にしてもらいたい。利用者の立場、支援者の立場、実習生の立場とさまざまな視点から物事を見て考えることは、多面的な理解を促進するからである。

[2] 実習プログラミングとスーパービジョン

事前訪問

オリエンテーション

はじめて実習生と実習指導者が顔を合わせるのは、事前訪問もしくはオリエンテーションであることが多い。実習はそこから始まり、スーパービジョンも開始されている。ここでは、実習目標を明確にしながら、実習プログラムの調整やスーパービジョン計画の作成が行われる。

(1) 実習生の特性を把握する

初回スーパービジョン

筆者が勤務していた医療機関では、事前訪問時に実習指導者と実習生の面談を行っていた。その面談は初回スーパービジョンとして位置付けられる。実習指導者は実習生の特性を把握することで、今後の実習指導の流れを考え、スーパービジョンの軸を確認していくのである。

筆者がオリエンテーションでまず聞いていたことは、学校の授業の中で印象に残っていること、疑問に思っていることである。そして、見学で印象に残ったことをあわせて聞いていく。それは、印象や疑問に残ったことの中に、実習生の率直な問題意識や関心事が隠れていることが多いからである。また、実習生が今まで培ってきた経験や感性を活かすことが、スーパービジョンにおいて大切であるとも考えていたからである。

(2) 実習目標の明確化と仮説設定

次に行うことは、実習生の関心の焦点が、実習目標に反映されているかの確認である。実習生が提示した目標から、どのような実習にするかをこのオリエンテーションの中で共に考えていく。

実習目標を提示してもらう際、実習生に目標に対する現時点での自らの考えを聞いておく。たとえば「PSWと他職種との連携について学びたい」ということであれば、実習開始前の時点で「PSWと他職種はどのよ

うな連携を行っていると考えているか」などを必ず書きとめておいてもら
うようにしていた。つまり、実習目標に対する仮説を自由な発想で設定し
てもらうのである。その仮説が実習体験を経ることでどのように変化して
いくのか、実習目標を軸に自らの思考プロセスを実感してもらいたいと考
えてのことである。もちろん、実習体験を経る中で見つかった新たな問い
も、大切に取り上げていく必要はある。

(3) 実習プログラムの提示

　以上のようなやりとりを経て、実習プログラムの作成は実習目標や実習
生の特性、ニーズに応じ、できるだけ実習目標や実習生のニーズに応える
かたちで作成していく。医療機関の場合、精神医療の全体像を理解するた
めに、複数の病棟や部署を体験してもらうことが多い。また、一か所で利
用者と個別にじっくりとかかわってもらう場合もある。

　しかし、業務や組織特性上、実習生の希望に沿ったプログラムが作成で
きない場合も出てくる。その際、できないことをその理由とあわせて提示
することは、重要なスーパービジョンとなる。実習プログラミングの限界
を知ることは、組織・施設の限界を学ぶ機会となるからである。

　実習指導者は実習のプログラミングにあわせ、スーパービジョン計画を
考えていくことが重要である。たとえば、筆者は**表8-2-1**のように考え、
今はどの部分に焦点を当てているのかを念頭に置きながら、スーパービジ
ョンを展開していた。

表8-2-1　スーパービジョン計画例

	焦点化の対象	観　察	実　践	理　解
第1段階	● 利用者、家族 ● 実習生自身	● 利用者や家族の様子、対人関係、実践の場 ● プログラム	● 利用者とのかかわり ● 実践現場の体感 ● プログラム参加	● 利用者理解 ● 実習生の自己理解 ● 利用者との関係
第2段階	● 支援者 　(PSW、他職種) ● 業務内容	● PSWと利用者のかかわり ● PSWの業務全般 ● 他職種とのチーム	● 参与観察(もし自分がPSWならどのように行動するかも考える)	● PSWの業務行動、専門性 ● 職業倫理と法的責務 ● 他職種、他領域との連携
第3段階	● 実習施設・組織 ● コミュニティ	● 実習施設外の人（他機関の専門職、地域住民、ボランティアなど）	● 実習施設外の人や他機関との交流や情報交換の場に参加する	● 施設や組織の特性 ● コミュニティの特性

B. スーパーバイザーとしての役割

[1] スーパービジョンの意識化

　現場の実習指導者はPSWとして日々の実践を行っている。日本精神保
健福祉士協会の倫理綱領には、専門職としての責務にスーパービジョンと

教育指導が挙げられている。つまり、PSW は実践業務として、実習にお けるスーパーバイザーの役割を担う必要があるといえる。実際、実習生を 受け入れていれば、意識せずともスーパービジョンは行われているのであ る。このスーパービジョンを実習指導者にとっても、実習生にとっても意 義があるものとするために意識化が必要なのである。ここでは、スーパー ビジョンを機能別、形態別に整理していく。

（1）機能別にみる実習指導者によるスーパービジョン

管理的スーパービジョン

①管理的スーパービジョン

　管理的スーパービジョンは事前準備やオリエンテーションで行われてい ることが多い。利用者のプライバシー保護についての説明や守秘義務の確 認、実習中の留意事項などは、まさに管理的スーパービジョンの主たるも のである。その大前提は、支援現場の利用者を守ることである。一方、実 習生の実習体験をバックアップし支援する意味でも重要となる。また、 日々の実習で「何をしたか」「何をしようとしているか」の実習指導者に よる確認作業も管理的スーパービジョンにあたる[1]。時に、「してはなら ないこと」を伝えなければならないこともある。その場合、その理由につ いて考える機会をもち、現場の状況や PSW の立場を含め適切に伝えるこ とで、効果的なスーパービジョンとなる。

支持的スーパービジョン

②支持的スーパービジョン

　実習生は慣れない環境、人とのかかわりなどにより、不安と戸惑いを感 じながら実習を行っている。学生という立場では経験することのないよう な場や人間関係に身を置き、ストレスを感じていて当然である。よって、 実習指導者は実習生に意識的に声かけを行い、不安や戸惑いについて確認 する場と時間を定期的に設定する配慮が必要であろう。そして、安心して 話せるスーパービジョン関係を作っていくことが、支持的スーパービジョ ンの基盤となる。実習生は多かれ少なかれ実習体験の中で自己と向き合う 作業を行うこととなる。この、実習生の自己点検作業の支援[2]で重要とな るのが支持的機能である。

教育的スーパービジョン

③教育的スーパービジョン

　実習体験が積み重なってくると、実習体験と学問とのすり合わせが必要 となる。まずは、実習生が教育機関で学んだことの中で、関心のある部分 から入っていく工夫が必要である。教育的スーパービジョンとは、新たな 知識や技術を教えるだけではなく、今まで実習生が教育機関で学問として 得てきた知識、技術などを、実習体験に結びつけたり、観察した PSW の 業務の中に見出し意識化してもらったりすることである。そして、専門用 語で覚えていたことを、実習体験を通して自分のことばで咀嚼できるよう

促すことである。これらは、実習中盤から終盤にかけて重要となる機能である。

(2) 形態別にみる実習指導者によるスーパービジョン

①個別スーパービジョン

　個別スーパービジョンは、実習生と実習指導者が一対一で時間を設定して行う。通常、日々の振り返りや、中間のまとめなどがこの個別スーパービジョンに位置付けられる。振り返りをスーパービジョンとして活用するためにも、今後の実習に生かしていくプロセスを意識し、確認することが必要である。時には実習目標の確認や、次の日の行動の予測を立て、日々の実習計画を考えていくこともスーパービジョンとしては重要となる。

②ライブスーパービジョン

　ライブスーパービジョンとは、実際の場面を通してその場でスーパービジョンを行う形態である。実習指導においてライブスーパービジョンは極めて一般的に行われている[3]にもかかわらず、意識化されていないことが多い。面接や会議の陪席、プログラムに参加しながら実習指導者の動きを観察することにより、実習生は PSW の振る舞いをライブで目のあたりにする。また、実習生の言動に対して、その場で指導者が助言や介入を行うこともできる。これらの体験は、現場でなければできない最も効果的なスーパービジョンである。

③実習記録によるスーパービジョン

　記録を通して実習生は体験や思考を言語化し文章に表す作業を行う。この作業はまさにセルフスーパービジョンに当たる。特に自らの体験を考察として記録するためには、体験を振り返り客観的な視点をあわせもつ必要がある。このセルフスーパービジョンを促進し支えるのが、実習指導者によるコメントである。この実習記録の内容は個別スーパービジョンにおけるコミュニケーションツールとしても活用できる。その際、記載された事実関係の確認は必須である。事実に基づいた考察こそ実践の記録では必要だからである。

[2] スーパービジョンの心得

(1) 実習生への対応

　実習生の大半は青年前期の年代であり、自己アイデンティティがゆらぐ不安定な時期である。この時期の出会いや体験はよくも悪くも、後の人生を左右する経験になり得る。具体的な実習体験を通し、自らの傾向に気づき考えることは、今後専門職として自己覚知を深めていくことを学ぶ意味でも重要である。

実習指導者のスーパービジョンでは、実習生が自分の傾向に気づけた具体的なエピソードに焦点を当て、話し合っていく。しかし、実習生自身の課題については、実習生が自ら気づけたこと、自分と向き合うきっかけをつかんだことを評価するまでにとどめておいた方がよいのではないかと考える。そして、その部分については、事後教育の中で時間をかけて考えてもらうよう、教員に引き継ぐことが重要である。

実習指導者によるスーパービジョンで最も気をつけなければならないのは、実習生自身の気づきの前に、実習指導者主導で自己覚知を深めようとすることである。そうすると、実習生の混乱を招く危険性があることは覚えておかなければならない。実習指導者は対人援助職であるがゆえに、実習生一個人としての課題が見えてくることがあるだろう。しかし、当然のことであるが、実習生はクライエントではない[4]のである。

自己覚知

(2) 実習指導者の姿勢

実習指導者によるスーパービジョンとして、その枠組みを中心に述べてきたが、安全で安心なバックアップ体制のもとで、実習生と実習指導者が柔軟なスーパービジョン関係を築いていくことは何より大切である。

スーパービジョン関係

スーパービジョン関係の形成においては、実習指導者の実習生への姿勢が問われる。実習生のペースに合わせ、丁寧に寄り添い見守りながら待つ姿勢。実習生の視点を尊重しながら、実習指導者が自らの実践と向き合い、共に考え対話していく姿勢[5]。その中で、時に実習生ならではの視点から思わぬ気づきが得られることもある。また実習指導者が自らの実践を振り返ることにもなる。

日々奮闘しながら現場で実践を行っているPSWであるからこそ、実習生の視点も活用しながら共に学んでいく姿勢が重要となる。そして、これらの姿勢が、実習指導者であるスーパーバイザーにとって自身の日々の実践が意義あるものだと考える機会ともなる。

このような柔軟なスーパービジョン関係を基盤に、スーパービジョンの機能や方法を意識し、適宜組み合わせ適用することで、実習指導者によるスーパービジョンは効果的で充実したものになっていくと考えている。

▌理解を深めるための参考文献

● 日本精神保健福祉士協会監修，牧野田恵美子・荒田寛・吉川公章編「指導者のためのPSW実習指導Guide」へるす出版，2002.
　実習指導者の役割、プログラム例、指導上の留意点など、具体的な方法論が示されている。また、現場実習と専門職のあり方など、実習指導を行うことによる実習指導者の実践へのフィードバックについても書かれている。

● 日本精神保健福祉士協会広報出版部出版企画委員会編「スーパービジョン─誌上事例検討を通して」へるす出版，2007.

現任PSWの事例をスーパーバイザーが「かかわり」を重視する立場から、事例経過に沿ってコメントしている事例集。日々の振り返りや実習ノートへのコメントなど、実習スーパービジョンにおいても参考となる。
● 福山和女編『ソーシャルワークのスーパービジョン―人の理解の探究』ミネルヴァ書房，2005.
前半の実践編ではスーパーバイザーとスーパーバイジーとのやりとりが詳細に書かれているため、段階的なスーパービジョンの流れを把握する上で参考となる。後半の理論編では実習スーパービジョンにも活用できる枠組みやツールが、理論とともに紹介されている。

自分自身の実習体験より

　精神保健福祉士一般養成施設の学生だった頃、先生方にお願いして、4か所の機関で実習を行った。実習先AとBでの実習日数は各15日間。もう10年以上前のことになるが、いまでも利用者さんのお顔がすぐに7〜8人は浮かんでくる。実習先Cは3日間と短い実習だったが、それでも5人はお顔が浮かぶ。さて、実習先Dはというと……、実習日数は12日間だったが、利用者さんのお顔は3人ほどしか浮かんでこないことに気づいた。

　このような差がなぜ生じているのか、自分なりに理由を考えてみたところ、実習先ABCと実習先Dでは、異なる点があることに思い当たった。実習先Dで思い出すのは、つらい気持ちや疲れ、自分がおそろしくだめな人間に思えたこと等、ネガティブなイメージばかりである。ある日の振り返りでのできごとも覚えている。実習指導者からなげかけられた一言に、大きなショックを受けた（何を言われたかは、忘れてしまった）。私はその日の夜、言われたことを考え続けて寝つけなかったはずであった。それ以降、実習中に抱く疑問は自己に関連づけた内容に終始していたように思う。自己覚知に重点を置いた、またそれを求められた実習であった。

　自己覚知は、対人支援を行うPSWにとっては重要な概念である。いま思えば私がショックを受けた言葉は、指導者にすれば自己覚知を促すための直面化のつもりだったのだろう。直面化は臨床場面で用いられる面接技法であり、相手を充分にアセスメントし、ラポールが形成されたうえで用いることが重要とされている。相手に受け入れる準備ができていない段階で行う直面化は、役に立たないだけでなく、ただ相手を傷つけるだけになってしまうリスクもある。

　教員となったいま、実習を通して苦しんだり泣いたりする学生に出会うことがある。必要なのは支持的に自己覚知を促すことであり、た

自己覚知
自分の持つパーソナリティの特徴や傾向、感じ方や考え方の癖、専門知識や技術などを自分で意識化し、知ること。

直面化
本人が気づいていないその人のパーソナリティ傾向や不安、葛藤、防衛のスタイルなどについて、本人に告げ、意識化させてそれらに向き合わせる面接技法。自己理解の促進やパーソナリティの成長が期待できるが、用いるタイミングや本人の状態をよく考慮したうえで行うことが重要。

アセスメント

ラポール
支援の基盤となる信頼関係。

だ苦しめたり泣かせたりすることではないだろう。

　現場に出て利用者さんと接することができる貴重な機会が実習である。実習先Dでの12日間は、いまとなっては機関や利用者さんについての学びが不充分だったように感じられて残念でもある。

（帝京平成大学健康メディカル学部臨床心理学科　中村玲子）

3. 実習担当教員によるスーパービジョン

　本節では、精神保健福祉援助実習（以下、現場実習）の受け入れ施設・機関が決定し、現場実習を間近に控えた時期の事前準備、ならびに現場実習期間中における実習担当教員が行うスーパービジョンの目的および内容について概観する。

事前指導

A. 事前指導

　限られた期間である現場実習を有意義なものとするために、事前準備は欠かせない。現場実習を間近に控えたこの時期には、事前訪問の実施などを通して、たとえば、それまでは「精神科医療機関」という大まかな捉え方で学習してきた内容を、「A病院」という個別の実習施設に焦点をあて、その沿革や理念、組織（治療）構造など、実態に即した学習に取り組み、より明確な動機や関心、課題をもって臨むことができるように準備を進めることが求められる。実習生は、日頃の授業などで実習担当教員とよく相談し、充分に準備をして、現場実習を迎えることが大事になる。

　ここでは、実習生が、現場実習を間近に控えた段階において、実習担当教員よりどのようなスーパービジョンを受け、それをどのように現場実習に生かせばよいかを中心にみていきたい。

[1] 現場実習直前におけるスーパービジョンの展開

　実習施設の決定後、現場実習の実施に向けて、事前学習や事前訪問などの具体的準備が必要になる（事前学習、事前訪問の詳細については第2章・第6章を参照）。

　現場実習を前に、「不安である」「何を準備すればよいかわからない」

「事前学習をしても、してもきりがない」「実習指導者から質問を受けた
とき、答えられなかったらどうしよう」「利用者さんの具合を悪くさせた
らどうしよう」といった実習生の声をよく聞くが、事前学習に取り組むこ
とで、少なからずその不安や迷いを軽減することが可能となる。また、漠
然としたそれらの想いは何によって生じてくるものなのかを見つめ直して
みる姿勢や態度は、これから精神保健福祉士をめざす実習生にとって、意
義深い成長過程の出発点といえる。一方で、実習担当教員は、事前・事後
を含めた一連の流れを通して展開される実習教育上のスーパーバイザーの
役割を担うものであり、実習生とのよりよい関係の構築がまず望まれる。

　実習生には、現場実習を迎える当日まで着実に準備を進めながら、実習
担当教員とともに、その到達度を確かめたり、実習の目的や動機について
再度確認したりすることが必要となる。この時期には、特に実習担当教員
との個別面談等の機会を積極的に活用し、自分にはどのような特徴や強み
があるのかなどといった自己覚知により傾向や課題を整理しておくことも
重要になる。そのためには、実習担当教員との連絡を密にし、実習生の準
備状態についても確認しあっておくことが求められよう。

自己覚知

[2] 事前訪問の機会を活用したスーパービジョン

事前訪問

　現場実習の実施前に、実習指導者および実習施設への挨拶や事前打ち合
わせなどを目的とした事前訪問を行うことになる。その機会を充分に活用
するための実習担当教員によるかかわりについて、スーパービジョンとい
う観点から見てみたい。

　事前訪問の時期や回数にもよるが、実習施設から、巡回指導はもとより、
事前訪問時と事後の振り返り時にも実習担当教員の同席を求められること
がある。あるいは、そのような要望・要請などがなくても、実習施設の了
解が得られれば、実習生の事前訪問に同席する機会をもつことは有意義で
ある。すなわちこれは、事前訪問の時点から、実習生と実習指導者という
二者ではなく、実習担当教員を含めた三者が顔を合わせ、それぞれの立場
から現場実習に臨む想いや準備状態、その目的と意義、目標および達成課
題などについての意見交換や共有を行うことを通して、三者（可能であれ
ば利用者も含めた四者）の関係のもとに実施される現場実習であることを
具体的に確認しあう場となる。それにより、その後の巡回指導や事後学習
をスムーズに進める役割が期待できる。現場実習は、実習生を中心に、実
習施設と養成校との連携・協働により成り立つものであることを認識しあ
い、このような有機的な結びつきのなかで実施するシステムが構築できれ
ば、よりよく機能し、三者（あるいは四者）各々にとって意義深いものと

なろう。

[3] 事前訪問後のスーパービジョンにおける留意点

　事前訪問後は、現場実習に臨むために、未だ充分ではない課題等を整理し、より具体的かつ現実的な準備に取り組む重要な時期といえる。実習生は、自ら作成した実習計画と実習指導者が準備してくれた実習プログラムのすり合わせや追加の事前学習、巡回指導・帰校指導や休日等の予定、実習時間数などについて、実習担当教員とともに最終的な確認や調整を行う。また、この時期に気をつけることとして、完璧な事前準備を目指すあまり自らがんじがらめになるのではなく、不足のところを明確にして、少しでも補うことで、「不安や緊張はあるが、現場実習が楽しみでもある」といった"やる気"や"元気"などの実習生らしさを強みとして臨んでほしい。健康面にも留意し、心身両面の心構えが必要になろう。

　実習担当教員との個別面談はもとより、授業におけるグループワークによっても、現場実習に対する動機や意欲を高めることができる。「現場実習は、誰のために、何のために行うのか」という問いに自ら答えられるよう、単に資格取得のレールに乗るということではなく、主体的に学ぶという姿勢や態度を出発点として、目的意識を明確にもって取り組まれたい。

B. 現場実習期間中のスーパービジョン

　巡回指導の方法について、2011（平成23）年8月の厚生労働省の指針では、「精神保健福祉援助実習を担当する教員は、少なくとも週1回以上の定期的巡回指導を行うこと」と示され、この方針による実施となる。巡回指導は、実習生が実習施設において現場実習を実施している期間中に、実習担当教員が実習施設を訪問し、スーパービジョンを行うものである。ここでは、実習指導者との連携のもと、スーパービジョンのメリットを存分に活かせるように巡回指導の機会を有意義なものとすることが重要になる。実際の場面では、実習指導者と実習担当教員との有機的な連携・協働のもと、週1回以上の巡回指導、あるいは帰校指導を、実態に即した形でうまく活用したり、組み合わせたりして機能させることが必要になる。現場実習期間中は、実習指導者によるスーパービジョンが実施されている（実習生は実習指導者、実習担当教員の各々とスーパービジョン関係にある）ことを踏まえて、巡回指導や帰校指導を通して、実習生の学びや、実習指導者のスーパービジョンの内容や状況をよく聴取し、理解することが実習担当教員の役割となる。それにより、現場実習終了後の事後学習をよ

巡回指導

り効果的に進めることが期待できる。

　ここでは、現場実習期間中の実習担当教員によるスーパービジョンについて、巡回指導時と帰校指導時に分けてみていきたい。

［1］巡回指導におけるスーパービジョン

　実習担当教員は、実習生ならびに実習指導者との面談を通して、現場実習の実施状況や評価などを把握し、それに伴う対応や調整を図り、実習教育に対する要望などの聴取も行う。面談は、実習指導者と実習担当教員の二者、実習生と実習担当教員の二者、その三者と、実習の状況や実習生、実習指導者の意向等に応じて柔軟に実施される。実習生に対するスーパービジョンの内容として、①実習計画および実習プログラムに照らした進捗状況の確認、②実習生の迷いや不安、悩みなどへの対応、③実習記録ノートや課題等への指導、④実習終了までの見通し、などが挙げられる。可能であれば三者面談の機会の活用によって、実習生が「わかる」あるいは「わかっているつもり」の精神保健福祉相談援助に係る専門的知識と技術を、具体的かつ実践的に理解できる、すなわち「できる」あるいは「できるようになる」段階へと進めるよう、両者の連携・協働により現場実習ならではの学びを支援することが重要である。

　現場実習は、それのみで完結するものではなく、実習生がその後、精神保健福祉士になっていくための適性や専門職的感性を育んでいく基盤となる。現場実習期間中の実習生は、概して、不足なところやできないところに目を向けがちかもしれない。しかし、実習体験によってそのような気づきが得られたことに加えて、実習生がまだ覚知できていないところ（今後の可能性）を実習指導者とともに発見し、それら自己資源の活用を積極的に行いながら専門職としての導入の学びが得られるならば、現場実習の意義もより広く、深くなるといえよう。さらに、実習担当教員には、実習生が実習中に抱えた悩みを表出し、アクシデントなどにも主体的に向き合うことができるよう、迷ったり、不安に思ったりしている内面にも目を向け、その後の望ましい対応が見出せるようなスーパービジョンを、実習指導者との調整や協議等によって確認しあい、機能させる役割が求められる。

［2］帰校指導におけるスーパービジョン

　帰校指導は、現場実習期間中に実習生が帰校し、実習担当教員によるスーパービジョンを受けることである。その内容は、基本的には巡回指導時と同様であるが、実習指導者が同席しているわけではないので、適宜、実施状況についての申し送りを行い、その後の実習に生かす役割が、実習担

報告・連絡・相談
（報・連・相）

プロセスレコード（場面
分析）

グループ・スーパービジ
ョン

当教員には求められる。加えて、実習生もこのことを意識して報告・連絡・相談に努める必要がある。

　帰校指導時のスーパービジョンの一例として、実習担当教員との個別面談では、実習生の口頭による報告はもとより、実習記録ノートをはじめとするプロセスレコード（場面分析、かかわりの記録等）、アセスメントおよび支援計画案の作成に関する記録物や振り返りワークシートなどを素材とし、利用者とのかかわりから人権を擁護する専門職としての視点や支援に関する学びを促すことも重要になる。また、個別面談と並行してグループ・スーパービジョンを実施し、実習生同士のピアサポートを活用することも、広い視点から学びを深めたり、心理的サポートが得られたりする効果が期待できる。

　実習教育の質を高めるためには、実習に係る実務が円滑に遂行され、かつ実習施設や実習生が安心し、信頼できる実習指導体制の構築が求められる。そのうえで、実習指導者および実習担当教員によるスーパービジョンがうまく機能することになる。それは、養成校のみで実現できることではなく、実習生の現場実習での専門職養成の取り組みが、現場における後進の育成へとつながることを共通の目標として、専門職能団体と養成校のネットワークが有機的に機能するようなシステムづくりを展望し、ともに進めていくことが求められよう。

参考文献 ●日本精神保健福祉士養成校協会『（厚生労働省委託事業）平成22年度精神保健福祉士実習・演習担当教員講習会テキスト』2010.
●日本精神保健福祉士協会・日本精神保健福祉士養成校協会『教員と実習指導者のための精神保健福祉士援助実習・演習』中央法規出版，2013.

▎**理解を深めるための参考文献**

●野中猛『心の病回復への道』岩波新書，2012.
　なぜ人は心を病むのか、どのような対処が適切で、回復には何が必要なのか、精神科医である著者が、その豊かな実践を通して、歴史や精神医学の知見、最新の動向をわかりやすく、あたたかく描いている。
●空閑浩人編『ソーシャルワーカー論─「かかわり続ける専門職」のアイデンティティ』ミネルヴァ書房，2012.
　「ソーシャルワーカー」を、ソーシャルワークの方法や技術を駆使しながら利用者を援助する主体である人（援助者）としてとらえ、実習教育を中心としたソーシャルワーク教育や現任研修の取り組みから、そのアイデンティティについて論じている。
●川村隆彦編『事例で深めるソーシャルワーク実習』中央法規出版，2014.
　実習教育には、未来のソーシャルワーカーの行方がかかっているとの考えに立ち、実

習の主人公である学生にとって、それが有意義に実施されるための原則や指針がわかりやすく伝えられている。

注)

(1) 福山和女編『スーパービジョンとコンサルテーション—理論と実際（改訂版)』FK 研究グループ，2001，pp.34-35.

(2) 柏木昭「スーパービジョンの意義と機能」日本精神保健福祉士協会広報出版部出版企画委員会編『スーパービジョン—誌上事例検討を通して』へるす出版，2007，p.210.

(3) 福山和女『ソーシャルワークのスーパービジョン—人の理解の探求』ミネルヴァ書房，2005，p.204.

(4) 日本医療社会事業協会監修，福山和女・田中千枝子編『新医療ソーシャルワーク実習—社会福祉士などの養成教育のために』川島書店，2008，p.96.

(5) 尾崎新「実習教育のちから—ある実習生と職員の対話に注目して」福山清蔵・尾崎新編『生のリアリティと福祉教育』誠信書房，2009，pp.25-55.

コラム 関係性が交差する実習巡回指導

　現場の実習指導者にとって、巡回指導で教員に望むことは何だろうか。現場で実習生を受け入れていた時のことを振り返り考えてみる。現場に実習生が来ることは、ある種の緊張感が伴う。それは、第三者の目が現場に入ることで生じる緊張感である。また、実習生とのやりとりを通し、自らの実践を振り返ること、そして言語化することが求められるため、かなりのエネルギーを要する。加えて、実習指導者自身も普段と異なる人間関係を構築する必要性に迫られる。それは支援関係でもなく、他職種との業務を通じた連携関係でもなく、職場という組織内での人間関係でもなく、実習生と実習指導者というスーパービジョン関係である。

　実習がどうもうまく展開しない時、実はこのスーパービジョン関係が影響していることが多い。実習生も苦しいが、実習指導者も苦しい。この実習のやり方で大丈夫だろうか。等身大の実習生に寄り添えているだろうか。高い要求をつきつけているのではないか。現場ならではの体験を学びとして促進できているだろうか。実習指導に対する不安はつきない。ここに実習生自身の不安が重なってくると、この二者関係は袋小路に入ってしまうことも少なくない。

　そんな時、実習巡回で教員という異なる立場の第三者が訪れることで、新たな関係性の構図が生まれるのである。概ね、実習生は教員の訪問にほっとした学生としての表情を見せる。学生と教員のやりとりから学ぶことは多い。教員の一言に実習指導者が今後の軸を見出し、到達点を確認でき、実習生との二者関係が緩和されることがある。

　実習巡回では、実習生・教員・実習指導者による三者面談は必須である。この三者の関係性が安定するほど、実習生は安心して実習に取り組むことができ、実習指導者にもある種のゆとりが生まれ、その後の実習自体が機能していくのである。

　実習教育において、教育機関と現場実習施設との連携は重要である。実はこのような関係性の交差する実習巡回の一場面をいかに活用するかが、機関・施設間の連携につながっていくと感じている。実習指導者から教員へ立場や視点は変わっても、実習とは実習生・実習指導者・教員が協働体制の中で共に創り上げていくものであるという認識は、今後も持ち続けていきたい。

（帝京平成大学健康メディカル学部　赤畑淳）

第9章 事後学習

1

事後学習の意義と進め方を学ぶ。
実習での体験を振り返り、
学んだことを明らかにし、意味づけるプロセスを理解する。

2

実習で学んだことを整理し、
発表する方法を学ぶ。
また、実習総括レポート作成の留意点を知る。

1. 事後学習の意義と方法

事後学習とは、実習の後に行われる体験の振り返りを中心とした学習過程である。ソーシャルワークのプロセスには、援助を計画し、実践した後に、事後評価がある。これは、当初の目標がどの程度達成されたか、残された課題は何かなどを評価することによって、今後の実践向上に役立てるものである。実習でも同様で、終了後の振り返りによって実習の成果が明らかになり、今後に活用できるようになるのである。

事後評価
evaluation

A. 実習体験と事後学習の意義

[1] 実習での体験

現場での実習を体験すると、どの学生も一回り成長したと教員の目には映る。実習後の学生の報告会などで聞く言葉からは、多くの気づきがあったこと、自分自身と向き合うことができたことがうかがえる。実習は、人間としての成長に大きな変化をもたらす体験だといえよう。

現場では利用者のみならずその家族や、支援の立場にある職員、そのほかにも精神障害者を取り巻く多くの人々が、個々の課題と向き合いながら懸命な日々を送っている。実習生として現場という舞台に入ると、単なる観客ではなく、場の一員として真剣にやりとりに加わることが求められる。今までの学習で理解していたことを超える事象や、時には理不尽と思うような現実が、次々と目の前に立ち現れるのが現場である。事前に学んだことは、精神障害者を捉えるには、ほんの部分的な知識に過ぎなかったと気づくかもしれない。また、苦悩を抱える人を目の前にして、その苦悩を理解することや、支援することの難しさを痛感したという学生も多い。

実習は人とのかかわり合いとしてはごく短時間である。しかしながら、生の現実があふれる現場での体験は、短時間であっても人の人生にかかわっていくという重みを感じる貴重な時間であり、それが実習生を一回りも二回りも成長させるのであろう。

現場実習では、実にさまざまな体験をする。たとえば、精神科病院の閉鎖病棟といった閉じられた空間に身を置き、病棟の鍵を手渡された時の緊張は生涯忘れられないだろう。患者さん達の日常に理不尽な思いや違和感を持つこともあれば、逆に思いの外普通の感覚だったとの報告もある。病

院のデイケアでは、メンバー同士のトラブルに遭遇することがあるかもしれないし、メンバーが秘密を話したいと告げたり、手紙を渡されたりすることもあろう。また、就労支援施設で利用者との自然なコミュニケーションを楽しむこともあるだろう。いずれにしてもこうした体験を、単に通り過ぎてしまうのではなく、一つひとつ大切に扱い、その時の自分の対処や指導者からのコメントを思い出し、繰り返し見つめ直してほしいのである。

[2] 事後学習の意義

経験から学ぶプロセスについては、図9-1-1のようなモデルが知られている[1]。この経験学習のサイクルを実習にあてはめるならば、実習での具体的な経験について、実習中および実習後にふりかえって考えをめぐらすことが、内省的観察または省察である。それによって学んだことの概念化が進み、その後、新たな状況下で活用することができ、さらに経験が得られるという循環が起こる。このような省察は、実習の中でも行われている。ただし実習中は、日々新たな体験の連続で、感情や考えが未整理のまま残されることも少なくない。そこで、実習を終えてから時間をかけ、学び取ったものを咀嚼し、自分自身の栄養としていくことが求められる。

事後学習では、実習中のさまざまな体験を振り返り、自分の行動や感情、考えを吟味し、他者の意見も得て多角的な視点から捉え直す。この作業の繰り返しを通じて、事前の学習で得た知識と現場での体験が統合されていく。また、実習体験がひとつの経験知として結実し、今後専門職として実践する際の糧となるのである。

省察
reflection

図9-1-1　コルブの経験学習のサイクル

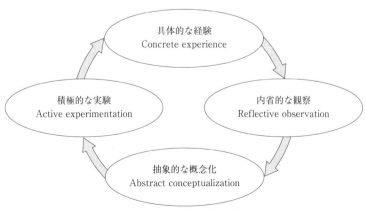

注）Kolb（1984）を基に作成．
出典）松尾睦『経験からの学習―プロフェッショナルへの成長プロセス』
同文舘出版，2006，p.63．

B. 事後学習の方法

　事後学習は、具体的には、体験の報告やレポート作成といった言語化を通して進められる。個人での振り返りや個別スーパービジョンに加え、グループや授業での話し合いも有意義である。

[1] 個別の振り返り

(1) 実習記録の見直し

　振り返りは、実習記録（日誌や資料など）を読み返すことからはじめたい。個人として残したメモ、感想、日記なども参考にして実習当時に感じたことを思い出すとよい。

　面接（陪席を含む）の記録や、個別支援計画を作成した事例など、実習中取り組んだ学習の記録も見直しておく。こうした作業の中で、事後学習でとりあげたい事例や場面を選んでおくこともできよう。

　日程に添って思い返していくと、強く印象に残る場面や感情がよみがえってくるであろう。楽しさや達成感のようなプラスの感情ばかりでなく、悲しみや怒りなどマイナスの感情も体験されたにちがいない。実習生は、精神保健福祉の現場実習を通して多くの学びを得る一方、ストレス感情を体験し[2]、実習後には自尊感情の低下がみられることも報告されている[3]。

　実習生は、実習という大きな仕事を成し遂げたことをまず認め、自分をねぎらいたい。反省点も多く思い起こされるかもしれないが、学ぶべきことが多く見つかった実習は、それだけ大きな意義を持つといえよう。

　実習の中で思い出すのがつらいような体験があれば、そのことを意識しつつ、より丁寧に時間をかけて整理する必要があるかもしれない。教員とのスーパービジョンの機会も活用したい。

スーパービジョン

(2) 振り返りのための問い

　実習での体験や学んだことを振り返る際の手がかりとして、12の質問を挙げる（**表9-1-1**）。これらの問いに対して浮かぶことがらや、考え、感情を書きとめて、事後学習を始めよう。

　質問では、利用者とだけでなく、指導者をはじめとする職員とのかかわりもとりあげている（⑥）。特に指導者とのスーパービジョンについては、わからないことを質問できたか、困ったときに相談できたか、どんな言葉やコメントが印象に残っているかなどについて、振り返っておきたい。そうしたスーパービジョン関係は、実習に少なからず影響を与えていることであろう。その影響についても考えておきたい。

表 9-1-1　実習を終えての 12 の質問

①実習を終えて、今何を感じていますか。

②実習で、どんなことが印象に残っていますか。

③実習でプラスの感情を味わった体験を挙げましょう。

④実習でマイナスの感情を味わった体験を挙げましょう。

⑤利用者とのかかわりを振り返りましょう。

⑥指導者・職員とのかかわりを振り返りましょう。

⑦実習が進むにつれて、あなたの考えや気持ち、行動にどのような変化がありましたか。

⑧あなたが設定した目標・課題を一つずつとりあげ、どのように取り組み、達成されたかを確認しましょう。

⑨実習で努力したこと、工夫したことを挙げましょう。困難に直面したときは、どのように乗り切りましたか。

⑩実習で得た成果を挙げましょう。

⑪疑問に思っていること、知りたいことは何でしょうか。

⑫あなたがこれから取り組みたい課題は何でしょうか。

事後学習では、事前に設定した実習の目標や課題について、自分がどのように取り組み、どの程度達成できたのかを確認することが不可欠である（⑧）。実習中に修正したり、発見したりした課題にも注目したい。

達成できたことだけでなく、疑問が残ったことを考えたり、今後の課題を明らかにしたりすることも、事後学習の重要な役割である（⑩⑪）。疑問については、自分で調べる、教員に尋ねる、授業で話し合うなどが、次のステップとして考えられる。また、次回の実習で取り組みたいテーマが見出されることも、実習の収穫といえる。

自己評価

(3) 実習における自己評価

教育機関で設定している観点・項目に沿って、施設の評価とは別に、自分でも評価を行ってみよう。A・B・Cなどの評価点をつけるだけでなく、それぞれ理由・根拠を挙げてみる。実習終了直後に既に記してあれば、事後学習が進んだ時点で、見直すと変化があるかもしれない。施設の実習指導者からの評価やコメントを受けたら、自己評価とつき合わせて一致点や相違点を検討するとよいであろう。

なお、実習における一般的な評価の観点を、**表9-1-2** に示す。

表9-1-2　実習における評価の観点
(本書第10章の記述をもとに作成)

①実習機関・施設の機能や役割の理解
②クライエントおよびそのニーズなどに対する理解
③援助に必要な技術・技能（記録法を含む）の習得
④専門職としての価値・倫理の遵守
⑤適切な実習態度（意欲・責任感・主体性・協調性など）
⑥自己理解の深化（自分自身の性格傾向の理解など）

[2] グループの活用

自分自身の振り返りや教員とのスーパービジョンに加えて、授業でも、グループやクラス単位で学習を進めていくことが多い。たとえばグループ・スーパービジョンでは、学生同士で実習体験を共有し、話し合いを進める。実習について発表する機会としては、実習報告会というオフィシャルな場が設けられることが多い。しかしその前に、実習の体験を自由に語り合い、他の学生の話も聴くことは、さまざまな効用を持つ。

グループ・スーパービジョン

カタルシス
catharsis
感情や葛藤を話したり、表現したりすることにより発散すること。浄化。

まず、体験を話し、感情を表現すること自体にカタルシスの効果もあろうが、むろんそれだけではない。ひとりの体験や発言が、他の学生にとっても自分の実習を見直すきっかけになり、以下のような効果が生まれる。

• 他の学生の実習を知り、知識や視野が拡がる（学習の進展）

- 実習での体験や感情が自分だけのものではないとわかる（共通性・普遍性の理解）
- 同様の問題や状況に多様なとらえ方があることを知る（個別性の理解、多様な視点の形成）
- 自分自身のものの見方、人とのかかわり方などの特徴を洞察する（自己覚知）
- 互いの気持ちを共感的に理解し、支え合う（ピアサポート）

　こうした経験は、グループの機能や力を知る良い機会でもある。グループでの話し合いを通して、発見や支え合いが生まれ、問題を発見する力、考える力、支え合う力が伸びていくことを期待したい。メンバーそれぞれが力を高め、自信を取り戻していけるようなグループにしたいものである。

　それには、個人的な体験を安心して語れるグループであることが不可欠である。客観的な資料に基づく発表と違い、自分の考えや気持ちを開示することには戸惑いを覚え慎重になることも多いであろう。特に初めは、皆の前で間違ったことを言ってしまうのではないか、自分の持つ感覚は誤っているのではないかといった不安を持つかもしれない。見学実習や現場体験学習などの段階から教員、学生間で話し合うことに慣れ、信頼関係を築いてきたことが、ここで生きてくる。

　こうした場をつくるための配慮が、教員には求められる。開始にあたって、話し合いの意義や秘密保持などのルールを確認することも必要であろう。また、意見を出し合ってみんなで考えていくプロセスを大切にし、解決策や結論を急がず、「待つ力」[4] も必要であろう。特に、迷ったこと、困ったこと、つらかったことなどには、大切な学びの要素が含まれていたり、丁寧なスーパービジョンを必要としたりする場合が多い。時間をかけて話し合っていきたい。

　授業などで体験を発表する際の工夫として、キーワードをもとにすることが挙げられる。自分で大事だと思うこと、印象に残ったこと、疑問に思ったことなどからいくつかのキーワードを挙げてみる。この作業は、体験したことを振り返り、客観化する時間となる。キーワードを付箋に書き出し、同じようなもの同士を集めていくと、ある程度の事柄にまとまる。これはデータをまとめる方法として川喜田二郎が考案したKJ法[5]の援用である。興味があれば学習してみるとよいだろう。

　グループでの話し合いは、後述する実習報告会や実習報告書（実習総括レポート）作成の準備として役立てられる。また、個別支援事例の検討や、印象に残った場面（インシデント）の検討は有意義であり、プロセスレコードなどの実習記録も活用したい。その場合、①どのような事例（場面）

か、②なぜその事例（場面）を選んだのか（提出理由）、③検討によって
どんなことを得たいか（検討の目的）などを明らかにして発表を行い、話
し合うことが重要である。みんなで考えることによって、かかわり方や支
援方法などにさまざまな角度から光を当てることができるであろう。

［3］発表と文章化

実習報告会

実習報告書
（実習総括レポート）

実習で学んだことを発表し、報告する機会としては、実習報告会や実習
報告書（実習総括レポート）の作成がある。これらは、教育機関により工
夫し活用されているが、以下二つの形に大別することができよう。

一つは、比較的早い時期に実習報告会での発表を行い、そこでの討議内
容やコメントをふまえて最後に報告書を作成する方法である。もう一つは、
事後学習の過程で報告書を作成し、それをもとに最後に実習報告会で発表
するという形である。ここでは前者の手順を想定し、実習報告会、実習報
告書の順に述べる。

2. 実習報告会と実習報告書

A. 実習報告会の意義と方法

［1］実習報告会の設定と目的

事後学習の一環として、教育機関では実習報告会が開かれることが多い。
開催時期や構成メンバー、形式（発表形態、時間、個別発表かグループ発
表かなど）は、その意図・目的によってさまざまである。実習からあまり
間をおかず、通常授業内で学生と教員により行う場合もあれば、年度末な
どに施設の実習指導者を招いて大規模に開催することもある。

通常の授業で行う際は、その場で実習指導者によるコメントや助言が得
られないことが多いが、学生はよりリラックスして発表に臨むことができ
る。指導者との関係形成がうまくいかなかったような場合も、そのことを
率直に語りやすくなる。

一方、指導者も出席しての報告会であれば、何よりも指導者に対して成
果の報告と指導へのフィードバックができるという利点がある。指導者か
ら補足説明や講評も得られよう。学生にとって、ふだんの授業とは違う改
まった場で緊張感を持って発表する経験は、貴重なものである。

報告会に向けて準備を進める過程で、実習で学んだことを整理し、概念化することが、まず有意義である。また、先に述べたグループの効用は、報告会の討議でも発揮される。これから実習に臨む学生も参加すると、事前学習としてきわめて有用である。

以上に加えて報告会は、プレゼンテーションのしかたを学び、スキルを高める機会でもある。自分の体験を的確に言葉に表し、下級生も含めた多くの参加者にわかりやすく伝えることは、なかなかむずかしい。発表内容や資料づくり、話し方などを工夫し、制限時間を有効に使って発表すること自体が、ソーシャルワーカーに必要な伝える力を高める機会となる。

プレゼンテーション

［2］報告の内容と留意点

（1）報告内容

実習報告においては、おおむね**表9-2-1**のような内容が含まれる。ただし、その重点の置き方は、発表の形式や時間などにより異なる。

表9-2-1　実習報告会および実習報告書の内容

①実習施設の概要
②実習の目標と課題
③実習内容
④実習で学んだこと、感じたこと、および考察
⑤今後の課題

④に十分な時間をあてられるよう、①～③は簡潔にまとめておきたい。

（2）報告会の準備

実習では数々の貴重な体験があり、多くを伝えたいと思うかもしれない。しかし、報告会では、大切なポイントに絞って与えられた時間内に簡潔に述べる必要がある。以下のような手順で準備を進めよう。

①キーワードに基づいて考えを整理する。

先に述べた「キーワード」を選び出し、これに言葉を加えて、単語から文にし、トピック・センテンス（主題文）を構成していくと、述べたいことの骨子が明確になる。

トピック・センテンス
topic sentence

②話の構成を考える

関連することをまとめて、話す順序を決めていく。ここでも、テーマやキーワードを付箋などに書き出して並べ替える方法は役立つ。具体例や印象に残ったエピソードを挙げることも有効である。

③配付資料やスライドを用意する。

　自分の述べたいことを効果的に伝えるためには、どんな情報を配布資料やスライドに載せればよいかを考えて準備する。実習施設の概要や沿革、実習プログラムなどは、聞くだけよりも、文字で確認できる方が理解の助けになるであろう。一方、客観的な情報を資料に載せることに比べ、自らが学んだことや感じたことの言明には、ためらいやむずかしさも伴うのか、キーワードのみを簡単に記載した資料も見受けられる。しかし、報告の要旨は資料を見ただけでも把握できるように作成することが望ましい。学んだことや感じたことを言葉で表現できるように明確化する「抽象的な概念化」自体が重要な学習段階なのである。ただし、報告内容の中に個別支援の事例などが含まれる際は、資料中の記載にも注意し、場合によっては発表後の資料回収を考えておく必要もある。

④発表の練習をする。

　声の大きさや話す速さなどに注意し、練習を行う。決められた時間内で内容を伝えるには、原稿をもとに発表し、時間を計っておくことが必要である。自分の話し方や言葉の使い方の癖には案外気づかないこともある。改まった場での緊張も手伝ってか、あいまいな表現（例：「～とか」「～だったり」「など」）を多用する傾向もみられるので、注意したい。リハーサルを行い、互いにフィードバックし合うとよいであろう。

（3）聴き手の留意点

　報告会は、発表者だけでなく、進行役・聴き手も含めた全員で作っていくものである。発表者も聴き手も参加してよかったと思えるような有意義な報告会にするには、聴き手の側も真剣に能動的に聴く姿勢をもち、質問や感想などを積極的に発言することが求められる。それにより、討議が活発化し、発表者と聴き手の双方で問題意識や考察が深まるのである。

B. 実習報告書（実習総括レポート）の作成

［1］実習報告書作成の目的と内容

　実習報告書の作成も、また事後学習で取り組むべき課題の一つである。その意義としては、以下が考えられる。

①実習生にとっての総括

　報告書の作成を通して実習生は、学んだ内容を整理し、明確に意味づけることができる。

報告・フィードバック　②実習施設・実習指導者への報告・フィードバック

　報告書を実習施設に送付することにより、実習生が学んだことを施設・

指導者に伝え、今後の実習指導に役立ててもらうことができる。

③他の学生の学習への活用

　実習内容や体験からの考察、学習の成果などがまとめられた報告集は、実習生相互の学習に役立つとともに、これから実習に臨む学生にとっても、貴重な参考資料となる。

　内容は、実習の全般的な報告であれば、報告会とほぼ同様である（**表9-2-1**）。いつ、どこで、何を目標として、どんな実習を行ったか、そこから何を学び、考察したか、今後の課題は何かなどを整理して記載する。実習全般の紹介でなく、テーマを選んでレポートを作成する場合もある。

　実習報告会では、質問やコメント、助言も受けるであろう。それらを受けて考察の内容を見直し、推敲を加えて報告書を完成させたい。

［2］ 文章化の留意点

(1) 実習報告書の性質

　実習報告書の文章を書く上での留意点は、実習計画書や実習報告会の発表原稿を作成する場合と共通である（第4章参照）。

　ただし、報告書の場合、最終的に実習報告集としてまとめられ、実習施設はもちろん養成校の内外に配布されることもある。つまり、読み手が広範囲で、より公共性を持つ文書といえる。また、多くは文書のみでの一方向の伝達となる。こうした性質を考慮して、記載内容や表現において、一層正確さ、わかりやすさ、慎重さが求められる。ことに施設や利用者・職員にかかわる記述では、プライバシーの保護や、施設における秘密保持に注意しなければならない。当然のことながら、話し言葉でなく書き言葉で表すのであり、くだけた表現を混在させないように留意したい（**表9-2-2**）。

実習報告集

表9-2-2　話し言葉から書き言葉へ

原　文	→	修正後
「（文頭で）なので」	→	「そこで」
「話しかけなくちゃと思った」	→	「話しかけなくてはと思った」
「ちゃんと学びたいなと思う」	→	「きちんと学びたいと思う」

(2) 記述における注意点

　報告会と同様、ここでもテーマをしぼって報告することと正確でわかりやすい表現を用いることが求められる。

まず、施設の概要は、後の報告を読むに当たって必要な情報を簡潔にまとめる。沿革や事業内容など、資料を確認して正確に記載する。実習目標は、計画書作成当初と変更されていれば、実際に即して挙げる。

　学んだことは、具体的に記述することを念頭においてほしい。「多くの場面で精神保健福祉士の業務を学んだ」「いろいろな体験をして大変勉強になった」「自己覚知ができた」といった記述では、実習の成果が読み手に伝わらない。どんな場面で、どんなことを考えたのか、何に気づいたのかを書くことが大切である。一度きりの独自の体験であるから、一般的な記述でまとめず、自分らしい表現で報告したいものである。

　そのほかの留意点としては、できごとや意見を述べる際、主語は誰かを意識して明示し、述語との対応を確認することが挙げられる。また、「〜ということ」「〜というもの」「〜性」「〜的」などを多用すると意味内容があいまいになりがちであり、注意を要する。同じ言葉の繰り返し、言い回しの癖などには自分では気づかないこともあるので、他の人に読んでもらい、フィードバックを得て推敲することが役に立つ。

（3）個別支援に関する記述

　個別支援については、実習施設や状況によって、実習で経験する場面もさまざまであろう。どの程度具体的な支援例や利用者との交流の場面にふれるのかは、判断に迷う場面も出てくると考えられる。実習指導教員にも相談し、公共性や秘密保持の原則を考慮して文章化するとよい。このような文章化に関する配慮も、ソーシャルワーカーとして仕事をしていく上で必要なことの一つである。

▌理解を深めるための参考文献

● 深谷美枝編『ソーシャルワーク実習─より深い学びをめざして』みらい，2009.
　社会福祉士養成カリキュラムに対応した実習について述べている。ソーシャルワーク実習での能動的な学び方が提示され、参考になる。事後学習についても実習生の記録例を挙げて解説されている。

● 尾崎新編『「現場」のちから─社会福祉実践における現場とは何か』誠信書房，2002.
　矛盾と葛藤に満ちた福祉の現場における実践を援助者が語り、現場の力を実感させる著作。社会福祉実習の事後教育を述べた章も含まれている。

● 武井麻子『グループという方法』医学書院，2002.
　福祉だけでなく、医療、看護、教育の分野でも用いられるグループワークの性質や働きが述べられている。精神障害のリハビリテーションにおけるグループの活用についても理解が深まる。

コラム　あるドラマ

　実習では、あの時どうすればよかったのかと心に引っかかるような体験をすることがある。たとえば利用者に問い詰められて何も言えなかったといったことである。そうした場面をサイコドラマ形式で振り返る「再現法」(6)という手法を、私はかつてワークショップで学んだ。

　以下、進め方を紹介する。ウォーミングアップの後、各自の困った場面（葛藤場面）を出し合って、一人の事例（場面）提供者を決める。事例提供者は、グループ・メンバーの中から進行役と自分の役と登場人物の配役を決め、全員参加でドラマにする（人物だけでなく、物の役もあってよい）。最初、事例提供者は演技に加わらず、その役は代役が演じて場面を再現する。その時その場で何が起いていたのかを本人も改めて客観的に見ることができる。その後、役を演じたメンバーそれぞれから事例提供者に感じたことを伝える。このとき、助言や指導ではなく、肯定的なコメントをすることがポイントである。

　2度目のロールプレイは事例提供者が自分の役で加わって行う。今度は本人が、その時の自分の気持ちを再確認することになる。次の段階としては、造形法(7)を用いて、登場人物を彫刻のように位置やポーズを決めて配置する。それによって、本人から見たその場の人間関係の構図や周囲とのかかわりが目に見える形で立体的に浮かび上がる。

　最後は、事例提供者が、登場する役の中から元気の出る言葉をもらえそうな人（物でもよい）を選び、その役のセリフを決める。まず自分が言ってから交代し、その役の人に言ってもらい、自分がその言葉を味わって受け取る。もとは自分の中から出てきた言葉（自分の力）によって、元気をとりもどす体験となる。

　数年前、実習の事後学習の授業でこの方法を用いた。ある学生が利用者とのやりとりで戸惑った場面をドラマにし、グループの一人ひとりから共感のこもった温かい言葉をもらった。

　造形法では、実習指導者や他の利用者も含めた実習の場が見えてきた。さらに、学生が利用者と本当はどんなやりとりをしたかったのか、その場面も演じた。グループの協力と支えを得て、彼女は自身の残念な気持ちと向き合い、気持ちにひと区切りつけることができたようであった。この授業は、卒業後ずいぶんたっても彼女の印象に残っているらしい。教員としても思い出深いひとコマである。

（桜美林大学健康福祉学群　河合美子）

注)

(1) 松尾睦「経験からの学習―プロフェッショナルへの成長プロセス」同文舘出版, 2006.

(2) 大西良・辻丸秀策・大岡由佳・鋤田みすず・福山裕夫「精神保健福祉現場実習における実習ストレスと対処行動について」久留米大学健康・スポーツ科学センター研究紀要, 13, 2005, pp.15-22.

(3) 大西良・辻丸秀策・占部尊士・藤島法仁・鋤田みすず・大岡由佳・末崎政晃・津田史彦・福山裕夫「実習生の自尊感情とセルフ（自己）イメージとの関係について―精神保健福祉現場実習前後からの検討」久留米大学文学部紀要社会福祉学科編, 7, 2007, pp.101-109.

(4) 相川章子「第12章　事後学習」『相談援助実習・相談援助実習指導』社会福祉士シリーズ22, 弘文堂, 2009, p.216.

(5) 川喜田二郎「発想法―創造性開発のために」中公新書, 1967.

(6) 光元和憲・中原美恵「再現法プログラム―関係回復ロールプレイ」ちば心理教育研究所主催『子どもの心を育むかかわり2002』資料による。光元は、看護学生の教育にこの手法を取り入れている。

(7) 家族療法で用いる家族造形法（家族彫刻）の手法。家族メンバー役の人が位置・距離を決め、彫刻のようにポーズをとって家族の役割や関係を表現する。

第10章 実習の評価と課題

1
実習における評価の位置付けとはどのようなものか、
その意義について理解する。

2
実習におけるさまざまな種類の評価と
その方法について理解する。

3
実習を終えた後の課題をどのように捉えるか、
その視点について理解する。

1. 実習評価

　教育には目標がある。言い換えると、何かを学ぶとき、目標もなく行うことはできないということでもある。そして、目標にたどり着けたのか、たどり着けていないのならどこまでなのかを確認する必要がある。

　精神保健福祉援助実習にも目標がある。大きな目標は、精神保健福祉士となるための知識や技術などを身につけることだ。そのために、評価を行い実習で何を学んだのかを確認する必要がある。

　しかし、その評価は簡単ではない。なぜなら、精神保健福祉援助実習では、人が人を評価することが基本となるからだ。完全に客観的で科学的な評価を出すことは誰にもできない。そのため、より正しい評価を行うために、評価するべき項目を目標に合わせて配置することや、評価者を複数にして多角的に行うことなどの工夫が必要となる。

　そして、強調しておきたいのは、学生にとっての評価は、単に教育機関での単位認定のためのものではなく、将来を左右しかねない重要なものであるということだ。もちろん、だから低い評価を行うべきではないと言っているわけではない。学生自身が納得できる、より客観的で正確な評価を行うことが必要で、それが学生自身の専門職への足場を固めるのだと言いたい。

　以下に、評価を行うための評価の種類や視点などを示す。

A. 評価の種類

相対評価

絶対評価

個人内評価

　学習評価の種類として、大きく分けると三つある。相対評価と絶対評価、個人内評価である。

［1］相対評価

　相対評価とは、同じようにその学習に取り組んでいる学生たちの中で、その学生が全体のどの位置にいるかという観点で評価をつけることである。多くの学校で採用されてきたが、同じ学生でも学校が変わると成績が変わるという学校間格差の問題等から妥当性に疑いが生じたため、現在ではほとんど採用されていない。とはいえ、自分が他の学生と比べてどうであるのかを知ることは、刺激となり、取り組む意欲を高める可能性もある。

［2］絶対評価

これに対して、絶対評価は、他の学生は関係なく、その学生自身が目標に対してどのくらい達成できたかという観点で評価をつけることである。多くの学校で採用されており、評価種類の主流である。なかでも、到達度評価では、具体的な目標を設定しそれにどのくらい到達できたかを評価するので、学生にとってもわかりやすい。精神保健福祉援助実習を行っている多くの教育機関でも採用されている。しかし、到達目標の設定によっては、高すぎたり低すぎたりすることで意欲の低下を招いたり、個性や努力を評価に反映させられなかったりする可能性もある。

到達度評価

［3］個人内評価

それから、もう一つは、個人内評価である。これは、純粋に、その学生がどのように変化したかという観点で評価を行う。人と比べてどうかではない。その学生自身の現在の知識や技術に関係なく、どのくらい努力したかという取り組み自体を評価できる。そのため、学生自身の意欲の向上にも寄与するという意味でとてもよい観点である。しかし、専門職になるための一定の知識や技術を身につけることを目標に行われる教育では、努力したことを評価するだけでは充分ではない。やはり一定の水準に到達していることが求められる。ただし、個人内評価を完全に否定しているわけではない。日ごろの学生への教育では個人内評価を活用し、最終的な評価では到達度評価を活用するというような使い分けが必要だと考える。

このように、評価の種類についてみてきたが、唯一の正しい評価法があるわけではなく、学生の個別性に応じて、どれをどのようにどのタイミングでどれくらい活用するかを評価者は判断しなければならない。

いずれにしても、評価を行うことが学生の教育効果を高めるように考慮する視点が必要とされる。

B. 実習指導者による評価

実習指導者は、実習中に最も多く学生とかかわり指導を行う。そのため、具体的なやりとりや観察を通して、その学生が何を学び身につけたのかを一番評価しやすい立場にある。

実習指導者

ここでは、実習指導者が学生の評価を行うにあたって基準となる観点や、その判断材料となる情報源等について説明したい。

［1］ 実習評価の観点

　評価にあたっては、厚生労働省の示すシラバスを念頭において、各教育機関で具体的な評価項目が作成される。それを基に、実習指導者に評価を依頼することとなる。つまり、各教育機関共通の評価観点が具体的に用意されているというわけではない。

　しかし、どのようなことを評価されるのかを学生が事前に理解しておくことは不可欠である。そこで、ここでは一例として、その観点を示したい。

①機関・施設の機能や役割（根拠法や制度を含む）に対する理解
②クライエント（環境を含む）およびそのニーズ等に対する理解
③援助に必要な技術・技能（実習記録等の記録法を含む）の習得
④専門職としての価値・倫理の遵守
⑤適切な実習態度（意欲・責任感・主体性・協調性など）
⑥自己理解の深化（自分自身の性格傾向や考え方などの理解）

　実習評価では、上記のような観点ごとに、「Ａ：優れている」「Ｂ：普通」「Ｃ：努力を要する」「Ｄ：かなり努力を要する」などの評価尺度のいずれかにチェックされ、観点ごとや全体の講評が行われるのが一般的であろう。近年は、学習成果の評価基準をより可視化する取り組みが行われている。その一つがルーブリック（評価基準表）の活用である。

ルーブリックの活用

　ルーブリックの特徴は、観点ごとの評価基準を具体的に記述する点にある。たとえば、上記①「機関・施設の機能や役割に対する理解」という観点では、評価基準を「Ａ：機能や役割に加えて、課題についても説明できる」「Ｂ：機能や役割を８割方説明できる」「Ｃ：機能や枠割を６割方説明できる」「Ｄ：機能や役割を説明できない」などと具体的に示すのである。

　ただし、実習の場合、たとえば⑤「適切な実習態度」で、どのような言動がどの程度示されたことをもってＡ、Ｂ等の評価基準とするか、具体的に記述するのはむずかしい。評価基準の検討は、達成すべき学習目標と具体的な行動を結びつけて再確認する有意義な作業といえる。

　評価基準の可視化は、実習指導者や教員のより客観的な評価を可能とするとともに、学生にとっては、実習に取り組む際の目標を具体的に意識できることにもなる。目標が段階的で具体的であればあるほど、学生はそれに取り組む意欲を高めることができるであろう。

［2］ 実習前の情報源

　実習指導者が得る実習前の情報源として、提出される学生の実習関係書類や事前の問い合わせがある。とくに、実習計画書は、その学生がどのくらいの知識や技術をもっているのかをある程度推察することができる。

また、学生が履歴を書く実習生個人票などでは、文字の特徴や写真の印象などからある程度性格を推察することもある。学生から実習機関に対して行われる事前の問い合わせでも同じことがいえる。

それらは、実習指導者にとって、学生を指導するうえで大事な情報源の一つとなる。つまり実習の評価は、実習が始まる前から始まっているのだ。

[3] 実習中の情報源

次に、実習中の情報源についてである。これは大きく三つ挙げられる。

一つ目は、実習指導者による直接のかかわりから得られる情報である。実習指導者は、学生が病棟や施設のフロアなどでどのように当事者の方たちとかかわっているのかを観察したり、面談の時間を取って話し合ったり、実習記録（実習ノート）を読むことで情報を得たりする。

実習記録

二つ目は、実習指導者以外の職員からもたらされる情報である。学生は、実習中、さまざまな職種の職員とかかわったり、見られたりすることとなる。とかく、学生は目立つ存在だ。

三つ目は、その実習施設の利用者からの情報である。学生が直接かかわる利用者は当然であるが、かかわりをもたなくても学生のことを気にかけ、情報を実習指導者にもたらす。利用者は実際に支援などのサービスを受ける側であるから、その評価はきわめて重視される。

このように、実習指導者は方々から得られる情報を基に学生を評価することとなる。学生は、常に見られていることを意識する必要がある。とはいっても、見られているからぼろを出さないように気をつけろということではない。緊張感をもって取り組む必要があるということである。

[4] 実習指導者の負担

ただし、実習指導者の負担については、学生も知っておくべきである。現場は忙しく、多くの精神保健福祉士は余裕がないなかで働いている。そのようなところに学生が来れば、新たな負担が増えるのである。

この負担感は、実働的なものだけではない。後輩を育てるために、という使命感や期待が重く、実習指導者の負担になる可能性もある。

学生は、そのような状況のなかで、実習指導者が実習生を受け入れ、指導や評価を行ってくれていることを理解するべきである。

C. 学生の自己評価

自己評価

基本的に学生は誰かの評価を受ける立場にある。精神保健福祉援助実習

では、実習指導者、当事者、教育機関の教員がその主な評価者である。

しかし、考える力や学ぶ力を育むには、学生自身が考え、気づいていくことが最も効果的だ。これは学生の精神保健福祉士としてのエンパワメントを高める過程だといってもよいだろう。

エンパワメント
empowerment

これを理解している実習指導者や教員は一方的に指導するのではなく、いかに学生自身がよく内省し気づいていけるかという点を重視し、自己評価の過程を支えることとなる。

たとえば、学生が迷いや悩みに直面したとき、実習指導者や教員は安易に答えやアドバイスを行わず、自分で評価し考えることを促すことがある。そのような実習指導者や教員の態度は、学生自身の成長を促すために敢えて行っていることを理解する必要がある。

それから、もっと可視的に自己評価を行う方法もある。たとえば、実習が終わった後に、実習指導者が使う評価表と同じものに、学生自身が自分を振り返って評価をつけ、実習指導者が実際につけた評価表と見比べてみるという方法である。

学生はその評価の差を目の当たりにすることで、より客観的に自分の実習を振り返ることとなる。もちろん、事前に実習指導者からの許可を得ることは必須である。

ただし、注意が必要なのは、見せっぱなしではいけないということである。学生によっては、異なる実習指導者の評価を見て、理解されていないなどと不満をもつ場合もある。そのような場合、自己防衛の殻をかぶり、自分を振り返ることが困難になってしまう。

そのため、この評価の比較を効果的なものとするためには、安心してさまざまな角度から互いの評価を検討できるようなスーパービジョン体制が必要となる。

スーパービジョン
supervision

D. 教育機関としての評価

精神保健福祉援助実習のなかで、教育機関が担う評価の位置付けは評価の総合化という役割である。

教育機関の教員は、精神保健福祉援助実習指導という科目のなかで学生が実習に向かうための準備を担当する。多くの教育機関では、それに留まらず、他科目の授業を通してもその学生とかかわっている。そのような実習前のかかわりを経た後、実習中には巡回指導などの形でかかわる。そして、実習後の振り返りでのかかわりがある。このような、実習前、実習中、実習後のかかわりを通して、教員なりの評価を下すことになるが、それが

そのまま実習の評価になるわけではない。

　というのも、いままで見てきたように、実習指導者と学生自身の評価も重要だからである。とくに、実習指導者は一番学生の実習を身近で詳細に見てきたという意味で最終的な評価をつける資格をもっているように感じるかもしれない。

　しかし、実習指導者の学生とのかかわりは実習期間に限られる。そのため、その限られたなかでの理解しか行えない。学生が実際に実習に臨むまでの変化や秘めた深い想いなどは、実習指導者と学生といういわば短期間の関係性、210時間という限られた時間のなかでは明らかにされないことが多い。

　また自己評価も充分な評価ではない。スーパーバイザーが気づきを促して得た評価であっても、それはあくまでも学生自身が考える評価である。それをそのまま最終的な評価とすることは難しい。

　精神保健福祉援助実習の評価を誰が最終的に下すか。それは、学則上も養成課程の規定上も教員とされている。しかし、教員が単独で行うことはできない。確かに教員は実習前、実習中、実習後の学生を継続的に見てきた。しかし、実習中の学生の変化は実習指導者にかなわないし、学生の内面の変化を丁寧に拾っていくには学生自身の評価が不可欠である。さまざまな評価が活かされなければならない。

　そもそも、人が人を理解することの難しさはここで繰り返すまでもないだろう。その困難を少しでも解消するための方法の一つは、多角的に評価することである。

　援助場面において、援助者それぞれの立場や役割から見えるクライエントは、やはりそれぞれである。また、立場や役割が同じでも人が変われば見え方は異なる。一側面だけではなく、さまざまな角度から評価することが、本当にそのクライエントを理解するためには必要である。

　精神保健福祉援助実習においても同じことがいえる。実習指導者、学生自身、教員のそれぞれの角度から見える評価を合わせて、より正しい評価を導き出すことが重要だ。

　そのために、教員に求められるのは、それらの評価を総合化する役割である。最終的な評価は教育機関が行うが、それは実習指導者と学生自身の評価を踏まえ反映したものでなければならない。それがより正しい評価につながり、学生自身が納得できる評価を導き出す。そして、納得できる評価は学生の足場を固め、成長への一助となる。

スーパーバイザー

2. 学習の発展

A. 今後の学習課題の明確化

　何をもって実習が成功したといえるのであろうか。何をもって実習が失敗したといえるのであろうか。

　精神保健福祉援助実習で学ぶべき技術や知識すべてを完全に修得したとき初めて実習が成功だったといえるのだろうか。もし、そうであれば成功した学生などは存在しない。210時間という限られた中ですべてを完全に習得することは、非常に困難と言わざるを得ないからだ。

　では、実習に行った学生はみんな実習に失敗したということであろうか。もちろん、そうではない。

　なぜなら、学生自身の今後の学習課題が明確になることも実習の成果を評価するポイントになるからだ。つまり、できたことだけを並べあげて評価するのではなく、また、できなかったことを減点するのでもない。何ができて何ができなかったのかが、明確になることが重要である。つまり、できなかったことを見て反省するだけではなく、課題が発見できたことを喜ぶべきだということだ。

　ただし、実習中に、できるように努力しなくてもよいということではない。できるように一生懸命取り組んだのにできなかったからこそ、その課題が価値のあるものとなるのだ。

　具体的に例を挙げてみたい。次に示すのは、実習終了後の学生と筆者の実習終了後の振り返り場面での会話である。学生は、言い出しづらそうにしながらも話してくれた。

Aさん　実習では表面的なことしか当事者の方から聞くことができなかったように思うんです。
筆者　本当はもっと深い話がしたかったのにできなかったということですか。
Aさん　うーむ。したいというのもありつつ、怖いというのもありますね。やっぱり。深くかかわっちゃうと、実習生なのにいいのかなっていうのもあったんです。やっぱり期間限定でいて、なんかごちゃ混ぜにしちゃった

ら、あとで悪いというのもありますし、自分で対応しきれなかったらどうしようっていうのもあるし。そういうこともあって、距離をとりつつ話すようにしてしまいました。

筆者　ふむ。だいぶ悩んだんですね。

Ａさん　そうですね。これでいいのかなぁって何度も。……結構こういうこと、小さいときからいままでもあったんです。深くかかわることに臆病になるっていうか。

筆者　なるほど。そうでしたか。けど、その課題を発見したというのは実習で得た成果ですね。

Ａさん　そうですね。そう思います。

　このように、Ａさんは取り組みながらも、実習中にはできなかったことを終了後に振り返り、今後の学習課題としてしっかりと認識することができた。この発見は評価に値する。

B. 専門職としてのアイデンティティ獲得

　実習の評価について最後に強調して述べておきたいことがある。それは、専門職としてのアイデンティティ獲得についてである。

　このことについて、やはり実習終了後の学生と筆者の振り返りの会話内容を挙げて説明したい。

アイデンティティ
identity
自我同一性。

Ｂさん　実習指導者からは指導というか話をしてもらいました。

筆者　どんな話ですか。

Ｂさん　利用者の方で、結構、話が止まらない人がいたんです。それで、その人に対して他のメンバーさんが「なんかもう、聞いていると疲れるからやめなよ」とか言ってしまうんですよね。そういうときになんか、あーどうしたらいいのかなあ、って思ってしまって。そういう話を実習指導者にしたら、「難しいよねえ」って一緒に（笑）。私も「ですよねー」って感じで、そういう話をしていました。

筆者　こうしたほうがいいっていうようなことは言わずに。

Ｂさん　そうですね。何か「こうしたらいいよ」とかよりも、まあ、なんて言ったらいいんだろう。まあ「それは、そういうときもあるよねえ」みたいな（笑）。

筆者　受け止めてもらえたような感じですかね。

Ｂさん　あっそうです。そうです。

筆者　その実習指導者に出会って、何か考えが変わったりとかしましたか。

Bさん　はい！　しました!!　精神保健福祉士って、何かもっと、いろいろ相談を聞いてアドバイスをしたり、っていうのが仕事なのかなって思っていたんですけど、本当になんか、頼れる存在っていうか、そこにいるだけでもやっぱり利用者の方が落ち着いて作業ができたり、そういうワーカーさんもいいなあ、と思いましたね。

筆者　そういうワーカーさんになりたいと思いますか。

Bさん　思いました。うん。うん。

　Bさんが体験したことは、実習指導者の精神保健福祉士としてのアイデンティティに触れたということではないかと思う。当事者の方たちに指導するのではなく、寄り添うというアイデンティティに、学生の立場で身をもって触れて共感したのではないだろうか。

　決して言葉で説明されて容易に理解できるものではない。学生が身をもって感じることで初めて理解できるのだろう。

　この「身をもって」という点については、もう一つ学生との振り返りを紹介したい。

筆者　その印象に残っていることとはどのようなことですか。

Cさん　実は、あるメンバーさんに、40歳くらいの男性の方だったんですけど。まあ別に相談というあれでもなく、ちょっとした話のなかで、「一度は結婚したいよね」っていう話をその方がしてきたんですよ。「でも障害をもっているし生保（生活保護受給者）だし。ちょっと厳しいかな」なんていう話をしていて。私から「でも障害を持っている方でも結婚されている人いますよね」っていう感じで話をしたんです。けどまあ、それをきっかけに、相手が障害者だとわかっていて、自分がプライベートでその人を恋愛対象に見られるかって思ったときに、いやーちょっとそれは厳しいかなって思ったんです。それで、これは偏見なのかどうかっていうのがすごくひっかかって。実習指導者にその話をしたときに、自分でもわかんなかったんですけど、すごい泣いちゃって。

　実習指導者の方も結構時間を割いてくれて、まあ、落ち着くまで待っていてくれて。とても安心したんです。

　なんか、実習はけっこう淡々とこなしてはいたんですけど。まあ、いろんな感情とかが出てきたんでしょうね。それで、ただそれを実習指導者の方がじっと聞いて、受け止めてくれていたんです。その経験で、なんか当事者の方たちもこんな感じで面接を受けるのかなぁって。当事者側で面接

を経験した感じがしました。

　それで、その実習指導者に出会って、目指すべき理想像がはっきりしたって感じなんです。

　アイデンティティを獲得するということは、決して教え指導されることで、本当の意味で理解できるものではない。体感し実感することが重要だと考える。とくに、上記のBさん・Cさんを見ると、クライエントの立場を疑似的に体験したことが、そのきっかけとなった。クライエントに対する精神保健福祉士の対応を、後ろや横、斜めから眺めるのではなく、正面に立ってしっかりと受け止めることだ。

　知識や技術を習得することはもちろん大切であるが、精神保健福祉士のアイデンティティに触れることで受けるその感動は、学生にとってかけがえがない。その指導者のようになりたいと目を輝かせた二人の晴れやかな顔が何よりの証拠である。

　精神保健福祉士の姿を、迫力をもって植えつけていただいた。学生にとっては、何物にも代えがたい実習成果である。これ以上の成果はないとさえ思う。教員は、そこをもらさず評価したい。

▌理解を深めるための参考文献

●精神保健福祉士養成校協会教育研究部研修委員会精神保健福祉士実習対策プロジェクト編『『精神保健福祉士教育養成課程における実習の指標に関する調査研究』報告書』日本精神保健福祉士協会，2004.
　現状把握を目的に、実習機関に対して精神保健福祉士養成校協会が実習に関するアンケートを行ったものである。
●日本社会福祉士養成校協会編『相談援助実習指導・現場実習教員テキスト』中央法規出版，2009.
　教員が指導を行うためのテキストではあるが、評価についてさまざまな角度から記述があるため、実習評価に関する理解を深めるのに参考になる。
●小田兼三・杉本敏夫・久田則夫編『エンパワメント実践の理論と技法』中央法規出版，1999.
　エンパワメントについて詳細に解説されているため、その理論について理解するのに役立つ。

実践現場を活性化させる精神保健福祉援助実習

　社会福祉の分野では、教育の場と実践現場との遊離が問題とされてきた。精神保健福祉の分野も例外ではなく、「学校で学んだことなど役に立たない」と言いきる精神保健福祉士もいる。それは、何割かの事実を言い当てている。これまでは、社会福祉教育の場と実践現場との交流があまりにも少なかった。養成教育にたずさわる教員は、ほとんど臨床現場の実践を経験していないか、現場を離れてしまっている。また、臨床現場から、独自の理論や方法が発信されることも少なかった。

　精神保健福祉の実習は、教育の場と臨床現場との協力で成り立っている。実習指導者にとって、実習生を引き受けることは大きな負担となる。しかし、実習生は単なるお荷物ではない。優れた実習生は、実習指導者や利用者に対して、「世間の風を入れる」役割を果たしている。実習指導者は、実習生に教えるために自らも学ばなくてはならない。さらに、実習指導者は、実習生から常に観察される立場になるため、自分の仕事の自己点検にもなる。教育の場では、実習生のもたらす疑問や問題意識、実習指導者からの指摘によって、実践現場の大変さや問題点を理解し、教育内容に反映させている。この知的刺激は、教育だけではなく研究にも反映していくといえる。このように、精神保健福祉援助実習は、それまで希薄だった社会福祉教育と臨床現場とをつなげる機能を持っている。

　教育機関にできることは限られている。精神保健福祉士が精神保健福祉領域のソーシャルワークを本格的に学ぶのは、実践現場に出てからである。精神保健福祉士の業務は、個人の内的な問題への対処から、地域の組織化、ソーシャルアクションまでの広大な範囲を含んでいる。そのため、精神保健福祉士に必要な知識や技術は無限に広がっている。そして、新たな精神保健福祉問題に対処するために、常に新しいアプローチを研究・開発し続けなければいけない宿命を背負っている。

　教育機関の教員は、現場の方々と協力して、卒後教育に力を入れるべきである。精神保健福祉援助実習によって成立しつつある社会福祉教育の場と精神保健福祉の臨床現場とのつながりは、今後、卒後教育や現任者教育の充実のために、大切に育てていかなければならない。

(帝京科学大学医療科学部　坂野憲司)

第11章 精神保健福祉士への道

1
体験学習としての精神保健福祉援助実習の意味を明確にする。

2
精神保健福祉援助実習におけるネガティブな体験との
向き合い方を学ぶ。

3
専門職アイデンティティと
職場アイデンティティの違いを明確にし、
援助者と組織との関係のあり方を適切に位置付ける。

4
精神保健福祉士の資格を
スタートラインとして捉える。

1. 精神保健福祉援助実習という体験

精神保健福祉士になるまでの道のりは決して短く楽なものではない。ましてや、安閑としているだけでそこに到達できるものでは決してない。むしろ険しく厳しい道のりである。教育機関における種々の理論と技術の修得、現場における体験学習としての配属実習、国家試験。資格取得までの道のりだけでも、多くのエネルギーを必要とする。さらに、精神保健福祉士という資格を得て、実際に援助活動に従事し、現実に援助者として認められるまでには、より一層の努力、経験などを要する。

体験学習

まず、精神保健福祉士の資格を得るまでのハードルのうち、精神保健福祉援助実習（以下、実習という）の意味に触れておこう。教育機関においては、精神保健福祉士養成カリキュラムにおける知識や技術を、科目ごとの単位取得という形で修得していく。それから、国家試験の合格。これらは精神保健福祉士の資格取得のために避けては通れない関門である。

精神保健福祉援助実習

もちろん、実習も単位の取得という意味では、カリキュラムのうちの一科目である。しかし、実習が、他の諸科目における学習や国家試験合格のための諸努力と決定的に違う点は、一人の力・努力だけではどうにもならないということである。しかも、体験学習という形態で、学生自らが実習の現場に身を寄せ、精神障害当事者を含むここにかかわるさまざまな人との関係を共に生きることでしか修得できない事象が、実習の中には集約されている。そして特に、通常であれば避けるべき事態と考えられていること、不安、緊張、自信のなさ、ためらい、ゆらぎ、苦労なども、体験学習としての実習では、むしろ逃げずに見据えること、そこに身をおくこと、そして見きわめることによって、その意味を見出すことが求められる。

精神障害当事者

これら言わばネガティブな事象も、人間の事象として避けて通ることのできないことと位置付け、真正面から体験することで、自分なりの答え・応えを見出していく、しかも自分なりの表現でその体験の経過を語れるようにする。この一連の実習生自身の行為が、将来の援助者にとって、さらにその人間的成長にとって欠かせないと考えられるからである。

実習を上述のこととして位置付け実現させるためには、実習生を支えるスタッフの存在を忘れることはできない。教育機関の担当教員は、実習生が不安、緊張、戸惑い、ためらい、ゆらぎ、苦労などのネガティブな事象を、予防的に体験しないよう算段をするのではなく、これらの事象にいか

にしたら真正面から取り組めるかを学生とともに考えていく必要がある。それは、担当教員自身にとってもしんどい体験であるし、教員自身がゆらぎ、ためらい、苦労する事象でもある。

また、現場実習の傍らで、あるいは実習生の背後で見守る現場の実習指導者の存在も忘れることはできない。彼らは、実習生が直に体験する上記のネガティブな諸事象に対し、その気になれば"傍観者"として眺めることも可能である。しかし、時にはハラハラしながら、また時には目を背けようとする実習生と格闘・対決しながらも、これらの事象そのものやそれを体験することの意味を実習生と共に分かち合おうと努める。なぜならば、指導者自身が精神障害当事者とのかかわり合いを通して味わってきたゆらぎ、ためらい、苦労の中から、楽をするだけでは得られない援助者にとっての大切なことを学んできたからである。そして、実習生と体験を分かち合うことが、自分自身にとっても、改めて援助の意味や生きることの意味を問い直すきっかけになることを熟知しているからでもある。

実習とは、このように、実習生と精神障害当事者、さらに担当教員、現場実習指導者などが中心になって繰り広げる、相互主体的・間身体的な学び合いである。また、援助体験を超えて、人間にとって本質的なことを直接体験できる稀有な機会である。

実習指導者

相互主体的・間身体的な学び合い
間身体性とは、たとえば何かに共感し、そこに共有し合えるのは、共通の基盤が生じているからである。その基盤を構成するものが間身体性である。

2. 専門職アイデンティティ

こうして、必ずしも順調にではなく、しかも楽をしてではなく、現場における実習を経た者は、精神保健福祉士の資格取得後も、自らの援助者としての生き方に一本の筋が通ってくる場合が多い。前章で触れている、専門職としてのアイデンティティに関連して、実習生が将来所属するかもしれない組織と自分との関係についても整理しておこう。

苦労して実習の体験を経た後、精神保健福祉士の資格を取得した者の多くは、その資格を活かして活躍したいと願い、さまざまな現場に所属する。念願の専門職として活躍できる舞台である医療機関や行政機関などで、その人は精神保健福祉士という専門職とどのように向き合い、自分にとってどのように位置付けていこうとするのだろうか。

図11-2-1を見てほしい。専門職としての精神保健福祉士と自分自身との関係を、類型化して表したものが、①②③である。

①は、専門職としての精神保健福祉士は、これまでの、あるいはこれからの自分自身の生を考えるときは、全てではなく、あくまでもかけがえのない一部分として位置付けられるものである。

②は、自分自身と精神保健福祉士という専門職は、ほとんど一心同体、相即不離（そうそくふり）の関係にあるものである。

③は、精神保健福祉士という専門職は自分にとってあこがれであったし、その大きな存在に少しでも貢献するべく一翼を担っていきたい、と位置付けているものである。

この図は類型化を示したものであるから、いつどんなときでもこの図にぴったりとあてはまる状態を誰もが保つというわけではない。自分にとって専門職とはどのように位置付けられるのかということの目安にすぎない。

専門職アイデンティティ

図11-2-1 専門職アイデンティティ

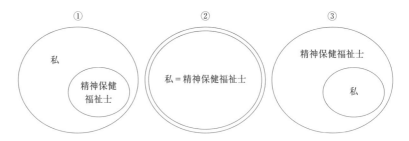

そう考えると、精神保健福祉士という専門職として、ある組織に所属する場合、最初に求められるあり方は②や③ということが多くなる。組織では、そこに所属する個人は、一定の地位と役割が与えられ、その地位や役割に期待される機能を果たすことが求められるからである。

個人の側では、職場の中で専門職として期待される役割に応えようと、意図的か否かは別に、②や③の位置付けを取る。そうして同僚や上司との関係に参入し、摩擦のないよう溶け込み適応しようとする。一般に、職場・組織の中に上手に適応し機能していく中で手ごたえを感じていくといった、職場アイデンティティの獲得が可能になるあり方であるといえよう。

職場アイデンティティ

これに対して、①のあり方は、精神保健福祉士イコール私自身という捉え方ではないだけに、周囲の組織を構成するメンバーから期待される役割に応えられない場合も生じる。精神障害当事者にとって必要なことと、組織が求めるものとが食い違う場合もあるからである。この場合、組織の要請とは意図的にでもある一定の距離を置き、当事者にとって必要なものは何かと問い直し、場合によっては組織とぶつかり合わなければならないことも生じる。そうしなければ、当事者のニーズに応じて援助者自身の持ち

味を発揮させた実践とは遠くなってしまう場合もあるからである。

　また、当事者そのものが求める援助者像も、組織に適応しきった職場アイデンティティを保持した援助者よりも、援助者の持ち味を発揮したその人らしい援助のあり方を求め、そこに信頼を寄せているからこそ、援助関係を効果的に活用することも可能になる。

　もちろん逆の場合もある。当事者にとって真に必要なことと、組織からの要請や組織が認めていることとが一致しているにもかかわらず、当事者はそれを欲しない場合もある。その場合は、当事者とは違った視点から、反論しなければならないこともあるし、当事者に嫌われるくらい、援助者にとってつらく嫌なことも伝えなければいけない場合もある。この場合でも、自分自身のかけがえのない一部として精神保健福祉士を位置付けられているからこそ、敢えて抵抗の強いこともその当事者に伝えられるのである。

　自分自身の持ち味を発揮することはこのように、必ずしも順調に推移することや、摩擦のないことばかりで満たされているとは限らない。真に適切な専門職アイデンティティとは、先に指摘した組織に適応した職場アイデンティティとは異なり、専門職としての部分を、自分自身のかけがえのない一部分として適切に位置付けられることである。

　こうして、既述した実習における、ゆらぎ、ためらい、苦労、せめぎ合いなどの、一般には否定的な、できたら避けて通りたい事象でも、敢えてそれらに向かい合い、逃げない姿勢を打ち出すことの意味が一層鮮明になってくる。実習生が時に体験するこれらの出来事は、必ず、それらを体験した身体に刻み付けられ、その人の援助者としての財産になる。この財産を、所属する組織でいかに発揮し、精神障害当事者のニーズに応じた援助活動が実現でき展開できるかということは、精神保健福祉士として活躍する者にとっての大きな課題である。また、これで終わりということもないだろう。この意味で、精神保健福祉士の資格とは、ゴールにしてこれでおしまいというようなものではなく、スタートラインとして位置付けられるものであるといえよう。

　実習先の施設・機関つまりは援助活動を旨とする組織に、当の実習生は、100パーセント所属するわけでもなく、かといってこの組織の論理を全く無視するわけにもいかず、配属された組織の一定のルールを守りながら、一時的にでもこの組織の一員としての行動が求められる。配属された施設・機関という組織における、実習生のあいまいな位置、いわば"境界人"としての位置取りは、それ自体が、ゆらぎ、ためらい、苦労などのネガティブな体験の一つの源泉になっている。また、それは、組織に100パ

境界人
marginal man
所属がはっきりせず、不安定な状況に置かれている人のことを指す。

ーセント適応してしまう職場アイデンティティの危うさを、言わば予備的に実習生として体験できる機会にもなる。これらの体験を直に真正面から体験することで、適切な専門職アイデンティティの意味に触れることが可能となる。さらに、持ち味を生かした味わいのある精神保健福祉士への道が開かれていくきっかけになり得るのではないだろうか。

倫理綱領

3. 精神保健福祉士の倫理綱領

先に、精神保健福祉士の資格そのものは、資格を取得したらそれでおしまいというゴールではなく、精神保健福祉士という資格を得たソーシャルワーカーとして絶えずその技量、知識、基本姿勢、倫理といったものを磨き続ける存在、つまり精神保健福祉士の資格は援助者としてのスタートラインに位置付けられる類いのものであることを指摘した。

精神保健福祉士協会倫理綱領

2004（平成16）年に採択された「社団法人日本精神保健福祉士協会倫理綱領」（本書の資料編を参照）においては、「精神保健福祉士は専門職としての価値・理論に基づく実践の向上に努め、継続的に研修や教育に参加しなければならない」[1]とある。これは、精神保健福祉士が継続して自らの知識、技術、基本姿勢などを磨き続けることは、専門職としての倫理的責務であると指摘したものである。

さらに注目しておきたいのは、「精神保健福祉士は、専門職として利用できる最新の情報と知識に基づき学生等の教育や実習指導を積極的に行う」[2]と続いている点である。ここには、最新の情報と知識とともに、自らの精神保健福祉士としての援助実践・体験、自らが経てきた実習生としての体験も踏まえながら、実習生の指導・教育に、"積極的に"かかわることが明記されている。

精神保健福祉士への道とは、自分自身の資格取得をスタートラインとして位置付け、自らを磨き続ける道であるとともに、精神保健福祉士当人だけではなく、後進の者へと自ら築き上げてきた礎石を確実に継承しながら、必要あればそれをもさらに乗り越えてもらうことで展開させていくものであると言えよう。あなたはその第一歩を歩み出したのである。

注)

(1) 「社団法人精神保健福祉士協会倫理綱領」2004(平成16)年11月28日採択のうちの,「2 専門職としての責務 (1) 専門性の向上 a」.

(2) 前掲注 (1).「2 専門職としての責務 (1) 専門性の向上 b スーパービジョンと教育指導に関する責務 2)」.

参考文献 ● 足立叡『臨床社会福祉学の基礎研究(第2版)』学文社,2003.
● 福山清蔵・尾崎新編『生のリアリティと福祉教育』誠信書房,2009.
● 斉藤道雄『治りませんように—べてるの家のいま』みすず書房,2010.
● 西川勝『ためらいの看護—臨床日誌から』岩波書店,2007.

■ 理解を深めるための参考文献

● **尾崎新編『「ゆらぐ」ことのできる力—ゆらぎと社会福祉実践』誠信書房,1999.**
さまざまな現場における「ゆらぐ」ことの意味を明確にした、リアリティ溢れる著書である。「ゆらぎ」に向き合うことで得られる、援助者としての"財産"に改めて目を向けてみることができる。

● **浦河べてるの家編『べてるの家の「非」援助論—そのままでいいと思えるための25章』医学書院,2002.**
人間にとっての「苦労」の意味を、精神障害当事者の経験から再吟味している稀有な著書である。現在では有名になった、「浦河べてるの家」の実践的試みの中から生まれてきた一種の思想を、人間の原点として改めて実感することができる。

● **西村ユミ『交流する身体—〈ケア〉を捉えなおす』日本放送協会出版,2007.**
看護の世界で生起する見落とされがちな事象にも、援助の糸口として大切なことがあることを指摘してくれる。現象学的看護論としての正確な記述は、われわれがいかにこの"からだ"として、他者との関係を間身体的に生きているかを再発見させてくれる。

資料編

1. 精神保健福祉士法
（平成9年12月19日法律第131号）

施行日：平成28年4月1日
最終更新：平成29年5月31日公布
（平成29年法律第41号）改正

第1章　総則

（目的）

第1条　この法律は、精神保健福祉士の資格を定めて、その業務の適正を図り、もって精神保健の向上及び精神障害者の福祉の増進に寄与することを目的とする。

（定義）

第2条　この法律において「精神保健福祉士」とは、第28条の登録を受け、精神保健福祉士の名称を用いて、精神障害者の保健及び福祉に関する専門的知識及び技術をもって、精神科病院その他の医療施設において精神障害の医療を受け、又は精神障害者の社会復帰の促進を図ることを目的とする施設を利用している者の地域相談支援（障害者自立支援法（平成17年法律第123号）第5条第17項に規定する地域相談支援をいう。第41条第1項において同じ。）の利用に関する相談その他の社会復帰に関する相談に応じ、助言、指導、日常生活への適応のために必要な訓練その他の援助を行うこと（以下「相談援助」という。）を業とする者をいう。

（欠格事由）

第3条　次の各号のいずれかに該当する者は、精神保健福祉士となることができない。

一　成年被後見人又は被保佐人

二　禁錮以上の刑に処せられ、その執行を終わり、又は執行を受けることがなくなった日から起算して2年を経過しない者

三　この法律の規定その他精神障害者の保健又は福祉に関する法律の規定であって政令で定めるものにより、罰金の刑に処せられ、その執行を終わり、又は執行を受けることがなくなった日から起算して2年を経過しない者

四　第32条第1項第2号又は第2項の規定により登録を取り消され、その取消しの日から起算して2年

を経過しない者

第2章　試験

（資格）

第4条　精神保健福祉士試験（以下「試験」という。）に合格した者は、精神保健福祉士となる資格を有する。

（試験）

第5条　試験は、精神保健福祉士として必要な知識及び技能について行う。

（試験の実施）

第6条　試験は、毎年1回以上、厚生労働大臣が行う。

（受験資格）

第7条　試験は、次の各号のいずれかに該当する者でなければ、受けることができない。

一　学校教育法（昭和22年法律第26号）に基づく大学（短期大学を除く。以下この条において同じ。）において文部科学省令・厚生労働省令で定める精神障害者の保健及び福祉に関する科目（以下この条において「指定科目」という。）を修めて卒業した者その他その者に準ずるものとして厚生労働省令で定める者

二　学校教育法に基づく大学において文部科学省令・厚生労働省令で定める精神障害者の保健及び福祉に関する基礎科目（以下この条において「基礎科目」という。）を修めて卒業した者その他その者に準ずるものとして厚生労働省令で定める者であって、文部科学大臣及び厚生労働大臣の指定した学校又は都道府県知事の指定した養成施設（以下「精神保健福祉士短期養成施設等」という。）において6月以上精神保健福祉士として必要な知識及び技能を修得したもの

三　学校教育法に基づく大学を卒業した者その他その

者に準ずるものとして厚生労働省令で定める者であって、文部科学大臣及び厚生労働大臣の指定した学校又は都道府県知事の指定した養成施設（以下「精神保健福祉士一般養成施設等」という。）において1年以上精神保健福祉士として必要な知識及び技能を修得したもの

四　学校教育法に基づく短期大学（修業年限が3年であるものに限る。）において指定科目を修めて卒業した者（夜間において授業を行う学科又は通信による教育を行う学科を卒業した者を除く。）その他その者に準ずるものとして厚生労働省令で定める者であって、厚生労働省令で定める施設（以下この条において「指定施設」という。）において1年以上相談援助の業務に従事したもの

五　学校教育法に基づく短期大学（修業年限が3年であるものに限る。）において基礎科目を修めて卒業した者（夜間において授業を行う学科又は通信による教育を行う学科を卒業した者を除く。）その他その者に準ずるものとして厚生労働省令で定める者であって、指定施設において1年以上相談援助の業務に従事した後、精神保健福祉士短期養成施設等において6月以上精神保健福祉士として必要な知識及び技能を修得したもの

六　学校教育法に基づく短期大学（修業年限が3年であるものに限る。）を卒業した者（夜間において授業を行う学科又は通信による教育を行う学科を卒業した者を除く。）その他その者に準ずるものとして厚生労働省令で定める者であって、指定施設において1年以上相談援助の業務に従事した後、精神保健福祉士一般養成施設等において1年以上精神保健福祉士として必要な知識及び技能を修得したもの

七　学校教育法に基づく短期大学において指定科目を修めて卒業した者その他その者に準ずるものとして厚生労働省令で定める者であって、指定施設において2年以上相談援助の業務に従事したもの

八　学校教育法に基づく短期大学において基礎科目を修めて卒業した者その他その者に準ずるものとして厚生労働省令で定める者であって、指定施設において2年以上相談援助の業務に従事した後、精神保健福祉士短期養成施設等において6月以上精神保健福祉士として必要な知識及び技能を修得したもの

九　学校教育法に基づく短期大学又は高等専門学校を卒業した者その他その者に準ずるものとして厚生労働省令で定める者であって、指定施設において2年以上相談援助の業務に従事した後、精神保健福祉士一般養成施設等において1年以上精神保健福祉士として必要な知識及び技能を修得したもの

十　指定施設において4年以上相談援助の業務に従事した後、精神保健福祉士一般養成施設等において1年以上精神保健福祉士として必要な知識及び技能を修得した者

十一　社会福祉士であって、精神保健福祉士短期養成施設等において6月以上精神保健福祉士として必要な知識及び技能を修得したもの

（試験の無効等）

第8条　厚生労働大臣は、試験に関して不正の行為があった場合には、その不正行為に関係のある者に対しては、その受験を停止させ、又はその試験を無効とすることができる。

2　厚生労働大臣は、前項の規定による処分を受けた者に対し、期間を定めて試験を受けることができないものとすることができる。

（受験手数料）

第9条　試験を受けようとする者は、実費を勘案して政令で定める額の受験手数料を国に納付しなければならない。

2　前項の受験手数料は、これを納付した者が試験を受けない場合においても、返還しない。

（指定試験機関の指定）

第10条　厚生労働大臣は、厚生労働省令で定めるところにより、その指定する者（以下「指定試験機関」という。）に、試験の実施に関する事務（以下「試験事務」という。）を行わせることができる。

2　指定試験機関の指定は、厚生労働省令で定めるところにより、試験事務を行おうとする者の申請により行う。

3　厚生労働大臣は、他に指定を受けた者がなく、かつ、前項の申請が次の要件を満たしていると認めるときでなければ、指定試験機関の指定をしてはならない。

一　職員、設備、試験事務の実施の方法その他の事項についての試験事務の実施に関する計画が、試験事務の適正かつ確実な実施のために適切なものであること。

二　前号の試験事務の実施に関する計画の適正かつ確実な実施に必要な経理的及び技術的な基礎を有するものであること。

4　厚生労働大臣は、第2項の申請が次のいずれかに該当するときは、指定試験機関の指定をしてはならない。

一　申請者が、一般社団法人又は一般財団法人以外の者であること。

二　申請者がその行う試験事務以外の業務により試験事務を公正に実施することができないおそれがある

こと。

三 申請者が、第22条の規定により指定を取り消され、その取消しの日から起算して2年を経過しない者であること。

四 申請者の役員のうちに、次のいずれかに該当する者があること。

イ この法律に違反して、刑に処せられ、その執行を終わり、又は執行を受けることがなくなった日から起算して2年を経過しない者

ロ 次条第2項の規定による命令により解任され、その解任の日から起算して2年を経過しない者

（指定試験機関の役員の選任及び解任）

第11条 指定試験機関の役員の選任及び解任は、厚生労働大臣の認可を受けなければ、その効力を生じない。

2 厚生労働大臣は、指定試験機関の役員が、この法律（この法律に基づく命令又は処分を含む。）若しくは第13条第1項に規定する試験事務規程に違反する行為をしたとき、又は試験事務に関し著しく不適当な行為をしたときは、指定試験機関に対し、当該役員の解任を命ずることができる。

（事業計画の認可等）

第12条 指定試験機関は、毎事業年度、事業計画及び収支予算を作成し、当該事業年度の開始前に（指定を受けた日の属する事業年度にあっては、その指定を受けた後遅滞なく）、厚生労働大臣の認可を受けなければならない。これを変更しようとするときも、同様とする。

2 指定試験機関は、毎事業年度の経過後3月以内に、その事業年度の事業報告書及び収支決算書を作成し、厚生労働大臣に提出しなければならない。

（試験事務規程）

第13条 指定試験機関は、試験事務の開始前に、試験事務の実施に関する規程（以下この章において「試験事務規程」という。）を定め、厚生労働大臣の認可を受けなければならない。これを変更しようとするときも、同様とする。

2 試験事務規程で定めるべき事項は、厚生労働省令で定める。

3 厚生労働大臣は、第1項の認可をした試験事務規程が試験事務の適正かつ確実な実施上不適当となったと認めるときは、指定試験機関に対し、これを変更すべきことを命ずることができる。

（精神保健福祉士試験委員）

第14条 指定試験機関は、試験事務を行う場合において、精神保健福祉士として必要な知識及び技能を有するかどうかの判定に関する事務については、精神保健福祉士試験委員（以下この章において「試験委員」という。）に行わせなければならない。

2 指定試験機関は、試験委員を選任しようとするときは、厚生労働省令で定める要件を備える者のうちから選任しなければならない。

3 指定試験機関は、試験委員を選任したときは、厚生労働省令で定めるところにより、厚生労働大臣にその旨を届け出なければならない。試験委員に変更があったときも、同様とする。

4 第11条第2項の規定は、試験委員の解任について準用する。

（規定の適用等）

第15条 指定試験機関が試験事務を行う場合における第8条第1項及び第9条第1項の規定の適用については、第8条第1項中「厚生労働大臣」とあり、及び第9条第1項中「国」とあるのは、「指定試験機関」とする。

2 前項の規定により読み替えて適用する第9条第1項の規定により指定試験機関に納められた受験手数料は、指定試験機関の収入とする。

（秘密保持義務等）

第16条 指定試験機関の役員若しくは職員（試験委員を含む。次項において同じ。）又はこれらの職にあった者は、試験事務に関して知り得た秘密を漏らしてはならない。

2 試験事務に従事する指定試験機関の役員又は職員は、刑法（明治40年法律第45号）その他の罰則の適用については、法令により公務に従事する職員とみなす。

（帳簿の備付け等）

第17条 指定試験機関は、厚生労働省令で定めるところにより、試験事務に関する事項で厚生労働省令で定めるものを記載した帳簿を備え、これを保存しなければならない。

（監督命令）

第18条 厚生労働大臣は、この法律を施行するため必要があると認めるときは、指定試験機関に対し、試験事務に関し監督上必要な命令をすることができる。

（報告）

第19条 厚生労働大臣は、この法律を施行するため必要があると認めるときは、その必要な限度で、厚生労働省令で定めるところにより、指定試験機関に対し、報告をさせることができる。

（立入検査）

第20条 厚生労働大臣は、この法律を施行するため必要があると認めるときは、その必要な限度で、その職員に、指定試験機関の事務所に立ち入り、指定試験

機関の帳簿、書類その他必要な物件を検査させ、又は関係者に質問させることができる。

2　前項の規定により立入検査を行う職員は、その身分を示す証明書を携帯し、かつ、関係者の請求があるときは、これを提示しなければならない。

3　第1項に規定する権限は、犯罪捜査のために認められたものと解釈してはならない。

（試験事務の休廃止）

第21条　指定試験機関は、厚生労働大臣の許可を受けなければ、試験事務の全部又は一部を休止し、又は廃止してはならない。

（指定の取消し等）

第22条　厚生労働大臣は、指定試験機関が第10条第4項各号（第3号を除く。）のいずれかに該当するに至ったときは、その指定を取り消さなければならない。

2　厚生労働大臣は、指定試験機関が次の各号のいずれかに該当するに至ったときは、その指定を取り消し、又は期間を定めて試験事務の全部若しくは一部の停止を命ずることができる。

一　第10条第3項各号の要件を満たさなくなったと認められるとき。

二　第11条第2項（第14条第4項において準用する場合を含む。）、第13条第3項又は第18条の規定による命令に違反したとき。

三　第12条、第14条第1項から第3項まで又は前条の規定に違反したとき。

四　第13条第1項の認可を受けた試験事務規程によらないで試験事務を行ったとき。

五　次条第1項の条件に違反したとき。

（指定等の条件）

第23条　第10条第1項、第11条第1項、第12条第1項、第13条第1項又は第21条の規定による指定、認可又は許可には、条件を付し、及びこれを変更することができる。

2　前項の条件は、当該指定、認可又は許可に係る事項の確実な実施を図るため必要な最小限度のものに限り、かつ、当該指定、認可又は許可を受ける者に不当な義務を課することとなるものであってはならない。

（指定試験機関がした処分等に係る審査請求）

第24条　指定試験機関が行う試験事務に係る処分又はその不作為について不服がある者は、厚生労働大臣に対し、審査請求をすることができる。この場合において、厚生労働大臣は、行政不服審査法（平成26年法第68号）第25条第2項及び第3項、第46条第1項及び第2項、第47条並びに第49条第3項の規定の適用については、指定試験機関の上級行政庁とみな

す。

（厚生労働大臣による試験事務の実施等）

第25条　厚生労働大臣は、指定試験機関の指定をしたときは、試験事務を行わないものとする。

2　厚生労働大臣は、指定試験機関が第21条の規定による許可を受けて試験事務の全部若しくは一部を休止したとき、第22条第2項の規定により指定試験機関に対し試験事務の全部若しくは一部の停止を命じたとき、又は指定試験機関が天災その他の事由により試験事務の全部若しくは一部を実施することが困難となった場合において必要があると認めるときは、試験事務の全部又は一部を自ら行うものとする。

（公示）

第26条　厚生労働大臣は、次の場合には、その旨を官報に公示しなければならない。

一　第10条第1項の規定による指定をしたとき。

二　第21条の規定による許可をしたとき。

三　第22条の規定により指定を取り消し、又は試験事務の全部若しくは一部の停止を命じたとき。

四　前条第2項の規定により試験事務の全部若しくは一部を自ら行うこととするとき、又は自ら行っていた試験事務の全部若しくは一部を行わないこととするとき。

（試験の細目等）

第27条　この章に規定するもののほか、試験、精神保健福祉士短期養成施設等、精神保健福祉士一般養成施設等、指定試験機関その他この章の規定の施行に関し必要な事項は、厚生労働省令で定める。

第3章　登録

（登録）

第28条　精神保健福祉士となる資格を有する者が精神保健福祉士となるには、精神保健福祉士登録簿に、氏名、生年月日その他厚生労働省令で定める事項の登録を受けなければならない。

（精神保健福祉士登録簿）

第29条　精神保健福祉士登録簿は、厚生労働省に備える。

（精神保健福祉士登録証）

第30条　厚生労働大臣は、精神保健福祉士の登録をしたときは、申請者に第28条に規定する事項を記載した精神保健福祉士登録証（以下この章において「登録証」という。）を交付する。

（登録事項の変更の届出等）

第31条　精神保健福祉士は、登録を受けた事項に変更があったときは、遅滞なく、その旨を厚生労働大臣に届け出なければならない。

2　精神保健福祉士は、前項の規定による届出をする
ときは、当該届出に登録証を添えて提出し、その訂正
を受けなければならない。
　（登録の取消し等）
第32条　厚生労働大臣は、精神保健福祉士が次の各
号のいずれかに該当する場合には、その登録を取り消
さなければならない。
一　第3条各号（第4号を除く。）のいずれかに該当
　するに至った場合
二　虚偽又は不正の事実に基づいて登録を受けた場合
2　厚生労働大臣は、精神保健福祉士が第39条、第
40条又は第41条第2項の規定に違反したときは、そ
の登録を取り消し、又は期間を定めて精神保健福祉士
の名称の使用の停止を命ずることができる。
　（登録の消除）
第33条　厚生労働大臣は、精神保健福祉士の登録が
その効力を失ったときは、その登録を消除しなければ
ならない。
　（変更登録等の手数料）
第34条　登録証の記載事項の変更を受けようとする
者及び登録証の再交付を受けようとする者は、実費を
勘案して政令で定める額の手数料を国に納付しなけれ
ばならない。
　（指定登録機関の指定等）
第35条　厚生労働大臣は、厚生労働省令で定めると
ころにより、その指定する者（以下「指定登録機関」
という。）に、精神保健福祉士の登録の実施に関する
事務（以下「登録事務」という。）を行わせることが
できる。
2　指定登録機関の指定は、厚生労働省令で定めると
ころにより、登録事務を行おうとする者の申請により
行う。
第36条　指定登録機関が登録事務を行う場合におけ
る第29条、第30条、第31条第1項、第33条及び第
34条の規定の適用については、これらの規定中「厚
生労働省」とあり、「厚生労働大臣」とあり、及び
「国」とあるのは、「指定登録機関」とする。
2　指定登録機関が登録を行う場合において、精神保
健福祉士の登録を受けようとする者は、実費を勘案し
て政令で定める額の手数料を指定登録機関に納付しな
ければならない。
3　第1項の規定により読み替えて適用する第34条及
び前項の規定により指定登録機関に納められた手数料
は、指定登録機関の収入とする。
　（準用）
第37条　第10条第3項及び第4項、第11条から第
13条まで並びに第16条から第26条までの規定は、

指定登録機関について準用する。この場合において、
これらの規定中「試験事務」とあるのは「登録事務」
と、「試験事務規程」とあるのは「登録事務規程」
と、第10条第3項中「前項の申請」とあり、及び同
条第4項中「第2項の申請」とあるのは「第35条第
2項の申請」と、第16条第1項中「職員（試験委員
を含む。次項において同じ。）」とあるのは「職員」
と、第22条第2項第2号中「第11条第2項（第14
条第4項において準用する場合を含む。）」とあるのは
「第11条第2項」と、同項第3号中「、第14条第1
項から第3項まで又は前条」とあるのは「又は前条」
と、第23条第1項及び第26条第1号中「第10条第
1項」とあるのは「第35条第1項」と読み替えるも
のとする。
　（厚生労働省令への委任）
第38条　この章に規定するもののほか、精神保健福
祉士の登録、指定登録機関その他この章の規定の施行
に関し必要な事項は、厚生労働省令で定める。

第4章　義務等

　（誠実義務）
第38条の2　精神保健福祉士は、その担当する者が
個人の尊厳を保持し、自立した生活を営むことができ
るよう、常にその者の立場に立って、誠実にその業務
を行わなければならない。
　（信用失墜行為の禁止）
第39条　精神保健福祉士は、精神保健福祉士の信用
を傷つけるような行為をしてはならない。
　（秘密保持義務）
第40条　精神保健福祉士は、正当な理由がなく、そ
の業務に関して知り得た人の秘密を漏らしてはならな
い。精神保健福祉士でなくなった後においても、同様
とする。
　（連携等）
第41条　精神保健福祉士は、その業務を行うに当た
っては、その担当する者に対し、保健医療サービス、
障害者の日常生活及び社会生活を総合的に支援するた
めの法律第5条第1項に規定する障害福祉サービス、
地域相談支援に関するサービスその他のサービスが密
接な連携の下で総合的かつ適切に提供されるよう、こ
れらのサービスを提供する者その他の関係者等との連
携を保たなければならない。
2　精神保健福祉士は、その業務を行うに当たって精
神障害者に主治の医師があるときは、その指導を受け
なければならない。
　（資質向上の責務）
第41条の2　精神保健福祉士は、精神保健及び精神

障害者の福祉を取り巻く環境の変化による業務の内容の変化に適応するため、相談援助に関する知識及び技能の向上に努めなければならない。

（名称の使用制限）

第42条 精神保健福祉士でない者は、精神保健福祉士という名称を使用してはならない。

（権限の委任）

第42条の2 この法律に規定する厚生労働大臣の権限は、厚生労働省令で定めるところにより、地方厚生局長に委任することができる。

2 前項の規定により地方厚生局長に委任された権限は、厚生労働省令で定めるところにより、地方厚生支局長に委任することができる。

（経過措置）

第43条 この法律の規定に基づき命令を制定し、又は改廃する場合においては、その命令で、その制定又は改廃に伴い合理的に必要と判断される範囲内において、所要の経過措置（罰則に関する経過措置を含む。）を定めることができる。

第5章 罰則

第44条 第40条の規定に違反した者は、1年以下の懲役又は30万円以下の罰金に処する。

2 前項の罪は、告訴がなければ公訴を提起することができない。

第45条 第16条第1項（第37条において準用する場合を含む。）の規定に違反した者は、1年以下の懲役又は30万円以下の罰金に処する。

第46条 第22条第2項（第37条において準用する場合を含む。）の規定による試験事務又は登録事務の停止の命令に違反したときは、その違反行為をした指定試験機関又は指定登録機関の役員又は職員は、1年

以下の懲役又は30万円以下の罰金に処する。

第47条 次の各号のいずれかに該当する者は、30万円以下の罰金に処する。

一 第32条第2項の規定により精神保健福祉士の名称の使用の停止を命ぜられた者で、当該停止を命ぜられた期間中に、精神保健福祉士の名称を使用したもの

二 第42条の規定に違反した者

第48条 次の各号のいずれかに該当するときは、その違反行為をした指定試験機関又は指定登録機関の役員又は職員は、20万円以下の罰金に処する。

一 第17条（第37条において準用する場合を含む。）の規定に違反して帳簿を備えず、帳簿に記載せず、若しくは帳簿に虚偽の記載をし、又は帳簿を保存しなかったとき。

二 第19条（第37条において準用する場合を含む。）の規定による報告をせず、又は虚偽の報告をしたとき。

三 第20条第1項（第37条において準用する場合を含む。）の規定による立入り若しくは検査を拒み、妨げ、若しくは忌避し、又は質問に対して陳述をせず、若しくは虚偽の陳述をしたとき。

四 第21条（第37条において準用する場合を含む。）の許可を受けないで試験事務又は登録事務の全部を廃止したとき。

附 則

―以下略―

出典）e-Gov 法令データ提供システム ウェブサイト
　　http://elaws.e-gov.go.jp/

2. 公益社団法人日本精神保健福祉士協会倫理綱領

日本精神医学ソーシャルワーカー協会（1988 年 6 月 16 日制定
／1991 年 7 月 5 日改訂／1995 年 7 月 8 日改訂）
日本精神保健福祉士協会（2003 年 5 月 30 日改訂）
社団法人日本精神保健福祉士協会（2004 年 11 月 28 日採択）
公益社団法人日本精神保健福祉士協会（2013 年 4 月 21 日採択）

前 文

われわれ精神保健福祉士は、個人としての尊厳を尊び、人と環境の関係を捉える視点を持ち、共生社会の実現をめざし、社会福祉学を基盤とする精神保健福祉士の価値・理論・実践をもって精神保健福祉の向上に努めるとともに、クライエントの社会的復権・権利擁護と福祉のための専門的・社会的活動を行う専門職としての資質の向上に努め、誠実に倫理綱領に基づく責務を担う。

目 的

この倫理綱領は、精神保健福祉士の倫理の原則および基準を示すことにより、以下の点を実現することを目的とする。
1. 精神保健福祉士の専門職としての価値を示す
2. 専門職としての価値に基づき実践する
3. クライエントおよび社会から信頼を得る
4. 精神保健福祉士としての価値、倫理原則、倫理基準を遵守する
5. 他の専門職や全てのソーシャルワーカーと連携する
6. すべての人が個人として尊重され、共に生きる社会の実現をめざす

倫理原則

1. クライエントに対する責務
(1) クライエントへの関わり
　精神保健福祉士は、クライエントの基本的人権を尊重し、個人としての尊厳、法の下の平等、健康で文化的な生活を営む権利を擁護する。
(2) 自己決定の尊重
　精神保健福祉士は、クライエントの自己決定を尊重し、その自己実現に向けて援助する。
(3) プライバシーと秘密保持
　精神保健福祉士は、クライエントのプライバシーを尊重し、その秘密を保持する。
(4) クライエントの批判に対する責務

　精神保健福祉士は、クライエントの批判・評価を謙虚に受けとめ、改善する。
(5) 一般的責務
　精神保健福祉士は、不当な金品の授受に関与してはならない。また、クライエントの人格を傷つける行為をしてはならない。
2. 専門職としての責務
(1) 専門性の向上
　精神保健福祉士は、専門職としての価値に基づき、理論と実践の向上に努める。
(2) 専門職自律の責務
　精神保健福祉士は同僚の業務を尊重するとともに、相互批判を通じて専門職としての自律性を高める。
(3) 地位利用の禁止
　精神保健福祉士は、職務の遂行にあたり、クライエントの利益を最優先し、自己の利益のためにその地位を利用してはならない。
(4) 批判に関する責務
　精神保健福祉士は、自己の業務に対する批判・評価を謙虚に受けとめ、専門性の向上に努める。
(5) 連携の責務
　精神保健福祉士は、他職種・他機関の専門性と価値を尊重し、連携・協働する。
3. 機関に対する責務
　精神保健福祉士は、所属機関がクライエントの社会的復権を目指した理念・目的に添って業務が遂行できるように努める。
4. 社会に対する責務
　精神保健福祉士は、人々の多様な価値を尊重し、福祉と平和のために、社会的・政治的・文化的活動を通し社会に貢献する。

倫理基準

1. クライエントに対する責務
(1) クライエントへの関わり
　精神保健福祉士は、クライエントをかけがえの

ない一人の人として尊重し、専門的援助関係を結び、クライエントとともに問題の解決を図る。

(2) 自己決定の尊重

a クライエントの知る権利を尊重し、クライエントが必要とする支援、信頼のおける情報を適切な方法で説明し、クライエントが決定できるよう援助する。

b 業務遂行に関して、サービスを利用する権利および利益、不利益について説明し、疑問に十分応えた後、援助を行う。援助の開始にあたっては、所属する機関や精神保健福祉士の業務について契約関係を明確にする。

c クライエントが決定することが困難な場合、クライエントの利益を守るため最大限の努力をする。

(3) プライバシーと秘密保持

精神保健福祉士は、クライエントのプライバシーの権利を擁護し、業務上知り得た個人情報について秘密を保持する。なお、業務を辞めたあとでも、秘密を保持する義務は継続する。

a 第三者から情報の開示の要求がある場合、クライエントの同意を得た上で開示する。クライエントに不利益を及ぼす可能性がある時には、クライエントの秘密保持を優先する。

b 秘密を保持することにより、クライエントまたは第三者の生命、財産に緊急の被害が予測される場合は、クライエントとの協議を含め慎重に対処する。

c 複数の機関による支援やケースカンファレンス等を行う場合には、本人の了承を得て行い、個人情報の提供は必要最小限にとどめる。また、その秘密保持に関しては、細心の注意を払う。クライエントに関係する人々の個人情報に関しても同様の配慮を行う。

d クライエントを他機関に紹介する時には、個人情報や記録の提供についてクライエントとの協議を経て決める。

e 研究等の目的で事例検討を行うときには、本人の了承を得るとともに、個人を特定できないように留意する。

f クライエントから要求がある時は、クライエントの個人情報を開示する。ただし、記録の中にある第三者の秘密を保護しなければならない。

g 電子機器等によりクライエントの情報を伝達する場合、その情報の秘密性を保証できるよう最善の方策を用い、慎重に行う。

(4) クライエントの批判に対する責務

精神保健福祉士は、自己の業務におけるクライエントからの批判・評価を受けとめ、改善に努める。

(5) 一般的責務

a 精神保健福祉士は、職業的立場を認識し、いかなる事情の下でも精神的・身体的・性的いやがらせ等人格を傷つける行為をしてはならない。

b 精神保健福祉士は、機関が定めた契約による報酬や公的基準で定められた以外の金品の要求・授受をしてはならない。

2. 専門職としての責務

(1) 専門性の向上

a 精神保健福祉士は専門職としての価値・理論に基づく実践の向上に努め、継続的に研修や教育に参加しなければならない。

b スーパービジョンと教育指導に関する責務

1) 精神保健福祉士はスーパービジョンを行う場合、自己の限界を認識し、専門職として利用できる最新の情報と知識に基づいた指導を行う。

2) 精神保健福祉士は、専門職として利用できる最新の情報と知識に基づき学生等の教育や実習指導を積極的に行う。

3) 精神保健福祉士は、スーパービジョンや学生等の教育・実習指導を行う場合、公正で適切な指導を行い、スーパーバイジーや学生等に対して差別・酷使・精神的・身体的・性的いやがらせ等人格を傷つける行為をしてはならない。

(2) 専門職自律の責務

a 精神保健福祉士は、適切な調査研究、論議、責任ある相互批判、専門職組織活動への参加を通じて、専門職としての自律性を高める。

b 精神保健福祉士は、個人的問題のためにクライエントの援助や業務の遂行に支障をきたす場合には、同僚等に速やかに相談する。また、業務の遂行に支障をきたさないよう、自らの心身の健康に留意する。

(3) 地位利用の禁止

精神保健福祉士は業務の遂行にあたりクライエントの利益を最優先し、自己の個人的・宗教的・政治的利益のために自己の地位を利用してはならない。また、専門職の立場を利用し、不正、搾取、ごまかしに参画してはならない。

(4) 批判に関する責務

a 精神保健福祉士は、同僚の業務を尊重する。

b 精神保健福祉士は、自己の業務に関する批判・評価を謙虚に受けとめ、改善に努める。

c 精神保健福祉士は、他の精神保健福祉士の非倫

理的行動を防止し、改善するよう適切な方法を
とる。

(5) 連携の責務

a　精神保健福祉士は、クライエントや地域社会の
持つ力を尊重し、協働する。

b　精神保健福祉士は、クライエントや地域社会の
福祉向上のため、他の専門職や他機関等と協働
する。

c　精神保健福祉士は、所属する機関のソーシャル
ワーカーの業務について、点検・評価し同僚と
協働し改善に努める。

d　精神保健福祉士は、職業的関係や立場を認識
し、いかなる事情の下でも同僚または関係者へ
の精神的・身体的・性的いやがらせ等人格を傷
つける行為をしてはならない。

3.　機関に対する責務

精神保健福祉士は、所属機関等が、クライエント
の人権を尊重し、業務の改善や向上が必要な際に
は、機関に対して適切・妥当な方法・手段によっ
て、提言できるように努め、改善を図る。

4.　社会に対する責務

精神保健福祉士は、専門職としての価値・理論・
実践をもって、地域および社会の活動に参画し、
社会の変革と精神保健福祉の向上に貢献する。

出典）公益社団法人日本精神保健福祉士協会ウェブサ
イト

http://www.japsw.or.jp/

索引

あ～お

アイデンティティ	205
アウトリーチ	115
ACT-K	76
アセスメント（事前評価）	
	19, 72, 95, 150, 175
アルコホリクス・アノニマス（AA）	
	64, 121
アルコール専門病棟	63
暗黙知	2
いじめ	122
一定の利用期限（3年）	105
一般人の申請	126
医療・介護関係事業者における
個人情報の適切な取扱いのた
めのガイダンス	45
医療観察法（心神喪失者等医療観
察法、心神喪失等の状態で重大
な他害行為を行った者の医療及
び観察等に関する法律）
	56, 120, 127
医療保護入院	55
医療保護入院等のための移送	56
インシデント	189
陰性感情	38
インテーク	71
インテーク面接	57
AA（アルコホリクス・アノニマス）
	64, 121

ADL（日常生活動作）	71
援護寮（生活訓練施設）	103
援助関係	46
エンパワメント	115, 202
応急入院	55
応能負担	87
公の機関	120
オリエンテーション	147, 164, 170
音楽療法	73

か～こ

介護給付	87
介護保険法	69
介助	73
回想法	73
開放病棟	56
外来診療	55
家族教室	24
カタルシス	165, 188
加藤正明	77
カプラン
Caplan, Gerald	75
カンファレンス	167
関与しながらの観察（参与観察）
	33, 82
管理的スーパービジョン	172
危機介入	71, 122
帰校指導	179
キャメロン	

Cameron, Donald Ewen	77
教育的スーパービジョン	172
境界人	213
協議会	90
行政機関	120
行政処分	126, 133
共同生活援助（グループホーム）
	25, 88
居宅介護事業所	69
キーワード	189
グループ・スーパービジョン
	180, 188
グループダイナミックス
（集団力動）	81
グループホーム（共同生活援助）
	25, 88
グループワーク	64, 97
訓練等給付	87
ケアマネジメント	87
ケアマネジャー	71
計画（プランニング）	19
経験学習	185
経験知	2
警察官通報	126
傾聴	71
KJ法	189
ケースワーク	97
見学実習	26
検察官通報	126

225

現場体験学習……………………26
権利擁護………………… 45, 150
更生施設……………………100
厚生労働省……………………23
公認心理師…………………… 5
高齢者虐待防止法（高齢者虐待の
　防止、高齢者の養護者に対する
　支援等に関する法律）…………69
高齢者の医療の確保に関する法律
　……………………………………69
国際障害者年…………………86
個人情報……………………44
個人情報保護………………13
個人情報保護法（個人情報の保護
　に関する法律）………………44
個人情報を取り扱う事業者……44
個人内評価……………… 199
5W1H…………………… 141
個別性…………………… 189
コンサルテーション…………73

さ～そ

災害被害者支援………………… 122
相模原障害者施設殺傷事件………50
サービス管理責任者……………93
サービス等利用計画………… 115
サリバン
　Sullivan, Harry Stack …… 33, 82
参考文献………………… 145
参与観察（関与しながらの観察）
　………………………………… 33, 82
事後学習………………… 169
自己覚知…… 3, 112, 151, 164, 165,
　　　　　　　174, 175, 177, 189
自己洞察………………… 165
自己評価………………… 188
事後評価………………… 184
自殺予防対策………………… 122
資質向上の責務……………43
支持的スーパービジョン………172
思春期危機………………… 122

自助グループ…………………64
事前学習……… 23, 137, 144, 169
事前評価（アセスメント）
　……………… 19, 72, 95, 150, 175
事前訪問
　……………137, 147, 153, 164, 170, 177
市町村地域生活支援事業……… 110
実習記録………………… 45, 166
実習記録ノート……… 152, 179, 180
実習計画書……… 9, 18, 137, 153
実習契約…………………45
実習巡回指導…………………10
実習スーパービジョン………… 163
実習生個人票………………… 152
実習総括………………… 166
実習日誌………………… 153
実習の動機………………… 140
実習の目標と課題………………… 140
実習プログラミング………… 136
実習報告会………………… 10, 190
実習報告書（実習総括レポート）
　…………… 10, 154, 190, 192
児童虐待………………… 122
CPA 会議………………… 129
社会資源………………… 26
社会福祉基礎構造改革…………86
社会福祉協議会………………26
社会福祉法人………………96
若年性認知症…………………70
集団精神療法…………………64
集団力動（グループダイナミック
　ス）………………………………81
就労移行支援…………………88
就労移行支援事業………………92
就労移行支援事業所………… 113
就労継続支援 A 型（雇用型）・
　B 型（非雇用型）…… 88, 92
就労継続支援 A 型事業所………97
就労継続支援 B 型事業所… 99, 113
授産施設………………………99
受診勧奨………………… 133

出勤簿………………… 155
守秘義務………………………46
守秘義務（秘密保持義務）… 36, 43
受療援助………………… 126
巡回指導………………… 167, 178
障害者基本法………………… 86, 125
障害者権利条約…………………89
障害者雇用促進法（障害者の雇用
　の促進等に関する法律）
　………… 86, 88, 96, 120, 125, 130
障害者総合支援法
　………… 26, 69, 86, 110, 125
障害年金………………… 26, 57
障害福祉サービス事業所…………25
情報収集…………………19
職業倫理（専門職倫理）…………42
職種実習………………… 140
職場アイデンティティ………… 212
職場実習………………… 140
職場復帰プログラム（リワーク
　プログラム）………………81
ショートケア…………………80
ジョブコーチ…………………94
自立支援医療制度………………57
自立生活援助事業………………90
事例検討会………………… 127
新障害者基本計画…………………86
心神喪失等の状態で重大な他害行
　為を行った者の医療及び観察等
　に関する法律（医療観察法、心
　神喪失者等医療観察法）
　………………… 56, 120, 127
身体障害者福祉法………… 100
心的外傷後ストレス障害（PTSD）
　………………………………… 122
信用失墜行為の禁止………… 36, 43
心理社会教育プログラム…………64
診療報酬………………………51
スティグマ………………………64
ストレス脆弱性………………13
ストレングス………………………94

ストレングスの視点……………… 115
スーパーバイザー………… 60, 168
スーパーバイジー………………… 168
スーパービジョン
　………… 32, 73, 152, 164, 167,
　　　　　　168, 174, 186, 202
生活機能回復訓練………… 68, 73
生活者の視点……………………81
生活のしづらさ………………… 111
生活保護………………………26
生活モデル…………………… 151
省察…………………………… 185
誠実義務………………………43
精神医療審査会…………… 72, 120
精神衛生相談員資格取得講習会
　………………………………… 133
精神科救急医療システム……… 121
精神科嘱託医………………… 125
精神科診療所…………………75
精神科デイケア…………… 77, 121
精神科病院……………………55
精神障害者家族会………… 25, 121
精神障害者社会復帰相談指導事業
　………………………………… 126
精神障害者地域移行・地域定着
　支援事業……………………58
精神障害者地域生活援助事業
　（グループホーム）………… 104
精神障害者保健福祉手帳……… 120
精神障害当事者………………… 210
精神保健指定医………………… 121
精神保健福祉援助実習…… 167, 210
精神保健福祉士………… 131, 210
精神保健福祉士業務指針及び業務
　分類（第2版）………… 43, 51
精神保健福祉士法………… 6, 43
精神保健福祉センター………… 120
精神保健福祉センター運営要領 120
精神保健福祉相談員……… 121, 125
精神保健福祉法（精神保健及び
　精神障害者福祉に関する法律）

……………… 50, 53, 55, 69, 99, 130
精神保健福祉ボランティア…… 121
精神保健法………………… 103
成年後見制度…………………72
誓約書………………………… 154
絶対評価……………………… 199
セルフケア………………………38
セルフスーパービジョン……… 173
セルフヘルプ・グループ… 64, 126
全国精神保健福祉センター長会
　………………………………… 122
全国精神保健福祉相談員会…… 133
全国保健所長会………………… 127
専門職アイデンティティ……… 211
専門職的感性………………… 179
専門職としての価値……………40
専門職倫理（職業倫理）………42
相互作用……………………… 151
相互主体的・間身体的な学び合い
　………………………………… 211
相対評価……………………… 198
ソーシャル・アクション……… 115
ソーシャル・インクルージョン 115
ソーシャルワーカーの倫理綱領…43
ソーシャルワーク実習………… 140
ソーシャルワークの定義………43
措置入院………… 55, 76, 126, 133

た〜と

退院後生活環境相談員…………50
退院支援施設………………… 104
体験学習……………………… 210
体験談…………………………25
体験の概念化………………… 151
体制整備コーディネーター………58
多職種チーム…………………68
断酒会…………………………64
地域移行支援………………… 115
地域移行・地域定着支援………90
地域活動支援センター
　……………… 25, 89, 100, 117

地域活動支援センターⅠ型…… 110
地域活動支援センターⅡ型…… 111
地域活動支援センターⅢ型…… 111
地域処遇…………… 120, 127
地域生活支援事業………… 87, 104
地域包括支援センター…………69
地域保健法…………………… 124
知的障害者福祉法……………… 100
チーム医療……………… 54, 71
直面化………………………… 175
通院医療費公費負担………… 120
デイナイトケア…………………80
当事者の語り…………………24
到達度評価…………………… 199
特定相談……………………… 121
特定相談支援事業……………… 115
特別養護老人ホーム……………69
都道府県自立支援協議会………90
トピック・センテンス………… 191

な〜の

ナイトケア………………………80
ニーズの明確化………………… 150
日常生活動作（ADL）…………71
日本精神保健福祉士協会…………51
日本精神保健福祉士協会倫理綱領
　………………… 42, 214
入院治療………………………55
任意入院………………………55
認知症治療病棟………………68

は〜ほ

バイステックの原則……………46
発達障害………………… 81, 89
犯罪被害者支援………………… 122
ピアサポーター………… 90, 115
ピアサポート………… 81, 189
ピアスタッフ……………………58
ビエラ
　Bierer, Joshua ………………77
PTSD（心的外傷後ストレス障害）

精神保健福祉援助実習　索引

227

……………………………………122
BPSD ……………………………71
秘密保持義務（守秘義務）… 36, 43
病棟実習…………………………62
福祉工場………………………100
福祉ホーム……………… 103, 104
普遍性…………………………189
プライバシーへの配慮………158
プランニング（計画）…………19
不利益行為………………………13
振り返り………………… 166, 184
プロセスレコード……… 153, 189
文章化…………………………145
閉鎖病棟…………………………56
報告・連絡・相談…… 31, 170, 180
法施行業務……… 120, 122, 126, 133
法定雇用率………………………88
法的責務…………………………43

訪問看護・指導…………………77
訪問看護ステーション…………73
保健所………………… 26, 124, 133
保健所及び市町村における精神保健
　福祉業務運営要領（1996年）
　……………………………125, 130
保健所デイケア………………126
保健所における精神衛生業務運営
　要領（1966年）……………125
保健センター……………………69
保護室……………………… 27, 56
ボランティア……………………25

ま〜も

明示知……………………………2
名称の使用制限…………………43
モニタリング…………………148

ら〜ろ

ライブスーパービジョン………173
ラポール………………………175
リスク・マネジメント…………13
リッチモンド
　Richmond, Mary Ellen ………97
リワークプログラム（職場復帰
　プログラム）…………………81
リンケージ（連結）……………77
臨床心理士………………………5
倫理綱領………………………214
倫理的ジレンマ…………………46
連携等……………………………43
連結（リンケージ）……………77
老人福祉法………………………69
老人保健施設……………………69

228

福祉臨床シリーズ編集委員会

小林光俊	（こばやし　みつとし）	学校法人 敬心学園　理事長、全国専修学校各種学校総連合会　会長
久門道利	（くもん　みちとし）	元 日本福祉教育専門学校　校長
坂野憲司	（さかの　けんじ）	帝京科学大学医療科学部　教授
福田幸夫	（ふくだ　さちお）	いわき明星大学教養学部　教授
古屋龍太	（ふるや　りゅうた）	日本社会事業大学大学院福祉マネジメント研究科　教授
柳澤孝主	（やなぎさわ　たかしゅ）	いわき明星大学教養学部　教授

責任編集　　　　　　　　　　　　　　　　　　　　　　　　　　　執筆分担

河合美子	（かわい　よしこ）	桜美林大学健康福祉学群　教授
		……………………………… はじめに、第2章1節、第6章、第7章コラム、第9章

執筆者（五十音順）　　　　　　　　　　　　　　　　　　　　　　執筆分担

赤畑　淳	（あかはた　あつし）	帝京平成大学健康メディカル学部　講師…………第8章2節、第8章3節コラム
畔上幹夫	（あぜがみ　みきお）	鶴が丘ガーデンホスピタル　デイケア　精神保健福祉士
		…………………………………………………………………第3章2節D.コラム
石川洋平	（いしかわ　ようへい）	港区立障害保健福祉センター　相談支援員・精神保健福祉士
		………………………………………………………………………第3章3節コラム
井上純子	（いのうえ　じゅんこ）	特定非営利活動法人 西区はーとの会 生活支援センター西
		精神保健福祉士………………………………………………………第6章1節コラム
岩本　操	（いわもと　みさお）	武蔵野大学人間関係学部　教授……………………………………………第7章
上野容子	（うえの　ようこ）	東京家政大学人文学部　教授……………………………………………第4章1-2節
大塚直子	（おおつか　なおこ）	公益財団法人 井之頭病院相談室　精神保健福祉士……第3章1節・2節A.-D.
小川純子	（おがわ　じゅんこ）	桜美林大学健康福祉学群　非常勤講師
		…………………………………第2章2節、第4章4節コラム、第9章1節
柏木一惠	（かしわぎ　かずえ）	財団法人 浅香山病院医療福祉相談室　精神保健福祉士…………第3章2節F.
金崎良子	（かなさき　よしこ）	社会福祉法人 富士福祉会 ひあたり野津田　就労支援員……第4章3節コラム
金成　透	（かなり　とおる）	医療法人幸悠会 所沢慈光病院　理事……………………………第2章2節コラム
木佐森朝野	（きさもり　あさの）	愛光病院地域連携相談部相談科　科長……………………………第2章1節コラム
坂野憲司	（さかの　けんじ）	帝京科学大学医療科学部　教授………………第2章4節コラム、第10章コラム

執筆者（続き）

城田晴夫 （しろた　はるお）　　帝京平成大学健康メディカル学部　准教授……………………第3章3節

田村綾子 （たむら　あやこ）　　聖学院大学人間福祉学部　教授…………………………………第8章1節

長坂和則 （ながさか　かずのり）　静岡福祉大学社会福祉学部　教授………………………………第2章3節

中村玲子 （なかむら　れいこ）　帝京平成大学健康メディカル学部　講師…………………第8章2節コラム

西　裕子 （にし　ひろこ）　　地域生活支援センターこかげ　精神保健福祉士…第4章2節、第4章2節コラム

福冨　律 （ふくとみ　りつ）　　東京家政大学人文学部　講師………………………………………第2章4節

藤田さかえ （ふじた　さかえ）　独立行政法人　国立病院機構久里浜医療センター　精神保健福祉士

　　　　　　　　　　　　　　………………………………………………第3章2節E.、第3章2節F.コラム

古屋龍太 （ふるや　りゅうた）　日本社会事業大学大学院福祉マネジメント研究科　教授………………第1章

圓林今日子 （まるばやし　きょうこ）　社会福祉法人　富士福祉会　精神保健福祉士…………………第4章3節

萬沢せつ子 （まんざわ　せつこ）　医療法人財団　良心会青梅成木台病院地域連携部　部長……第6章2節コラム

三橋良子 （みつはし　よしこ）　NPO法人　たま・あさお精神保健福祉をすすめる会　理事長

　　　　　　　　　　　　　　………………………………………………………………第2章3節コラム

宮﨑まさ江 （みやざき　まさえ）　山口県立大学社会福祉学部　准教授……………第8章1節コラム、第8章3節

向井智之 （むかい　ともゆき）　聖徳大学心理・福祉学部　准教授………………………………………第10章

柳澤孝主 （やなぎさわ　たかしゅ）　いわき明星大学教養学部　教授………………………第1章コラム、第11章

山田　龍 （やまだ　りょう）　　特定非営利活動法人 roots（ルーツ）　精神保健福祉士……………第4章4節

四方田清 （よもだ　きよし）　　順天堂大学スポーツ健康科学部　教授……………………………………第5章

精神保健福祉援助実習［第2版］
【精神保健福祉士シリーズ11】

2012（平成24）年3月30日　初　版1刷発行
2018（平成30）年1月30日　第2版1刷発行

編　者　河合美子
発行者　鯉渕友南
発行所　株式会社 弘文堂　　101-0062　東京都千代田区神田駿河台1の7
　　　　　　　　　　　　　TEL 03（3294）4801　　振替 00120-6-53909
　　　　　　　　　　　　　http://www.koubundou.co.jp
装　丁　水木喜美男
印　刷　三美印刷
製　本　井上製本所

© 2018　Yoshiko Kawai.　Printed in Japan

JCOPY 〈（社）出版者著作権管理機構　委託出版物〉
本書の無断複写は著作権法上での例外を除き禁じられています。複写される場合は、
そのつど事前に、（社）出版者著作権管理機構（電話 03-3513-6969、FAX 03-3513-
6979、e-mail: info@jcopy.or.jp）の許諾を得てください。
また本書を代行業者等の第三者に依頼してスキャンやデジタル化することは、たと
え個人や家庭内の利用であっても一切認められておりません。

ISBN978-4-335-61123-0

平成24年度からスタートした新たな教育カリキュラムに対応。

精神保健福祉士シリーズ

全22巻

福祉臨床シリーズ編集委員会編

| 共通科目 | 専門科目 |

共通科目

- 社会福祉士シリーズ 19 権利擁護と成年後見制度 権利擁護と成年後見 民法総論 福田幸夫 森長秀
- 社会福祉士シリーズ 17 保健医療サービス 保健医療制度 医療福祉 峰山久世
- 社会福祉士シリーズ 16 低所得者に対する支援と生活保護制度 公的扶助 伊藤秀一
- 社会福祉士シリーズ 14 障害者に対する支援と障害者自立支援制度 障害者福祉制度 障害者福祉サービス
- 社会福祉士シリーズ 12 社会保障〈第2版〉 社会保障制度 社会保障計画 阿部裕二
- 社会福祉士シリーズ 10 福祉行財政と福祉計画 社会福祉行財政 福祉計画 池村正道
- 社会福祉士シリーズ 9 地域福祉の理論と方法 地域福祉 山本美香
- 社会福祉士シリーズ 4 現代社会と福祉 社会福祉政策 福田幸夫
- 社会福祉士シリーズ 3 社会理論と社会システム 社会学 久門道利
- 社会福祉士シリーズ 2 心理学理論と心理的支援 心理学 岡田斉
- 社会福祉士シリーズ 1 人体の構造と機能及び疾病〈第2版〉 医学知識 朝元美利

専門科目

- 精神保健福祉士シリーズ 11 精神保健福祉援助実習〈専門〉
- 精神保健福祉士シリーズ 10 精神保健福祉援助演習〈専門〉
- 精神保健福祉士シリーズ 9 精神保健福祉援助演習〈基礎〉
- 精神保健福祉士シリーズ 8 精神障害者の生活支援システム
- 精神保健福祉士シリーズ 7 精神保健福祉に関する制度とサービス
- 精神保健福祉士シリーズ 6 精神保健福祉の理論と相談援助の展開 II
- 精神保健福祉士シリーズ 5 精神保健福祉の理論と相談援助の展開 I
- 精神保健福祉士シリーズ 4 精神保健福祉相談援助の基盤〈専門〉
- 精神保健福祉士シリーズ 3 精神保健福祉相談援助の基盤〈基礎〉
- 精神保健福祉士シリーズ 2 精神保健の課題と支援
- 精神保健福祉士シリーズ 精神医学 1 精神疾患とその治療

精神保健福祉士シリーズ 精神医学 1 精神疾患とその治療
責任編集＝寺田善弘

精神保健福祉士シリーズの特徴

I　新カリキュラムに準拠しながら、ソーシャルワークの観点が貫かれていること

本シリーズは、新しい精神保健福祉士の養成カリキュラムに準拠し、できるだけ精神保健福祉士の養成機関で使いやすい編集を行っています。

また、それだけではなく、精神科ソーシャルワークの視点から、臨床現場の仕事のおもしろさや大変さ、今後の課題などを盛り込み、現場の精神保健福祉士や関連職種の方、当事者や家族の方にも役に立つシリーズになるよう工夫しています。

II　各学問領域の背景を明確化すること

新しい精神保健福祉士の養成カリキュラムは、旧カリキュラムが精神医学や精神保健学など、主に学問体系の分類に基づいて科目が構成されていたのに対して、精神科リハビリテーション学が相談援助の展開に位置づけられるなど、主に知識や技術の体系によって分類されています。

精神科ソーシャルワークの領域は多くの学問分野が相互に乗り入れる領域のため、複数の学問領域から実践技術を取り入れています。

しかし、それぞれの学問分野には、独自の価値や理念が存在しています。

精神科ソーシャルワーカーは、一方でソーシャルワーク独自の技術と他分野から取り入れた技術とを峻別しながら、一方で他分野の技術をソーシャルワークの価値と理念のもとに統合していく必要があります。

したがって、本シリーズでは種々の理論や援助技術の学問背景をできるだけ明確にしながら紹介していきます。

編集者一同

好評発売中！ 国家試験科目全巻に「キーワード集」を収録。

福祉臨床シリーズ編集委員会編

専門科目 全11巻　11巻 揃価（28,500円＋税）

● = 2018年1〜2月　改訂

1. **精神疾患とその治療**［第2版］… 寺田善弘 編　B5判　256頁　定価（本体2700円＋税）
　― 精神医学 ―
ISBN978-4-335-61118-6

2. **精神保健の課題と支援**［第2版］… 松久保章・坂野憲司・舟木敏子 編　B5判　264頁　定価（本体2700円＋税）
　― 精神保健学 ―
ISBN978-4-335-61114-8

3. **精神保健福祉相談援助の基盤（基礎）**… 柳澤孝主 編　B5判　186頁　定価（本体2400円＋税）
　― 精神保健福祉援助技術総論　ソーシャルワークの価値・理念 ―
ISBN978-4-335-61103-2

4. **精神保健福祉相談援助の基盤（専門）**［第2版］… 柳澤孝主 編　B5判　192頁　定価（本体2400円＋税）
　― 精神保健福祉援助技術総論　ソーシャルワークの理論・実践 ―
ISBN978-4-335-61119-3

5. **精神保健福祉の理論と相談援助の展開Ⅰ**［第2版］… 古屋龍太 編　B5判　288頁　定価（本体2700円＋税）
　― 精神保健福祉援助技術各論　精神科リハビリテーション ―
ISBN978-4-335-61115-5

6. **精神保健福祉の理論と相談援助の展開Ⅱ**［第2版］… 坂野憲司 編　B5判　240頁　定価（本体2400円＋税）
　― 精神保健福祉援助技術各論　ソーシャルワークの展開 ―
ISBN978-4-335-61116-2

7. **精神保健福祉に関する制度とサービス**［第3版］… 古屋龍太 編　B5判　264頁　定価（本体2700円＋税）
　― 精神保健福祉論　サービスシステム論 ―
ISBN978-4-335-61120-9

● 8. **精神障害者の生活支援システム**［第2版］… 上野容子・宮﨑まさ江 編　B5判　272頁　定価（本体2700円＋税）
　― 精神保健福祉論　支援システム論 ―
ISBN978-4-335-61122-3

9. **精神保健福祉援助演習（基礎）**［第2版］… 坂野憲司・福冨 律・森山拓也 編　B5判　184頁　定価（本体2400円＋税）
　― 精神保健福祉援助演習　理論編 ―
ISBN978-4-335-61121-6

10. **精神保健福祉援助演習（専門）**［第2版］… 坂野憲司 編　B5判　252頁　定価（本体2700円＋税）
　― 精神保健福祉援助演習　事例編 ―
ISBN978-4-335-61117-9

●11. **精神保健福祉援助実習**… 河合美子 編　B5判　244頁　定価（本体2700円＋税）
　― 精神保健福祉援助実習指導　精神保健福祉援助実習 ―
ISBN978-4-335-61123-0

共通科目 全11巻　11巻 揃価（27,500円＋税）

社会福祉士シリーズとの共通科目となります。

● = 2018年1〜2月　改訂

● 1. **人体の構造と機能及び疾病**［第3版］… 朝元美利 編　256頁　定価（本体2500円＋税）
　― 医学知識 ―
ISBN978-4-335-61184-1

● 2. **心理学理論と心理的支援**［第2版］… 岡田 斉 編　288頁　定価（本体2500円＋税）
　― 心理学 ―
ISBN978-4-335-61185-8

● 3. **社会理論と社会システム**［第2版］… 久門道利・杉座秀親 編　296頁　定価（本体2500円＋税）
　― 社会学 ―
ISBN978-4-335-61190-2

4. **現代社会と福祉**［第4版］… 塩野敬祐・福田幸夫 編　260頁　定価（本体2500円＋税）
　― 社会福祉・福祉政策 ―
ISBN978-4-335-61176-6

9. **地域福祉の理論と方法**［第3版］… 山本美香 編　272頁　定価（本体2500円＋税）
　― 地域福祉 ―
ISBN978-4-335-61177-3

10. **福祉行財政と福祉計画**［第3版］… 池村正道 編　244頁　定価（本体2500円＋税）
　― 社会福祉行財政・福祉計画 ―
ISBN978-4-335-61174-2

12. **社会保障**［第5版］… 阿部裕二 編　276頁　定価（本体2500円＋税）
　― 社会保障制度・社会保障サービス ―
ISBN978-4-335-61178-0

●14. **障害者に対する支援と障害者自立支援制度**［第3版］… 峰島 厚・木全和巳・冨永健太郎 編　288頁 定価（本体2500円＋税）
　― 障害者福祉制度・障害者福祉サービス ―
ISBN978-4-335-61187-2

16. **低所得者に対する支援と生活保護制度**［第4版］… 伊藤秀一 編　264頁　定価（本体2500円＋税）
　― 公的扶助 ―
ISBN978-4-335-61181-0

17. **保健医療サービス**［第3版］… 佐久間淳・幡山久美子 編　272頁　定価（本体2500円＋税）
　― 保健医療制度・医療福祉 ―
ISBN978-4-335-61175-9

●19. **権利擁護と成年後見制度**［第3版］… 福田幸夫・森 長秀 編　296頁　定価（本体2500円＋税）
　― 権利擁護と成年後見・民法総論 ―
ISBN978-4-335-61188-9

平成21年度からスタートした新たな教育カリキュラムに対応。

社会福祉士シリーズ

全22巻 好評発売中!

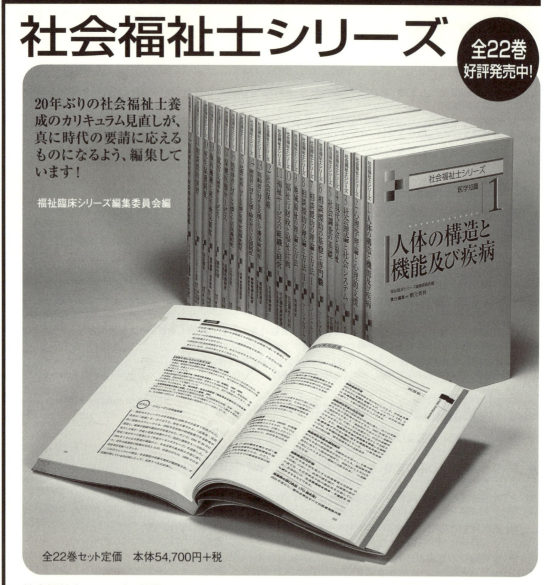

20年ぶりの社会福祉士養成のカリキュラム見直しが、真に時代の要請に応えるものになるよう、編集しています!

福祉臨床シリーズ編集委員会編

全22巻セット定価　本体54,700円＋税

社会福祉士シリーズの特徴

　今日の社会は、大きな変動に見舞われています。人々が生活している社会環境および自然環境は、世界全体の社会経済的な動きと連動しながら激変しつつあります。それらの一端は、少子高齢化の進行、地域社会の崩壊と家庭の変質などの現象として現れています。これらの変動にともなって、人々の生活上の問題は噴出し、社会福祉の担う使命は、拡大しつつあるといえます。

　本シリーズの目標は、第一に、たえず変動し拡大する社会福祉の臨床現場の視点から、対人援助のあり方、地域福祉や社会福祉制度・政策までをトータルに把握し、それらの相互関連を描き出すことです。そのことによって、社会福祉を学ぶ者が、社会福祉問題の全体関連性を理解できるようになることを意図しています。

　第二に、社会福祉士の新カリキュラムに合致した科目編成により、社会福祉問題の拡大に対応できるマンパワーの養成に貢献することを目標としています。20年ぶりの社会福祉士養成のカリキュラム見直しが、真に時代の要請に応えるものになるため、本シリーズは社会福祉の臨床現場の視点に焦点を合わせ続け、教育現場と臨床現場との乖離を埋めることを意図しました。

　本シリーズが、臨床現場の矛盾や葛藤・魅力を伝えることができ、社会福祉士の専門性の向上に寄与できれば幸いです。

編集者一同

国家試験科目全巻に「国家試験対策用語集」を収録。

福祉臨床シリーズ編集委員会編

◉ = 2018年1〜2月　改訂

◉ **1. 人体の構造と機能及び疾病** [第4版] … 朝元美利 編　260頁　定価(本体2500円+税)
　── 医学知識 ──　　　　　　　　　　　　　　　　　　　　　　ISBN978-4-335-61184-1

◉ **2. 心理学理論と心理的支援** [第3版] … 岡田　斉 編　288頁　定価(本体2500円+税)
　── 心理学 ──　　　　　　　　　　　　　　　　　　　　　　　ISBN978-4-335-61185-8

◉ **3. 社会理論と社会システム** [第3版] … 久門道利・杉座秀親 編　296頁　定価(本体2500円+税)
　── 社会学 ──　　　　　　　　　　　　　　　　　　　　　　　ISBN978-4-335-61190-2

4. 現代社会と福祉 [第4版] … 塩野敬祐・福田幸夫 編　264頁　定価(本体2500円+税)
　── 社会福祉・福祉政策 ──　　　　　　　　　　　　　　　　　ISBN978-4-335-61176-6

5. 社会調査の基礎 [第3版] … 宮本和彦・梶原隆之・山村　豊 編　244頁　定価(本体2500円+税)
　── 社会調査・社会福祉調査 ──　　　　　　　　　　　　　　　ISBN978-4-335-61173-5

◉ **6. 相談援助の基盤と専門職** [第3版] … 柳澤孝主・坂野憲司 編　260頁　定価(本体2500円+税)
　── ソーシャルワーク ──　　　　　　　　　　　　　　　　　　ISBN978-4-335-61186-5

7. 相談援助の理論と方法 Ⅰ [第2版] … 柳澤孝主・坂野憲司 編　202頁　定価(本体2400円+税)
　── ソーシャルワーク ──　　　　　　　　　　　　　　　　　　ISBN978-4-335-61161-2

8. 相談援助の理論と方法 Ⅱ [第2版] … 柳澤孝主・坂野憲司 編　276頁　定価(本体2500円+税)
　── ソーシャルワーク ──　　　　　　　　　　　　　　　　　　ISBN978-4-335-61162-9

9. 地域福祉の理論と方法 [第3版] … 山本美香 編　288頁　定価(本体2500円+税)
　── 地域福祉 ──　　　　　　　　　　　　　　　　　　　　　　ISBN978-4-335-61177-3

10. 福祉行財政と福祉計画 [第3版] … 池村正道 編　240頁　定価(本体2500円+税)
　── 社会福祉行財政・福祉計画 ──　　　　　　　　　　　　　　ISBN978-4-335-61174-2

11. 福祉サービスの組織と経営 [第2版] … 久門道利・西岡　修 編　288頁　定価(本体2500円+税)
　── 社会福祉運営管理・社会福祉施設経営 ──　　　　　　　　　ISBN978-4-335-61097-4

12. 社会保障 [第5版] … 阿部裕二 編　288頁　定価(本体2500円+税)
　── 社会保障制度・社会保障サービス ──　　　　　　　　　　　ISBN978-4-335-61178-0

13. 高齢者に対する支援と介護保険制度 [第4版] … 東　康祐・渡辺道代 編　296頁　定価(本体2500円+税)
　── 高齢者福祉・介護福祉 ──　　　　　　　　　　　　　　　　ISBN978-4-335-61179-7

◉ **14. 障害者に対する支援と障害者自立支援制度** [第4版] … 峰島厚・木全和巳・冨永健太郎 編　288頁　定価(本体2500円+税)
　── 障害者福祉制度・障害者福祉サービス ──　　　　　　　　　ISBN978-4-335-61187-2

15. 児童や家庭に対する支援と児童・家庭福祉制度 [第3版] … 平戸ルリ子 編　244頁　定価(本体2500円+税)
　── 児童・家庭福祉制度・児童・家庭福祉サービス ──　　　　　ISBN978-4-335-61180-3

16. 低所得者に対する支援と生活保護制度 [第4版] … 伊藤秀一 編　264頁　定価(本体2500円+税)
　── 公的扶助 ──　　　　　　　　　　　　　　　　　　　　　　ISBN978-4-335-61181-0

17. 保健医療サービス [第3版] … 佐久間淳・幡山久美子 編　272頁　定価(本体2500円+税)
　── 保健医療制度・医療福祉 ──　　　　　　　　　　　　　　　ISBN978-4-335-61175-9

18. 就労支援サービス [第3版] … 桐原宏行 編　200頁　定価(本体2400円+税)
　── 雇用支援・雇用政策 ──　　　　　　　　　　　　　　　　　ISBN978-4-335-61182-7

◉ **19. 権利擁護と成年後見制度** [第4版] … 福田幸夫・森　長秀 編　292頁　定価(本体2500円+税)
　── 権利擁護と成年後見・民法総論 ──　　　　　　　　　　　　ISBN978-4-335-61188-9

20. 更生保護制度 [第3版] … 森　長秀 編　216頁　定価(本体2400円+税)
　── 司法福祉 ──　　　　　　　　　　　　　　　　　　　　　　ISBN978-4-335-61183-4

◉ **21. 相談援助演習** [第3版] … 谷川和昭・柳澤孝主 編　280頁　定価(本体2500円+税)
　── ソーシャルワーク演習 ──　　　　　　　　　　　　　　　　ISBN978-4-335-61191-9

◉ **22. 相談援助実習・相談援助実習指導** [第3版] … 早坂聡久・増田公香 編　260頁　定価(本体2500円+税)
　── ソーシャルワーク現場実習・ソーシャルワーク実習指導 ──　ISBN978-4-335-61189-6

新しい教育カリキュラムに添ってどう教えるか

実践的な問題提起の書　〜社会福祉を好きになる学生がおおぜい生まれるために〜

社会福祉士養成教育方法論

川廷宗之 編

定価（本体4200円+税）
B5判　約300頁

今回の社会福祉士法の改正が大幅であるために平成21年4月からどのように教育を行うか、社会福祉士養成教育の現場で混迷状態が生じる可能性があります。

本書は、新カリキュラムに添いつつ従来の社会福祉士養成教育を乗り越える「新しい枠組み」を提示する、革新的な社会福祉士養成教育法の書です。新しい社会福祉士の養成課程に示されている内容は、従前に比べて一層実務的かつ専門的な項目が並べられており、このままではさらに過度の詰込み型教育が行われ、社会福祉を好きになれない学生を大量に生み出す危険性があります。目の前にいる学生の実力とメンタリティを考慮し、「授業を情報伝達の場ではなく、学生の学習支援の場としてとらえる」という考え方から、「各回の授業計画」や「指導案」という表現法で、学習支援の方法を詳しく具体的に提示、教員必携の教育指南書としても役立ちます。

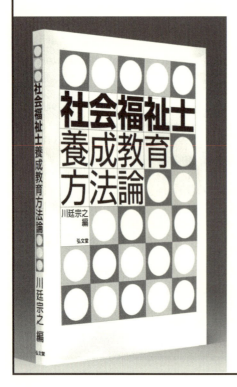

【本書の構成】

第1章　「社会福祉士養成教育」の課題
　　　　川廷宗之

第2章　社会福祉士養成教育における基礎教育のあり方
　　　　柿本誠・鈴木敏彦・他

第3章　人・社会・生活と福祉の理解に関する知識と方法
　　　　杉山克己・志水幸・岡田斉・他

第4章　総合的かつ包括的な相談援助の理念と方法に関する知識と技術
　　　　武田加代子・他

第5章　地域福祉の基盤整備と開発に関する知識と技術
　　　　高橋信行・坪井真・他

第6章　サービスに関する知識
　　　　笛木俊一・杉山克己・鎮目真人・桐原宏行・他

第7章　実習・演習
　　　　宮嶋淳・川廷宗之・他

第8章　社会福祉士としての巣立ちのための教育のあり方
　　　　志水幸・川廷宗之・他

付　録　シラバスの内容と想定される教育内容の例・他